33es Journées Nationales de la Société Française de Médecine Périnatale (Nantes 2003)

SOCIÉTÉ FRANÇAISE DE MÉDECINE PÉRINATALE

33es Journées Nationales de la Société Française de Médecine Périnatale (Nantes 2003)

PILON

RAPPORTS

- Sortie précoce de maternité
- Chirurgie et malformations dépistées *in utero*
- Accouchement du siège à terme

CONFÉRENCES DIDACTIQUES

Arnette

ARNETTE
GROUPE LIAISONS S.A.
1, avenue Édouard-Belin
92856 Rueil-Malmaison Cedex

ISBN : 2-7184-1073-6
ISSN : 1634-0914

CONSEIL D'ADMINISTRATION DE LA SOCIÉTÉ FRANÇAISE DE MÉDECINE PÉRINATALE

ADRESSE DU COURRIER

Collège obstétrical :

Pr B. Blanc

Hôpital de la Conception
Service maternité
147, boulevard Baille
13005 Marseille
Tél. : 04 91 38 36 66
Tél. : 04 91 38 37 85 (secrétariat)
Fax : 04 91 48 09 40

Pr P. Boulot

Unité de grossesse à risques
CHU Arnaud-de-Villeneuve
371, avenue du Doyen-Gaston-Giraud
34295 Montpellier cedex
Tél. : 04 67 33 64 86
Fax : 04 67 33 64 68
E-mail : p-boulot@chu-montpellier.fr

Pr M. Collet

6 bis, rue de Kerrarun
29200 Brest
Tél. : 02 98 22 34 46
Fax : 02 98 33 12 98
E-mail : michel.collet@chu-brest.fr

Pr C. d'Ercole

Hôpital Nord
Service de gynécologie-obstétrique
(PUGME)
Chemin des Bourrelys
13015 Marseille
Tél. : 04 91 96 46 72
Fax : 04 91 96 46 96
E-mail : Claude.D'ercole@mail.ap-hm.fr

Pr D. Lemery

Hôtel-Dieu
Maternité
Avenue Vercingétorix
BP 69
63003 Clermont-Ferrand
Tél. : 04 73 75 00 99 et 04 73 75 01 60
Portable : 06 14 18 57 21
Fax : 04 73 34 06 88 et 04 73 75 01 77
E-mail : dlemery@chu-clermontferrand.fr

Pr G. Magnin

Hôpital Jean-Bernard
Service de gynécologie-obstétrique
BP 577
86021 Poitiers
Tél. : 05 49 44 39 45
Fax : 05 49 44 39 10
E-mail : g.magnin@chu-poitiers.fr

Pr R. Maillet

11 bis, rue T.-Bernard
25000 Besançon
Tél. prof. : 03 81 21 84 00
Fax : 03 81 21 86 10
Tél. pers. : 03 81 88 69 10
E-mail : robert.maillet@ufc-chu.univ-fcomte.fr

Pr F. Puech

Hôpital Jeanne-de-Flandre
2, avenue Oscar-Lambret
59037 Lille cedex
Tél. : 03 20 44 46 61, 60 64
Fax : 03 20 44 62 49 et 03 20 44 63 11 (secrétariat)
E-mail : fpuech@chru-lille.fr

Pr R.C. Rudigoz

Hôpital de la Croix-Rousse
Clinique gynécologique et obstétricale
93, Grande-Rue-de-la-Croix-Rousse
69317 Lyon cedex 4
Tél. : 04 72 07 16 42
Fax : 04 72 07 25 52
e-mail : rene.rudigoz@chu-lyon.fr

Pr C. Sureau

16, rue Daubigny
75017 Paris
Tél. : 01 42 67 44 08
Fax : 01 42 67 35 49

Pr J.M. Thoulon
14, rue Duviard
69004 Lyon
Tél. : 04 72 11 76 50
Fax : 04 72 11 77 09
E-mail : jean-marie.thoulon@chu-lyon.fr

Pr A. Treisser
CH Princesse Grace
Service de gynécologie-obstétrique
3, avenue Pasteur
98000 Principauté de Monaco
Tél. direct : 00 377 97 98 95 99
Secrétariat : 00 377 97 98 95 28
Fax : 00 377 97 98 95 77
E-mail : treisser@chpg.mc

Collège pédiatrique

Dr C. Billeaud
CHU
Groupe hospitalier Pellegrin-Enfants
Service de pédiatrie néonatale
Place Amélie-Raba-Léon
33076 Bordeaux cedex
Tél. : 05 56 79 55 39
Portable : 06 88 23 73 74
Fax : 05 56 79 61 56
E-mail : claude.billeaud@wanadoo.fr

Dr X. Hernandorena
Centre hospitalier de la Côte-Basque
Département de pédiatrie
64100 Bayonne
Tél. : 05 59 44 38 74
Fax : 05 59 44 38 79
E-mail : xhernandorena001@CHCB.rss.fr

Pr P. Lequien
Hôpital Jeanne-de-Flandre
Service de médecine néonatale
59037 Lille cedex
Tél. : 03 20 44 64 67
Fax : 03 20 44 62 36
E-mail : plequien@chru-lille.fr

Pr S. Marret
CHU
Hôpital Charles-Nicolle
Service de médecine néonatale
76031 Rouen cedex
Tél. : 02 32 88 80 97
Fax : 02 32 88 86 33
E-mail : stephane.marret@chu-rouen.fr

Dr J.C. Picaud | CH Princesse-Grace
Service de pédiatrie
3, avenue Pasteur
98000 Principauté de Monaco
Tél. :00 377 97 98 95 55
Fax : 00 377 97 98 95 20

Pr G. Putet | Hôpital Debrousse
Service de réanimation néonatale
29, rue Sœur-Bouvier
69322 Lyon cedex 05
Tél. : 04 72 38 56 29 (ou 45)
Fax : 04 72 38 55 16
E-mail : guy.putet@chu-lyon.fr

Pr J.C. Roze | Hôpital Mère-et-Enfant
CHU de Nantes
Quai Moncousu
44093 Nantes cedex 1
Tél. : 02 40 08 34 83
Fax : 02 40 08 35 56
E-mail : jcroze@chu-nantes.fr

Dr C. Savenueagner | CHU
Centre néonatal
4, rue Larrey
49033 Angers
Tél. : 02 41 35 44 07
Fax : 02 41 35 35 47
E-mail : chsavenueagner@chu-angers.fr

Dr L. Storme | Hôpital Jeanne-de-Flandre
Service de médecine néonatale
59037 Lille cedex
Tél. : 03 20 44 58 89
Tél. : 03 20 44 61 99
Fax 03 20 44 62 36
E-mail : lstorme@chru-lille.fr

Dr M. Vial-Courmont | Hôpital Antoine-Béclère
Maternité
157, rue Porte-de-Trivaux
92141 Clamart
Tél. : 01 45 37 44 68
Secrétariat : 01 45 37 46 41
Fax : 01 45 37 46 41
E-mail : michèle.vial@abc.ap-hop-paris.fr

Troisième collège

Pr G. Bréart	INSERM U 149 123, boulevard de Port-Royal 75014 Paris Tél. : 01 42 34 55 70 Fax : 01 43 26 89 79 E-mail : breart@cochin.inserm.fr
Pr P. Diemunsch	Hôpital de Hautepierre Département d'anesthésiologie Avenue Molière 67098 Strasbourg Tél. : 03 88 12 70 75 E-mail : pierre.diemunsch@ircad.u-strasbg.fr
Dr J.L. Feugeas	Hôpital de la Conception Service ARE 147, boulevard Baille 13385 Marseille cedex 05 Tél. : 06 07 05 79 18 E-mail : feugeas.jl@worldnet.fr
Dr C. Francannet	Hôtel-Dieu Pédiatrie B BP 69 63003 Clermont-Ferrand cedex 1 Tél. : 04 73 75 00 01 Fax : 04 73 75 00 10 E-mail : cfrancannet@chu-clermontferrand.fr
Dr H. Grandjean	INSERM U 558 Faculté de médecine Purpan 37, allée Jules-Guesde 31073 Toulouse Tél. : 05 61 14 59 50 Fax : 05 62 26 42 40 E-mail : grandjea@cict.fr
Dr F. Molenat	Hôpital de la Colombière Service médico-psychologique pour enfants 39, avenue Charles-Flahaut 34000 Montpellier Tél. : 04 67 33 96 80 ou 96 94 Fax : 04 67 33 99 14 E-mail : f-molenat@chu-montpellier.fr

Dr T. Scheye

Hôtel-Dieu
Service de chirurgie infantile Gosselin
BP 69
63003 Clermont-Ferrand cedex 1
Tél. secrétariat : 04 73 75 00 51 et 02 80
Tél. bureau : 04 73 75 02 84
Portable : 06 07 60 73 79
Fax : 04 73 75 00 53
E-mail : tscheye@chu-clermontferrand.fr

Sage-femme

Mme E. Brunet

35, allée Les-Hauts-de-Chaboud
38330 Saint-Ismier
Tél. : 04 76 76 75 75, bip 426
Fax : 04 76 76 59 45
E-mail : EBrunet@chu-grenoble.fr

Puéricultrice

Mme E. Plantefève

304, rue Kennedy
02100 Saint-Quentin
Tél. : 03 23 06 71 71, poste 4908
Fax : 03 23 08 88 89

Bureau

Président	Pr J.C. Roze
Vice-président	Pr A. Treisser
Secrétaire général	Pr M. Collet
Secrétaire général adjoint	Pr C. d'Ercole
Trésorière	Dr M. Vial-Courmont

PROCHAIN CONGRÈS

XXXIVes Journées Nationales de la Société
Française de Médecine Périnatale

27-29 octobre 2004

à Dijon

sous la présidence des Professeurs
J.B. Gouyon et P. Sagot

Thèmes

- Prise en charge de la femme enceinte à bas risque
- Infections maternelles materno-fœtales. Recommandations anténatales et postnatales
- Pronostic en médecine prénatale

Compte rendu de l'Assemblée Générale de la Société Française de Médecine Périnatale

(Vendredi 25 octobre 2002 – Palais des Congrès, Besançon)

L'Assemblée générale de la Société française de médecine périnatale débute à 11 h 10.

État de la Société

711 membres inscrits à la Société :
- 208 gynécologues-obstétriciens ;
- 225 pédiatres ;
- 180 sages-femmes ;
- 73 puéricultrices ;
- 25 autres spécialités.

739 inscrits au Congrès de Besançon :
- 141 gynécologues-obstétriciens ;
- 232 pédiatres ;
- 249 sages-femmes ;
- 74 puéricultrices ;
- 25 autres spécialités ;
- 18 conférenciers.

Nombre de participants aux journées précédentes

1994, Vittel : 770.
1995, Paris : 753.
1996, Brest : 664.
1997, Vichy : 724.
1998, La Guadeloupe : 743.
1999, Monaco : 697.
2000, Reims : 830.
2001, Lille : 963.

Les prochains congrès

2003, Nantes : 22-24 octobre.
2004, Dijon : 27-29 octobre.
2005, Tours : 26-28 octobre.

Comme pour Besançon, les prochains congrès s'échelonneront sur trois jours. Les ateliers auront lieu la veille de l'ouverture du congrès de 16 heures à 18 heures soit, pour le congrès de Nantes, le mercredi 22 octobre 2003.

Prix GALLIA

Deux prix ont été accordés cette année.

Ces prix ont été remis aux lauréates le jeudi 24 octobre par monsieur J.M. Hatton, représentant le laboratoire Gallia :

– un prix de 4 600 euros à madame Muriel Desaubliaux (Marseille), « Devenir, à court et à moyen terme, d'une cohorte de prématurés de moins de 32 semaines d'aménorrhée, en fonction des facteurs périnataux » ;

– un prix de 2 300 euros à madame Vanessa Dardillac (Poitiers), « Incidence de la maturation cervicale par les gels intravaginaux de prostaglandines sur la douleur et le confort des patientes ».

Ces travaux ont été présentés sous forme de communication libre lors des journées.

Prix des communications libres

Le Conseil d'administration a décidé de primer les meilleures communications libres ou posters. Six prix de 400 euros ont été attribués.

Pour les communications orales

M. H Bouvier-Colle, D. Ould El Joud, N. Varnoux, F. Goffinet et le groupe d'experts (Paris) : « Un exemple d'évaluation en médecine périnatale : la prise en charge des hémorragies sévères de la délivrance. »

C. Dubois, M. Vial, C. Boithias, C. Castel, P. Sikias, M. Dehan (Clamart) : « Évolution neurologique et auditive après infection congénitale à CMV pauci-symptomatique. Résultats d'une enquête réalisée auprès de 24 enfants. »

S. Baume, A. Cheret, D. Vardon, M. Dreyfus (Caen) : « Complications des extractions par ventouse. »

S. Miot, D. Riethmuller, K. Deleplancque, O. Teffaud, M. Martin, R. Maillet, J.P. Schaal (Besançon) : « Césarienne pour échec d'extraction par ventouse obstétricale : facteurs de risque et conséquences. À propos de 2 447 cas au CHU de Besançon. »

Pour les posters

N. Leticee, F. Vendittelli, E. Janky (Issoire) : « Valeur pronostique de la qualité du suivi prénatal sur les issues périnatales en Guadeloupe. »

P. Jouvencel, J.M. Dubois, C. Elleau, J.F. Chateil, J.L. Demarquez, P. Isidori, M. Fayon (Bordeaux) : « Présentation d'un cédérom pédagogique : les détresses respiratoires néonatales. »

Les meilleures communications libres sont publiées dans le *Journal de gynécologie-obstétrique et biologie de la reproduction.*

Bourses

En 2002, trois bourses ont été attribuées :

– deux bourses de voyage de 2 000 euros :

• Karine Bellemin-Navette, praticien hospitalier en pédiatrie à Lyon : « Cardiologie, expérimentation animale »,

• Jacky Nizard, interne en obstétrique à Poissy : « Physiologie cardiovasculaire au cours du HELLP syndrome » ;

– une bourse de recherche de 2 500 euros, à Anne Deledis, interne en obstétrique à Lille : « Étude de la douleur fœtale : expérimentation chez l'agneau. »

Les bourses de recherche et de voyages seront reconduites en 2003. Les demandes doivent parvenir avant le 30 avril au plus tard à madame le docteur H. Grandjean, INSERM U 558, Faculté de médecine Purpan, 37, allée

Jules-Guesde, 31073 Toulouse, l'attribution des bourses ayant lieu au cours du conseil d'administration du mois de juin.

Rapport financier

La présentation des comptes a été faite par la trésorière, le docteur Michèle Vial-Courmont. Le compte rendu financier de l'année 2001 fait apparaître un déficit de 384 169,45 francs expliqué par les frais élevés du congrès de Lille (déficit congrès : 72 017,97 francs) et par le coût du site Internet (283 028 francs pour l'année 2001). Au 24 septembre 2002, une somme de 522 300 francs reste disponible sous forme de SICAV.

M. Jean Besson, expert-comptable et commissaire aux comptes, a certifié dans son rapport que « les comptes annuels de la société sont réguliers et sincères ».

Le montant de la cotisation incluant le livre des rapports remis lors des journées reste de :

– 100 euros pour les médecins ;
– 70 euros pour les étudiants, sages-femmes, puéricultrices.

Le rapport scientifique et moral ainsi que le rapport financier ont été approuvés à l'unanimité moins trois abstentions.

Site Internet

Le bilan après deux ans d'existence est très satisfaisant et il faut remercier C. d'Ercole pour son investissement important dans la gestion de ce site. Le nombre mensuel des connexions est en progression constante et atteignait plus de 17 000 pour le mois de juillet 2002. Notre site est très visité par d'autres pays, particulièrement les pays francophones, ce qui permet de faire connaître notre société au-delà de nos frontières. Nous vous rappelons que ce site Internet est le vôtre et que son existence et sa vitalité dépendront de l'intérêt que vous lui porterez. Nous comptons donc sur vous tous pour apporter votre contribution et vos suggestions. Son adresse est la suivante : http://www.sfmp.net.

Prochaines journées

Les prochaines journées nationales auront lieu à Nantes du 22 au 24 octobre 2003. Une présentation en a été faite par le professeur G. Boog, futur coprésident du congrès avec le professeur J.C. Roze. Le programme a déjà été distribué dans les pochettes des congressistes.

Lors des journées de Nantes, auront lieu des élections au conseil d'administration de la Société française de médecine périnatale. Les postes à pouvoir sont les suivants :

– collège obstétrical, 3 postes ;
– collège pédiatrique, 2 postes ;
– troisième collège, 2 postes ;
– sages-femmes, 3 postes ;
– puéricultrices, 3 postes.

Une information aux futurs candidats sera envoyée avec le programme des journées de Nantes.

Le secrétaire général,
professeur Michel COLLET

PREMIÈRE TABLE RONDE

Sortie précoce de maternité

Coordonnateurs : Georges Mellier (Lyon)
Édith Brunet (Grenoble)

Définition et état des lieux en France et en Europe

J. ZEITLIN*

Résumé

Les données sur les durées de séjour en hôpital pour un accouchement, seules informations comparatives disponibles en routine, permettent d'observer des pratiques contrastées au niveau international et à celui des établissements. Cependant, pour être en mesure d'évaluer l'impact de ces différences en terme de santé et de qualité de prise en charge, il faut des informations – plus difficiles à obtenir – sur la prise en charge après la sortie de l'hôpital.

Mots clés

Sortie précoce. Durée de séjour. Prise en charge du *post-partum*.

Introduction

Il est difficile de définir et de faire l'état des lieux des sorties précoces des maternités en France et plus encore en Europe. Les opinions divergent sur ce qui constitue la précocité, et les comparaisons des moments de sortie de l'hôpital nécessitent des informations globales sur l'organisation de la prise en charge des femmes en *post-partum*. Les données sur les durées de séjour en hôpital après l'accouchement, seules informations comparatives disponibles en routine, ne donnent qu'une idée partielle des enjeux.

Notre exposé d'introduction est divisé en deux parties : un aperçu général de la situation en France et en Europe, suivi d'une enquête de terrain pour décrire la diversité des définitions et des pratiques de sortie précoce sur un secteur sanitaire en France (voir chapitre : Les sorties précoces de la maternité : l'avis des professionnels par E. Brunet).

* INSERM U 149, 123, boulevard de Port-Royal, 75014 Paris. E-mail : zeitlin@cochin.inserm.fr.

Sources d'information

Les données sur les durées moyennes de séjour en hôpital pour un accouchement normal sont publiées chaque année par l'Organisation de coopération et de développement économiques (OCDE) [1]. Des informations plus détaillées permettant de distinguer la durée de séjour avant et après l'accouchement sont disponibles dans les rapports des bureaux nationaux de statistiques de certains pays. En France, le PMSI fournit sur son site Internet (http://stats.atih.sante.fr/mco/statexplb.html) des informations sur les durées moyennes de séjour à l'hôpital pour tous les groupes homogènes de malades (GHM) au niveau national, par type d'hôpital et par région. Nous avons pris des informations pour l'année 2000 sur le GHM 540: « Accouchements par voie basse sans complications significatives. »

Cet exposé s'appuie également sur deux études faites dans le cadre d'un projet sur les disparités interrégionales de l'offre de soins en périnatalité [2]. La première est une enquête de type DELPHI menée auprès de 26 obstétriciens sur les solutions alternatives à l'hospitalisation, au cours de laquelle des questions étaient posées sur les sorties précoces. Le panel pour cette enquête était constitué de chefs de service et praticiens hospitaliers des CHU et des hôpitaux publics ainsi que de praticiens d'établissements privés. La deuxième étude portait sur les coûts de prise en charge à partir de la base nationale de coûts par activité médicale du PMSI pour l'année 1998. Cette base rassemble des informations économiques et médicales sur les séjours en médecine, chirurgie, obstétrique (MCO, qui sont donc de courte durée) d'un échantillon d'établissements publics ou participant au service public hospitalier français. Elle comporte, pour chaque séjour, les différentes composantes de son coût ainsi que des informations telles que le mode de sortie du malade, son âge et le GHM dans lequel a été classé le séjour. Elle contient également la durée de séjour, information étudiée dans le cadre plus général de l'analyse des coûts ; nous présentons ici les analyses des durées de séjour pour le GHM 540. Cette base inclut 30 hôpitaux où se sont produits 31 500 accouchements normaux par voie basse en 1998.

Définition des sorties précoces

La plupart des articles scientifiques définissent une sortie comme précoce si elle a lieu moins de 48 heures après l'accouchement en cas d'accouchement normal par voie basse. Cette définition reflète la prédominance d'études venant des États-Unis où elle a été recommandée par le Collège américain d'obstétrique et de gynécologie ainsi que par l'Académie de pédiatrie [3].

Elle ne correspond pas aux perceptions des obstétriciens français qui ont participé à l'enquête DELPHI : 38 % seulement (10/26) l'ont acceptée. Une sortie après accouchement par voie basse était jugée précoce si elle avait lieu avant J1 (24 heures) pour 1 expert, avant J2 (48 heures) pour 9 experts, avant J3 (72 heures) pour 14 experts et avant J4 (96 heures) pour 2 experts *(Fig. 1)*. Pour les accouchements par césarienne, une sortie était considérée comme précoce si elle avait lieu avant J3 (72 heures) pour 3 experts, avant J4 (96 heures) pour 1 expert, avant J5 (120 heures) pour 9 experts, avant J6 (144 heures) pour 8 experts et avant J7 (168 heures) pour 5 experts.

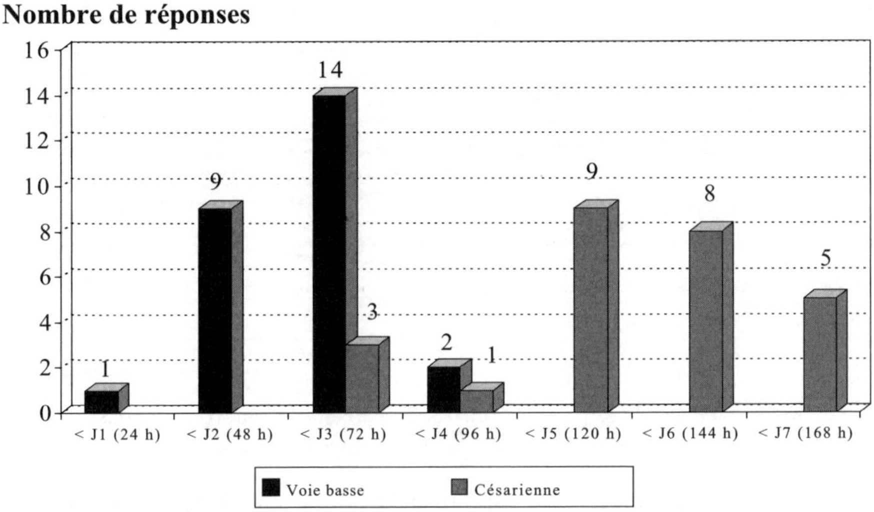

Fig. 1 – Définition d'une sortie précoce selon 26 obstétriciens en France, résultats de l'enquête DELPHI.

État des lieux

La *figure 2* présente les durées moyennes de séjour (DMS) après accouchement normal par voie basse dans les pays de l'OCDE. Ces informations permettent de décrire une tendance générale vers une diminution de la durée de séjour dans les pays de l'OCDE et de montrer la diversité importante des pratiques entre pays. Elles permettent également de situer la France, qui garde une des DMS la plus élevée des pays de l'OCDE.

Il faut noter que la DMS recouvre le séjour total et non pas celui après l'accouchement. De ces moyennes, il faut soustraire le temps entre l'admission et l'accouchement. On peut estimer que le séjour anténatal dure moins de 1 jour en moyenne, la plupart des naissances ayant lieu à J0 ou J1. En Irlande, 89 % des naissances ont eu lieu 1 jour au plus après l'admission [4], en Angleterre ce pourcentage est également 89 % (56 % le jour même et 33 % en J1) [5], en Australie il est de 93 % (respectivement 63 et 30 %) pour une durée moyenne de séjour de 0,7 jour [6]. Ces données ne sont pas disponibles pour la France. Une autre source d'imprécision est liée à la façon de calculer les durées de séjour. Dans certains pays, dont la France, le dernier jour d'hospitalisation est comptabilisé comme une journée pleine.

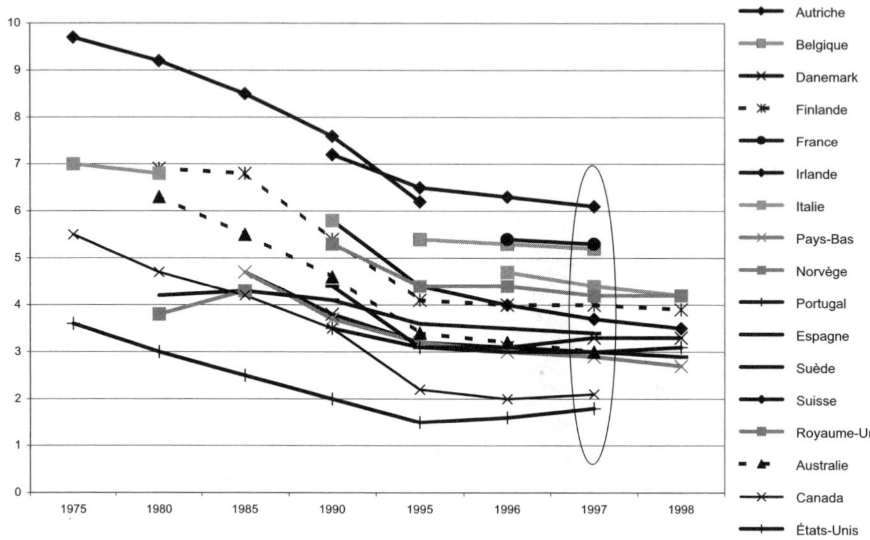

Fig. 2 – Durée du séjour pour un accouchement normal par voie basse dans les pays de l'OCDE (données OCDE).

Les durées moyennes d'hospitalisation sont semblables dans la plupart des régions de France, comme on peut le voir sur la *figure 3* qui donne les DMS pour les accouchements par voie basse sans complications (GHM 540) pour les hôpitaux publics en 2000. Les moyennes par région varient de 4,6 à 5,4 jours. Les données régionales ne sont pas disponibles pour les hôpitaux privés mais, au niveau national, ils ont une DMS supérieure aux hôpitaux publics (5,1 *versus* 4,9).

Au niveau des établissements, la variabilité est plus marquée, comme le montre l'analyse de la base des coûts du PMSI. La durée moyenne de séjour pour les accouchements normaux est de 4,9 jours dans cette base, un peu moins élevée que les hôpitaux publics au niveau national en 1998 (5,1 jours). Même si, dans la plupart de ces établissements, les séjours très courts sont rares (définis ici comme une durée totale de 3 jours ou moins pour un accouchement par voie basse normale), dans certains d'entre eux, plus de 20 % et, dans 1 cas, plus de 40 % des mères ne restent à l'hôpital que 3 jours en tout *(Fig. 4)*.

Organisation globale de la prise en charge des femmes après l'accouchement

Les données sur les durées moyennes de séjour permettent d'observer des pratiques contrastées. Cependant, il faut des informations complémentaires sur l'organisation de la prise en charge en *post-partum* pour évaluer l'impact de ces différences en termes de santé et de qualité de prise en charge.

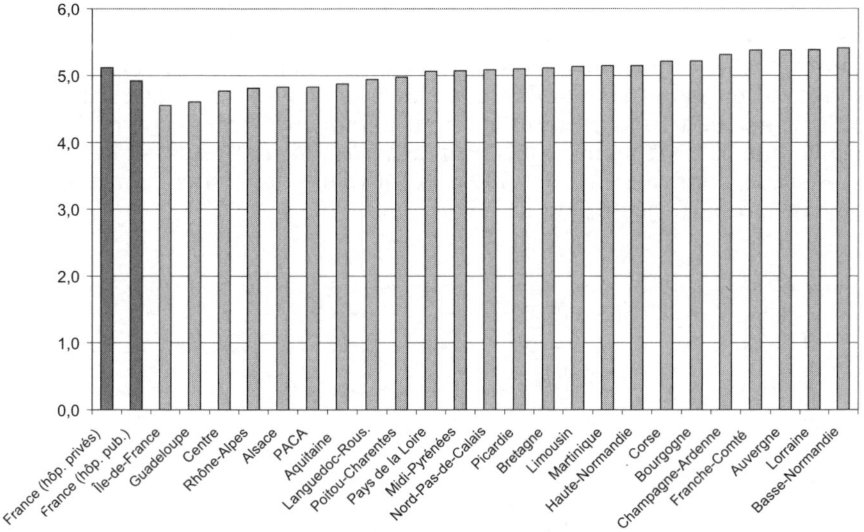

Fig. 3 – Durée moyenne de séjour pour les accouchements par voie basse sans complications (GHM 540). PMSI, base nationale (2000).

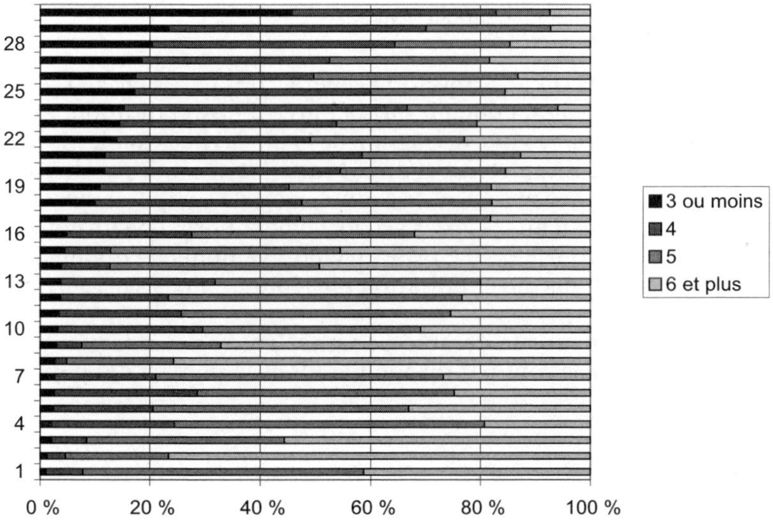

Fig. 4 – Distribution des durées de séjour pour les accouchements par voie basse sans complications (dans les 30 maternités incluses dans la base des coûts du PMSI, 1998).

Pour prendre un exemple, en Angleterre la durée de séjour après l'accouchement est extrêmement courte *(Fig. 5)* [5] : 60 % des femmes rentrent chez elles le jour même ou le lendemain d'un accouchement par voie basse avec un début spontané. Cependant, un suivi journalier est prévu à domicile pendant 10 jours après le retour à domicile. Après cette période, la sage-femme passe la main au médecin ou au *health visitor* qui fait également une visite à domicile. En 1998-1999, la moyenne des visites *post-partum* à domicile par parturiente était de 7,5 [7].

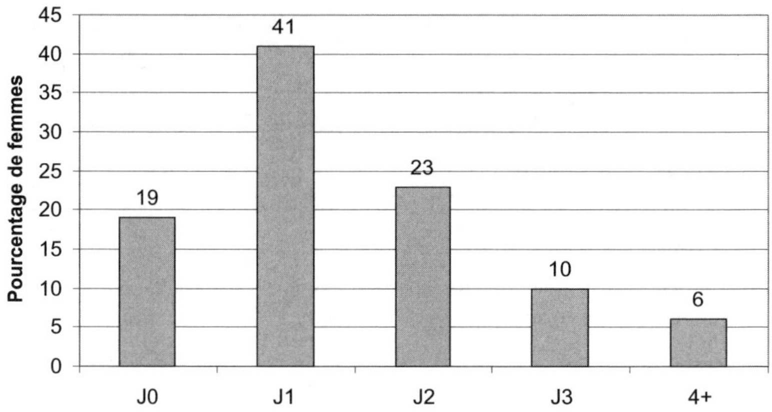

Fig. 5 – Durée de séjour *post-partum,* accouchement par voie basse avec début spontané. Angleterre, 1997-1998.

Les informations sur l'organisation générale de la prise en charge en *post-partum* sont plus difficiles à obtenir que la durée d'hospitalisation, mais elles sont essentielles pour une vraie discussion de l'état des lieux sur les sorties précoces. Dans le cas de l'Angleterre et de la France, il ne s'agit pas de comparer une DMS de 2 jours avec une autre de 4 jours, mais de comparer deux modèles de prise en charge des femmes après accouchement normal : l'un comportant une hospitalisation courte et une prise en charge à domicile organisée par la suite, l'autre basé sur une hospitalisation plus longue, mais sans suivi prévu à domicile.

Les informations sur le nombre de visites *post-partum* (soit à domicile, soit en ambulatoire) ne sont pas disponibles dans la plupart des pays.

Conclusion

Il est important, dans toute discussion sur les sorties précoces, de bien préciser la définition utilisée et, ainsi, la population concernée. Il est également nécessaire de pouvoir disposer d'informations précises sur la durée de séjour en *post-partum* pour faire un état des lieux et suivre les tendances ; ces informations ne sont actuellement pas disponibles en France.

Cependant, la réflexion sur les sorties précoces ne doit pas se limiter à la question de la sortie de l'hôpital. Il faut orienter les discussions sur les politiques globales de prise en charge des femmes après l'accouchement en commençant par la définition des objectifs en termes de santé pour les mères et les nouveau-nés.

BIBLIOGRAPHIE

[1] OECD, CREDES. *OECD health data, 1999.* 1999.
[2] Combier E, Zeitlin J, Le Vaillant M, de Pouvourville M. *Les disparités interrégionales de l'offre de soins sont-elles légitimes ? Le cas de la périnatalité. Rapport de fin de projet.* Paris : Convention ENSP/MIRE 2001, n° 17/99.
[3] American Academy of Pediatrics, American College of Obstetricians ans Gynecologists. *Guidelines for perinatal care.* Elk Grove Village, 1997.
[4] Department of Health and Children. *Reports on perinatal statistics for 1999.* Dublin : Hospital in-patient enquiry national perinatal reporting system, 2002.
[5] Governement Statistical Office, Nationale Statistics, Department of Health. NHS maternity statistics, England : 1995-96 to 1997-98. *Statistical Bull* 2001 ; 14 pages.
[6] Nassar N, Sullivan E. *Australia's mother and babies, 1999.* Sydney : AIHW National Perinatal Statstics Unit, 2001.
[7] Department of Health. *Community maternity services summary information for 1999-2000.* Londres : Department of Health, 2000.

Les sorties précoces de la maternité : l'avis des professionnels

E. BRUNET*

Résumé

Les pratiques concernant le mode de sortie des maternités varient selon les professionnels et plus particulièrement celles de la sortie précoce. Pour comprendre les pratiques et enjeux, une étude par enquête auprès de 15 médecins obstétriciens, 15 sages-femmes et 15 pédiatres a été réalisée sur le secteur sanitaire 4 de l'Isère.

Pour recueillir le point de vue des professionnels, il est procédé à des entretiens semi directifs de vingt minutes à une heure.

Les thèmes abordés concernent la définition, les critères d'éligibilité des femmes et nouveau-nés, les avantages et inconvénients de la sortie précoce, l'information donnée et le dispositif mis en place.

Dans cette étude il est observé que les habitudes, les avis personnels des professionnels, la saturation et le taux d'occupation des lits conditionnent l'usage de la sortie précoce.

Cette étude incite à une réflexion plus générale sur ce que doit être la prise en charge de la période du *post-partum* tant dans la durée que dans la mise en place de référentiels de bonnes pratiques.

Mots clés

Sortie précoce. Durée de séjour. Motivation. Habitude de service. Prise en charge du *post-partum*.

* Département de Gynécologie Obstétrique et Médecine de la Reproduction. Maternité Sud, Secteur obstétrique HAD, CHU Grenoble, BP 217, 38043 Cedex 09.

Introduction

Depuis quelques années, nous constatons en France que les mères et les nouveau-nés sortent de plus en plus tôt des maternités, « lieu de naissance traditionnel ». Cette pratique est induite soit par une saturation des lits et/ou par un désir de diminuer le nombre de lits nécessaire – à défaut de pouvoir augmenter le taux d'occupation – soit par le désir des couples. Cependant, l'opinion des professionnels sur la durée de séjour en maternité varie et plus particulièrement celle concernant la sortie précoce.

Cette recherche auprès des professionnels a pour but de ne pas laisser s'instaurer un raccourcissement de la durée de séjour sans en mesurer les conséquences et sans le remplacer par « rien » si cette durée s'avérait délétère pour la santé mentale et physique des mères et nouveau-nés.

Au sein des maternités, les attitudes vis-à-vis de la sortie précoce divergent et pour mieux comprendre les enjeux et pratiques, il a été choisi dans un premier temps de ne pas interroger les femmes mais plutôt les professionnels, sans ignorer bien entendu l'importance de l'avis de celle-ci.

Objectif de l'étude

A travers une enquête des professionnels sur la pratique des sorties précoces, il est tenté de :

– décrire les écarts entre les pratiques des professionnels,
– identifier les critères qui motivent le choix de la sortie précoce,
– repérer les conséquences sur l'activité des maternités,
– déceler les nouveaux mode d'organisation,
– définir les moyens nécessaires.

Le propos n'est pas d'investiguer finement chacune de ces questions mais plutôt de décrire la situation aujourd'hui dans une région donnée.

Méthodologie pour cette étude

Il est choisi de procéder à une enquête de terrain auprès des professionnels de cinq maternités du secteur sanitaire 4 de l'Isère. Ce secteur sanitaire dispose de six maternités, mais une des deux maternités du CHU ne rentrera pas dans l'étude du fait de l'intervention des médecins obstétriciens sur ces deux sites.

Un échantillonnage statistique n'est pas recherché mais plutôt un recueil de discours de professionnels occupant des places différentes dans les maternités. Les points de vue sont confrontés sans considérer qu'un point de vue est meilleur qu'un autre. Il s'agit de mettre à plat ces différents points de vue afin de faire partager l'information recueillie et d'envisager les pistes d'actions possibles. Pour cela, il sera pris en compte des questions que les professionnels se posent eux-mêmes.

Parmi les professionnels, il est choisi les différents intervenants qui prennent en charge les mères et les nouveau-nés dans la période des suites de couches et qui ont une influence sur le mode de sortie : médecins obstétriciens, sages-femmes et pédiatres.

Des entretiens semi-directifs permettent de recueillir le point de vue des professionnels : un certain nombre de thèmes sont abordés mais il est laissé à chaque personne le temps de développer son propre discours. Les interventions durent vingt minutes à une heure et sont de l'ordre de la relance ; des questions sont posées pour en savoir plus sur un aspect donné. L'avantage de cette méthode est de laisser à chacun la possibilité de mettre les mots qui lui conviennent sur sa situation de travail et d'exprimer son opinion.

Les thèmes abordés dans les entretiens pour les personnes interviewées par rapport à leur place professionnelle sont les suivants :

- La définition faite par chaque professionnel de la sortie précoce,
- Les critères d'éligibilité des femmes et nouveau-nés pour une sortie précoce de la maternité,
- Les avantages et les inconvénients de la sortie précoce,
- L'information donnée sur la sortie précoce,
- Le dispositif mis en place lors d'une sortie précoce.

L'analyse des interviews s'est faite en reprenant et classant les phrases des professionnels selon leur contenu et le nombre de fois où il est retrouvé.

Les résultats

Quarante-cinq professionnels ont été interviewés (15 obstétriciens, 15 sages-femmes, 15 pédiatres) travaillant dans une maternité publique ou privée. Parmi ces maternités, deux sont des cliniques privées (2300 et 1 650 accouchements), une est une clinique privée participant au service public hospitalier (1 800 accouchements) et deux sont des maternités publiques dont l'une au CHU (1 800 accouchements), maternité de niveau 3, et l'autre dans un centre hospitalier général (1 320 accouchements), maternité de niveau 2.

Définition de la sortie précoce

Pour les accouchements par voie basse, une sortie est jugée précoce si elle a lieu à J1 (24 heures) pour 2 professionnels, à J2 (48 heures) pour 11 professionnels, à J3 (72 heures) pour 26 professionnels, et à J4 (96 heures) pour 6 professionnels. Aucun des professionnels ne pense qu'une sortie à J5 soit précoce.

Les avis exprimés sont souvent corrélés au nombre de jours du séjour déterminé par les habitudes de service, comme l'a exprimé un interviewé avec cette réponse : « ... toute sortie avant la date prévue classiquement par la maternité... ».

Le *tableau I* met la durée moyenne de séjour en lien avec les réponses des professionnels de chaque établissement. Ces réponses ne traduisent pas la fréquence du recours à la sortie précoce comme le formule une personne interviewée : « ... les obstétriciens décident si la sortie est avant J5, à la demande de la maman, mais il y en a très peu... ».

Tableau I

Définition par les professionnels de la sortie précoce pour l'accouchement voie basse

Accouchement voie basse	J1	J2	J3	J4	Total < J3
Maternité A DMS : 5.4			3	6	**0/9**
Maternité B DMS : 5.2		2	7		**2/9**
Maternité C DMS : 4.5		3	6		**3/9**
Maternité D DMS : 4.3	2	2	5		**4/9**
Maternité E DMS : 4.3		4	5		**4/9**
TOTAL	**2**	**11**	**26**	**6**	**13/45**

Pour les accouchements par césarienne, une sortie est jugée précoce si elle a lieu à J3 (72 heures) pour 1 professionnel, à J4 (96 heures) pour 9 professionnels, à J5 (120 heures) pour 31 professionnels et à J6 (144 heures) pour 4 professionnels.

Les critères d'éligibilité pour une sortie précoce

Les professionnels ont, dans leurs réponses, focalisé sur leur domaine spécifique de compétence et ont ainsi choisi les critères autorisant une sortie précoce *(Tab. II)*.

Tableau II

Critères d'éligibilité des sorties précoces maternelles

Critères d'éligibilité pour la mère	Nombre de réponses
Bonne santé physique	40
Souhait des mères	34
Multipare	30
A l'aise dans les soins du nouveau-né	28
Allaitement artificiel ou maternel facile	22
Un accouchement sans complications	20
Pas de difficultés sociales	9
Pas de problèmes relationnels mère-bébé	6

Le profil de femmes sujettes à la sortie précoce qui découle de ce tableau est le suivant : ce sont des femmes qui le souhaitent, ayant accouché sans complications, en bonne santé physique et à l'aise dans les soins du nouveau-né. Elles sont multipares (« ... la maman expérimentée... ») allaitent artificiellement ou facilement au sein facilement, elles ne présentent pas de difficultés sociales et ne laissent pas présager un problème relationnel mère-enfant. Autrement dit : « ... tout doit être normal pour la mère et l'enfant... ».

Tableau III

Critères d'éligibilité des sorties précoces du nouveau-né

Critères d'éligibilité pour le nouveau-né	Nombre de réponses
Sans problème de santé (risque infectieux, bilan en cours, etc.)	28
Pas d'ictère	26
Pas de perte de poids excessive	24
Né à terme	20

Le profil de nouveau-nés sujets à la sortie précoce qui découle du *tableau III* est le suivant : ce sont des nouveau-nés à terme, sans problème de santé, sans ictère et sans perte de poids excessive. Il faut « ... être sûr au maximum de ne pas avoir de problèmes médicaux qui se révèleraient à la maison... » et pour autant, « ... le pédiatre n'aime pas bien c'est trop tôt... ».

Tableau IV

Critères d'éligibilité des sorties précoces pour la structure

Eligibilité pour la structure	Nombre de réponses
Au cas par cas	20
Par manque de place	27
De façon exceptionnelle	12
Pour augmenter la capacité d'accueil	4

Comme le montre le *tableau IV*, les professionnels ont recours aux sorties précoces de façon conjoncturelle dans le souci d'accueillir les femmes enceintes lors des pics d'activité : « ... Quand nous n'avons pas de place, l'obstétricien ou la sage femme propose et le pédiatre donne son accord ou non... » et agissent au cas par cas, « ... si la mère le demande... ».

Sur les cinq maternités, les professionnels disent ne pas avoir de politique bien définie sur les sorties précoces (« ... c'est fonction de celui qui fait la visite... ») bien que dans certains établissements, les sorties précoces soient rarement accordées et, « ... il y a peu de demande parce que les patientes n'ont pas dans la tête qu'elles peuvent sortir tôt ».

Cependant, les femmes choisiraient les maternités en fonction de leurs souhaits : « ... les femmes viennent ici parce qu'elles savent qu'on est souple sur le jour de sortie... »

Le secteur privé ne pratique qu'exceptionnellement les sorties précoces alors que le secteur public accède plus facilement à la demande des mères.

Les avantages et les inconvénients

Les professionnels voient les sorties précoces comme un avantage essentiellement pour les femmes autonomes qui veulent rentrer au foyer pour retrouver leur mari et les aînés, pour la satisfaction donnée aux couples, pour l'augmentation du nombre d'accouchements et la gestion des lits de la maternité *(tableau V)*.

Tableau V

Avantages des sorties précoces

Avantages	Nombre de réponses
Permettre le retour à la maison pour des raisons familiales	31
Donner satisfaction aux couples	15
Augmenter le nombre d'accouchement et faciliter la gestion des lits	23

Les avantages déclinés par les professionnels reposent à la fois sur des besoins institutionnels et sur des motivations centrées sur la sortie précoce.

Mais, sous la pratique de la sortie précoce, il est recherché soit une rentabilité, « ... il faut que l'on fasse un certain nombre d'accouchements et on manque de lits... », soit une gestion de pénurie de lits et de personnels, « souvent, nous n'avons pas le temps de rester longtemps auprès des mères et bébés, surtout quand le service est plein... », soit une prise en compte du souhait de la femme et des familles : « ... retrouver un milieu familial, prendre plus ses aises au niveau des horaires, limiter la séparation avec les aînés... ».

Les professionnels voient les sorties précoces comme un inconvénient pour la mise en route de l'allaitement *(tableau VI)*, l'apprentissage maternel aux soins du bébé et la disparition de la « maternité-cocooning » : « ... les femmes sont bousculées, on ne leur laisse plus le temps, il faut tout apprendre vite... »

L'isolement des femmes à la maison représente un inconvénient ainsi que l'absence des personnels (auxiliaires puéricultrices, etc.) auprès des femmes lorsqu'il y a un besoin immédiat : « ... des mères non entourées à la maison, elles paniquent et ce n'est pas bien pour l'allaitement... ».

Enfin, est perceptible la frustration du personnel des maternités qui doivent réaliser en 2 à 3 jours ce qu'elle faisait en 5 à 6 jours : « ... nous n'avons pas le temps en trois jours d'évaluer les capacités de la mère et du bébé et de régler les problèmes... ».

Tableau VI

Inconvénients des sorties précoces

Inconvénients	Nombre de réponses
Mise en route de l'allaitement	36
Apprentissage des soins au nouveau-nés	32
Absence de « Cocooning »	26
Isolement des femmes	18
Absence de réponses instantanées en cas de besoins	12
Frustration des professionnels	6
Diminution du taux de remplissage de la maternité	6

Aujourd'hui, les sorties précoces présentent des inconvénients plus importants dès lors que la motivation est un défaut de place : « ... quand les femmes sortent à cause de la place, j'ai peur des ré-hospitalisations... ».

« Les femmes ont l'impression d'avoir été lâchées et ne sont pas toujours prêtes à cette sortie précipitée... ».

Pour ou contre les sorties précoces ? Les professionnels y trouvent des avantages et inconvénients en fonction des motivations et soulignent le besoin de continuité du soutien au domicile.

L'information

Dans les maternités qui ont recours aux sorties précoces, les professionnels disent donner l'information lors des séances de préparation à la naissance (n = 10) « ... quand elles sont préparées par une sage-femme libérale, elles sont informées de cette possibilité pendant la grossesse... » et lors du séjour en suites de couche (n = 19) « ... on parle de la sortie à J2... », « ... ce n'est pas systématiquement abordé pendant la grossesse mais toujours à la va vite... ».

Dans les maternités privées, les médecins obstétriciens informent leurs patientes de la durée normale du séjour (n = 9) : « ... la sortie précoce n'est pas suggérée... ».

Dans les propos tenus par l'ensemble des professionnels, l'information n'est pas donnée à titre systématique et reste opérateur dépendant.

Le dispositif mis en place

Les professionnels utilisent systématiquement le réseau de sages-femmes S.a.F.I.R mis en place sur le secteur sanitaire et/ou les puéricultrices de PMI lors d'une sortie précoce (n = 24) et n'acceptent pas de sortie précoce sans ce suivi (n = 19)

Le nombre de jours de suivi à domicile pour les professionnels doit correspondre à la durée de séjour qu'aurait dû avoir la femme si elle était restée à la maternité (n = 23), aux besoins des femmes (n = 18), 8 jours au moins après sa sortie (n = 4).

Les professionnels des maternités regrettent de ne pas avoir de retour sur ce suivi (n = 17). Notons qu'ils pensent qu'une visite quotidienne est suffisante (n = 40) et plus en cas de besoins (n = 22). L'aide à domicile selon eux est à attribuer au cas par cas selon le contexte familial (n = 42).

La professionnelle la plus apte pour effectuer ce suivi du *post-partum* est la sage-femme (n = 38), la sage femme et la puéricultrice (n = 2) et la puéricultrice de PMI en cas de problème spécifique (n = 8).

L'analyse des réponses est à faire en lien avec le fait que l'ensemble des professionnels propose ou accepte la demande de sortie précoce dès lors « ... qu'ils jugent que la femme n'a besoin de pratiquement rien et que tout devrait bien se passer... ».

Pour ou contre

Les médecins pédiatres sont défavorables aux sorties précoces (n = 13 sur 15) et l'argumentent ainsi :

– « ... nous ne sommes pas rassurés... le suivi à domicile c'est encore l'inconnu... »,

– « ... c'est trop juste pour les mères qui allaitent... c'est désagréable de voir arriver aux urgences des nouveau-nés deux jours après la sortie de la maternité... »,

– « ... la transmission des usages et coutumes n'est plus faite par la famille mais par les professionnels à la maternité... ».

Les médecins obstétriciens (n = 11 sur 15) et les sages-femmes sont favorables aux sorties précoces (n = 12 sur 15) dans la mesure où un suivi à domicile est possible :

« ... être là avec, à coté, en cas de besoin... », « ... retrouver le maternage à la maison, le suivi médical et l'action de prévention... ».

Conclusion

Dans cette étude, il est observé que les habitudes de service et les avis avertis des professionnels conditionnent la sortie précoce tant dans sa définition que dans son usage. Dans le secteur privé, la sortie précoce se pratique de façon exceptionnelle en raison de la prise en charge de la patiente par son médecin accoucheur, de la consultation à la visite du *post-partum*, alors que dans le secteur public, la sortie précoce est d'usage. Ces motivations différentes s'expliquent peut-être par le fait que le secteur privé a le souci d'une relation de clientèle et d'un résultat financier alors que le secteur public aborde le sujet des sorties précoces en évaluant le souhait des patientes et les possibilités d'accueil.

Les motivations des professionnels à proposer ou non la sortie précoce dépend de leurs propres critères d'éligibilité, des avantages et inconvénients qu'ils y trouvent ainsi que du cadre dans lequel ils exercent. Actuellement, les demandes sont traitées seulement au cas par cas, en raison de la diversité des situations et de la méconnaissance de la qualité du suivi à domicile. Les différences de position entre les médecins pédiatres, les obstétriciens et les sages-femmes vis-à-vis des sorties précoces résident essentiellement dans l'acceptation même de la notion et dans le seuil de sécurité médicale et psychologique.

Cette étude incite à une réflexion plus générale de ce que doit être la prise en charge du *post-partum*, tant dans la durée que dans la mise en place de référentiels de bonnes pratiques, au vu de la vigilance adoptée par les professionnels sur les indications de la sortie précoce.

Le séjour des maternités au fil du temps s'étant raccourci de 12 jours à 5 jours en moyenne, nous pouvons nous demander, après cette étude, si aujourd'hui toutes les sorties des maternités ne sont pas précoces en prenant en considération l'aspect médical, social et psychologique soulevé par les professionnels.

Ne doit-on pas redéfinir la durée de prise en charge de la période du *post-partum* : une période à la maternité et une période au domicile, ce qui sous-entend un projet de soins élaboré conjointement par les professionnels des maternités et du domicile ?

Pour compléter ce travail, il faudrait interroger les mères, les pères et les grands-parents.

LECTURES CONSEILLÉES

Abbadie C. Les sorties précoces dans le *post-partum*. Qu'en pensent les femmes ? Qu'en pensent les professionnels ? Mémoire pour le Diplôme d'État de sage-femme, mars 2000.

Grullon KE, Grimes DA. The safety of early post-partum discharge : a review and critique. Obstetrics and Gynecology, 1997, 90.

Venditelli F, Boulvain M. Sortie hospitalière précoce dans le post-partum. Journal de gynécologie obstétrique et biologie de la reproduction, 1997, 26 ; 679-686

Canon C. Le retour précoce à domicile après l'accouchement en France. Mémoire de sage-femme, juin 1995.

Blondel B, Garel M, Bréart G, Sureau C. La sortie précoce des femmes après l'accouchement. Journal de gynécologie obstétrique et biologie de la reproduction, 1983, 12 ; 457-460.

Conséquences et objectifs à atteindre pour la santé de la mère

X. CODACCIONI*, S. VANDERSTICHELE, M. ROUMILHAC, Y. HAMMOU

Résumé

Les suites de couches sont une période extraordinaire. C'est un moment privilégié pour la mère et le couple qui inscrivent le nouveau-né dans leur histoire personnelle. C'est privilégier la rencontre mère-enfant en éliminant toutes les épines irritatives potentielles. C'est dire l'importance de la prise en charge clinique, méthodique, minutieuse et complète, afin de dépister et traiter les symptômes éventuels. Il faut mettre en priorité la lutte contre la douleur dont l'efficacité conditionne l'équilibre psychologique de l'accouchée. Cet équilibre est fondamental pour l'établissement de la relation mère-enfant. C'est une équipe multidisciplinaire qui intervient où le couple obstétrico-pédiatrique est l'axe central.

La sortie précoce exclut les grossesses pathologiques qui demandent un suivi particulier pour un temps indéterminé. Lorsque la grossesse est normale, les différentes publications ne mettent pas en évidence d'effets délétères de la sortie précoce, mais il doit toujours exister une structure médicalisée d'accueil à domicile.

En fait, la prise en charge ne doit pas être ciblée uniquement sur la première et la deuxième semaine mais poursuivie jusqu'à la visite postnatale et parfois au-delà. Cette surveillance, qui pourrait être mensuelle, permettrait d'affirmer le bien-être maternel tant physique que psychologique.

Mots clés

Post-partum. Sortie précoce. Grossesses pathologiques. Équipe multidisciplinaire. Consultation postnatale. Bien-être.

* Hôpital Jeanne-de-Flandre, CHRU de Lille, Pôle maternité, 2, avenue Oscar-Lambret, 59037 Lille cedex. Tél. : 03 20 44 63 87. Fax : 03 20 44 63 11. E-mail : x-codaccioni@chru-lille.fr.

Introduction

Le *post-partum* est une expérience humaine complète. C'est le début d'une longue histoire : il s'intègre dans la préhistoire de la mère et du père. En effet, l'histoire personnelle de l'accouchée et de son conjoint, qu'elle soit médicale, familiale, sociale et culturelle, vient interférer très fortement avec le déroulement et le vécu de la grossesse, de l'accouchement et des suites de couches. Ce vécu, par l'intensité qu'il génère, apporte d'autres pièces à la construction de cette période très particulière. Pendant cette période de longue durée (appelée 4e trimestre [1]), puisqu'elle se termine classiquement sur le plan physiologique par le retour des menstruations (retour fonction du mode d'allaitement), se télescopent de très nombreux facteurs [2, 3].

Au début des suites de couches, l'expérience de la rencontre entre la mère et son nouveau-né est la priorité des priorités. Elle demande pour la mère une très grande sérénité et il faut éliminer toutes les épines irritatives potentielles afin de permettre la plus grande disponibilité maternelle.

En parallèle, il ne faut pas oublier une notion fondamentale, celle du couple mère-enfant, indissociable comme la prise en charge obstétrico-pédiatrique. Les décisions pendant cette période sont obligatoirement conjointes.

Missions en suites de couches [2, 3]

Ces missions sont au nombre de quatre :
- médicales ;
- psychologiques ;
- sociales ;
- éducatives.

Nous traiterons principalement de la mission médicale.

Les 24 premières heures sont le prolongement de la surveillance maternelle en salle de naissance. Les complications hémorragiques obstétricales dominent le pronostic et l'arrivée en chambre demande une vigilance permanente quelle que soit l'heure.

Associée à cette surveillance obstétricale, une surveillance rapprochée et ciblée sur la pathologie antérieure à la grossesse ou apparue en cours de celle-ci est également mise en place avec, parfois, la mise en jeu du pronostic vital.

Au-delà des 24 heures, c'est la surveillance quotidienne de l'accouchée. Il s'agit d'effectuer un examen clinique le plus complet et le plus minutieux possible qui se répétera très régulièrement pendant tout le séjour. On commence par le recueil des facteurs de risques – regroupés en trois grandes rubriques – mais il est très difficile de les hiérarchiser selon leur importance. Il s'agit du :
- risque infectieux *(Tab. I)* ;
- risque thromboembolique *(Tab. II)* ;
- risque périnéal *(Tab. III)*.

Tableau I

Facteurs de risque infectieux [4].

Hémorragies survenues pendant la grossesse, le travail ou la délivrance
Rupture prématurée des membranes (> 6 heures)
Hyperthermie durant le travail
Travail long (phase active supérieure à 8 heures)
Touchers vaginaux répétés pendant le travail > 10
Césarienne
Manœuvres :
– à l'accouchement (forceps)
– endo-utérines (délivrance artificielle, révision utérine)
Tocométrie interne
Toute plaie accompagnant l'accouchement aussi bien au niveau vulvaire que vaginal et cervical
Accouchement à domicile

Tableau II

Facteurs de risque thromboembolique [5].

Âge > 35 ans
Obésité > 80 kg
Multiparité > 4
Varicose importante
Infection en cours
Pré-eclampsie
Alitement
Maladies intercurrentes graves thrombogènes (syndrome néphrotique, maladie inflammatoire)
Césarienne (notamment en urgence)
Antécédents personnels ou familiaux de maladie veineuse thromboembolique
Thrombophilie biologique congénitale ou acquise

Tableau III

Facteurs de risques périnéaux [6].

Éléments antérieurs à la grossesse
Fuites urinaires
Prolapsus
Hypotonie périnéale
Hypoplasie périnéo-vaginale
Traumatisme sphinctérien antérieur (chirurgie, accouchement)
Périnée cicatriciel, rigide ou court (distance ano-pubienne < 5 cm), bassin pathologique
Éléments per-gravidiques
Périnée hypotonique
Releveur de l'anus faibles : évaluation < 3/5
Prise de poids importante : > 15-20 kg (± surcharge pondérale antérieure)
Primiparité
Incontinence durant les 2 premiers trimestres

Suite du tableau III.

Facteurs liés à l'accouchement, dystocie obstétricale
Poids du nouveau-né > 3 500 g Périmètre crânien du nouveau-né > 35 cm Poids du nouveau-né < 2 000 g (accouchement brutal) Variété de présentations (postérieures, mal fléchies, défléchies) Dystocie des épaules Efforts expulsifs prolongés Expression abdominale Extraction instrumentale (forceps, spatules, grandes rotations) Déchirures périnéales
Kinésithérapie abdominale trop précoce

En deuxième lieu, l'interrogatoire recherche les éventuelles plaintes qui perturbent l'équilibre maternel et qui concernent la vidange vésicale (dysurie ou incontinence), les troubles de la continence anale (le plus souvent incontinence aux gaz), jamais signalés spontanément et toujours recherchés de principe. La lutte contre la constipation est également une priorité car elle est très délétère dans un contexte de sangle abdominale relâchée, de plancher pelvien distendu et de ligaments très étirés et relâchés.

Une autre priorité est la lutte contre la douleur, toujours présente au début, qu'elle soit d'ordre physiologique ou secondaire aux cicatrices. Sa prise en charge est une exigence de tous les instants.

Différents traitements sont à utiliser en respectant les contre-indications pour l'allaitement maternel et en expliquant au couple l'absence de danger potentiel [7, 8].

Tous ces symptômes doivent être traités car, sinon, ils viennent parasiter l'accouchée et, de ce fait, l'établissement de la relation mère-enfant.

En troisième lieu, les constantes physiologiques sont prises.

En quatrième lieu, est réalisé l'examen clinique en commençant par les seins (c'est l'occasion de rappeler l'importance capitale de l'accueil du nouveau-né en salle de naissance en respectant ses instincts, ses compétences et sa sensorialité [9]). C'est ensuite l'examen de l'utérus, des lochies, du périnée, à la fois examen anatomique complet puis ciblé au niveau urologique et anal. L'examen périnéal se termine par l'étude fonctionnelle pour dépister les troubles sphinctériens [10]. On termine par l'examen des membres inférieurs.

Au décours de cet examen, il faut apprécier le vécu corporel de l'accouchée, parfois complètement désorganisé du fait des modalités de l'accouchement (césarienne, voie basse instrumentale). Il faut s'astreindre à le réorganiser en traitant les phénomènes pathologiques et fournir toutes les explications nécessaires secondaires aux demandes. C'est dire toute l'importance de l'exploration du vécu de l'accouchement et des réponses apportées. C'est dire également l'importance des prescriptions thérapeutiques ciblées comme la mise en place le plus rapidement possible de la rééducation périnéale. Ce n'est que lorsque le retour à l'équilibre est obtenu que l'on peut envisager de parler de la contraception [11] et de la sexualité [12].

La biologie est simple. C'est la réalisation d'une numération formule effectuée au-delà des 48 heures suivant la naissance (retour à la dynamique circulatoire physiologique) pour apprécier le degré éventuel d'une anémie et découvrir parfois une hémorragie ignorée de la délivrance [13].

Le contrôle de l'immunité vis-à-vis de la toxoplasmose, négative au cours de la grossesse, est effectué ainsi que la vaccination antirubéolique en cas d'absence d'immunisation (vaccination inefficace en cas d'injection anti-D pour la prévention de l'allo-immunisation fœto-maternelle [14]).

Au total, deux grands groupes de parturientes se différencient pour la prise en charge :

- les grossesses pathologiques ;
- les grossesses normales avec deux sous-groupes :
  - les accouchements avec cicatrice,
  - les accouchements sans cicatrice.

Grossesses pathologiques

Elles s'excluent naturellement des sorties précoces. Toutes les études [15-17], randomisées ou non, le font, ainsi que les grossesses multiples et les situations socio-économiques défavorisées..

Une publication récente [18] a étudié la fréquence des réhospitalisations dans le *post-partum* pendant 1 an de 171 grossesses pathologiques réparties en :

- diabète antérieur à la grossesse ou gestationnel ;
- hypertension artérielle chronique ;
- accouchement prématuré ;
- grossesse multiple.

La moitié de ces parturientes ont accouché par voie basse ; 17 % ont été réhospitalisées et 32 % ont nécessité une visite médicale urgente dans les 8 semaines du *post-partum*, principalement pour les cas d'hypertension artérielle et les diabétiques. Les réhospitalisations étaient secondaires à des infections locales : endométrites, abcès du sein, complications d'épisiotomie. Cette étude confirme, si besoin est, l'importance de la prise en charge en hospitalisation des grossesses pathologiques ainsi que la mise en place du suivi de la pathologie avec le spécialiste de cette dernière. La sortie ne peut s'envisager que lors du retour à la normale des grandes constantes en un temps complètement indéterminé. C'est expliquer sans relâche l'importance du suivi avec le médecin de famille nécessitant une coordination très étroite. C'est faire prendre conscience de l'importance de la consultation spécialisée, véritable bilan effectué dans un délai de 1 à 2 mois.

Grossesses normales

De très nombreuses études ont été publiées sur la sortie précoce. Elles sont majoritairement effectuées aux États-Unis où la sortie est programmée à 48 heures pour une voie basse et à 72 heures pour une césarienne. L'article de Venditelli [15] met bien en exergue les nombreuses difficultés méthodologiques de ces différentes études, mais il existe toujours une structure spécifique de relais pour le suivi à domicile. Ces études concernent uniquement les grossesses normales avec un nouveau-né sans problèmes quel que soit le mode d'accouchement (voie basse ou césarienne). Aucune n'a une puissance suffisante pour détecter un effet sur la morbidité maternelle. La faible fréquence des issues défavorables représentées par le risque de réhospitalisation impliquerait des effectifs considérables. Ces études ne permettent pas de tirer des conclusions sur l'innocuité d'un court séjour à la maternité. Très peu de travaux se sont intéressés au retentissement psychologique familial et à la satisfaction des mères.

Une méta-analyse américaine de 1997 [19] reprend les mêmes conclusions en insistant sur le fait que la sortie précoce ne peut concerner que des patientes hypersélectionnées et consentantes.

Une autre étude américaine sur la réhospitalisation en fonction du mode d'accouchement, très originale, a été publiée en 2000 [20]. Elle a étudié 256 795 primipares n'ayant pas présenté de pathologie de la grossesse ou du travail ; 3 149 femmes ont été réhospitalisées dans les 60 jours du *post-partum*. Les césariennes étaient le plus souvent hospitalisées pour infection urinaire, complication chirurgicale, pathologie thromboembolique et cardio-pulmonaire, ainsi que les voies basses assistées dont les complications les plus fréquentes étaient les hémorragies secondaires par infection et les complications des manœuvres obstétricales. Les réhospitalisations des accouchements spontanés normaux étaient très peu fréquentes. Tout confondu, c'étaient les complications infectieuses qui étaient les plus fréquentes.

En France, deux études ont abordé ce sujet. La première, de 1999 [21], concerne une expérience de la maternité de l'hôpital de Montmorency sur 6 ans. Les accouchées sortent au 3e jour et sont suivies par 2 sages-femmes du service qui disposent d'un véhicule et du matériel médical nécessaire. Seules sont concernées les parturientes qui désirent sortir (une information ayant été donnée en consultation anténatale ou lors des cours de préparation à la naissance et en *post-partum* immédiat). Ces parturientes se sentent aptes à rentrer aussi bien au niveau de leur sentiment de compétence vis-à-vis du nouveau-né, surtout s'il s'agit de primipares, que de leur état de fatigue. L'accord de l'équipe obstétrico-pédiatrique est obligatoire. Dans la décision, intervient également l'état psychologique de la patiente, l'installation de la relation mère-enfant ainsi que le contexte familial et social. L'auteur insiste sur le choix réel et éclairé de la mère et non du couple (surtout pour les multipares) en raison du problème que le conjoint peut soulever pour la garde des aînés et la réalisation des tâches domestiques. L'évaluation ne fait pas apparaître de problème maternel mais une très grande satisfaction des mères.

La deuxième étude, de 2000 [22], s'est intéressée à la durée des séjours en maternité (hôpital Louis-Mourier) après un accouchement normal en comparant le point de vue de professionnels de maternité à celui des accouchées. Les professionnels étaient favorables à une durée de 5 jours en moyenne. Toutes les multipares et la moitié des primipares étaient favorables à la sortie précoce.

Ce qui ressort de cette étude est le décalage important entre l'appréciation par le personnel des compétences des accouchées, estimées à 30 %, et l'avis des accouchées elles-mêmes qui s'estimaient compétentes à 90 %.

Que retenir ?

Toutes les études répertoriées ne concernent que les grossesses normales (les grossesses pathologiques en sont exclues).

La sortie précoce nécessite que la mise en place d'un relais médicalisé à domicile soit organisée par l'hôpital, sous forme d'une hospitalisation à domicile, soit par la PMI, soit par des sages-femmes libérales, soit par le médecin traitant (interlocuteur privilégié en cas de sortie après un séjour d'une durée habituelle mais avec l'obligation de mettre en place une formation médicale de qualité).

Sur le plan maternel, l'autonomie maternelle doit être totale aussi bien pour elle-même que vis-à-vis de son nouveau-né. Les complications sont complètement absentes, l'examen clinique est normal, les cicatrices éventuelles sont complètement indolores. L'objectif est de permettre à la mère les déplacements les plus faciles possibles, ce qui privilégie l'accouchement par voie basse non cicatriciel.

Il faut s'assurer d'une rencontre de qualité entre la mère et son nouveau-né afin d'évaluer la sérénité de ce nouveau couple. Ceci favorise les multipares et demande une attention vigilante pour les « primimères ».

Un suivi multidisciplinaire, réalisant un véritable fondu enchaîné avec l'hospitalisation pour la prise en charge des incidents naturels ou secondaires à l'accouchement, doit être mis en place.

Il faut mettre en exergue la rééducation périnéale.

Les modalités de contraception doivent être définies pendant cette période bien particulière sur le plan physiologique afin d'éviter une grossesse non désirée ou une interruption volontaire de grossesse qui représente un véritable échec de la prise en charge.

C'est l'occasion d'envisager la sexualité, sujet difficile à aborder mais ô combien important [12], qui devra être réévaluée à la visite postnatale dont on doit souligner l'importance extrême. C'est un moment d'exercice médical privilégié [23]. C'est l'occasion de faire le point sur les éventuelles conséquences que la grossesse puis l'accouchement ont pu avoir sur l'organisme maternel.

La prise en charge médicale s'intègre obligatoirement aux préoccupations d'ordre psychologique et social, qui sont difficiles à prendre en compte en cas de sortie précoce. Environ 10 % des mères vont présenter des troubles dépressifs et également 10 % d'entre elles vivent dans des conditions difficiles, voire précaires. L'évaluation d'un risque dans ces domaines implique la vigilance de toute l'équipe soignante ainsi qu'une collaboration avec les interlocuteurs extra-hospitaliers proches de la famille (PMI, médecin traitant).

L'éducation des mères à la santé de leurs enfants est un autre objectif prioritaire particulièrement pour la « primimère » allaitante.

C'est dire que la sortie précoce concernera le couple mère-enfant idéal. Il s'agit d'un choix librement consenti de l'accouchée en dehors de toute pression de l'institution hospitalière ou maritale.

Enfin, la période des suites de couches donne la possibilité de dépister les situations de maltraitance éventuelle à enfant. Mais nous ignorons complètement le dépistage des femmes victimes de violences conjugales. Il suffit pour s'en persuader de lire le rapport Henrion [24] qui révèle que la fréquence de ces violences au cours de la grossesse varie entre 3 et 8 % avec des chiffres extrêmes de 17 à 20 %.

Conclusion

Le retour précoce est un faux problème. Les premiers jours des suites de couches ne sont que la partie émergée de l'iceberg de cette période longue de retour à l'état antérieur. La vigilance mise en place au début ne doit pas se relâcher. Elle doit permettre l'épanouissement maternel, gage d'une réussite de la triade mère-père-enfant. L'organisation multidisciplinaire des soins en suites de couches doit prendre en compte dès le début les quatre dimensions médicale (obstétrico-pédiatrique), psychologique, sociale et éducative. Ces quatre axes doivent être étayés solidement pour permettre le retour à domicile.

Le suivi à domicile n'est pas spécifique de la sortie précoce et devrait être mis en place pour toutes les parturientes. Pour être efficace, il faut insister sur la très haute importance de la visite postnatale [12, 23].

À la question concernant la durée du séjour en maternité, il faut substituer la réponse à trois questions :

– la sortie pour quelles mères et quels enfants (il ne peut s'agir que d'une décision au cas par cas) ?

– Quelles sont les modalités mises en place pour le retour à domicile, quel qu'en soit le moment ?

– Comment oublier que la grossesse ne dure pas que 9 mois et comment organiser, pendant toute la période du *post-partum* ou 4e trimestre, le suivi (une consultation par mois) pour aider la femme à retrouver une image valorisante et séduisante d'elle-même ?

BIBLIOGRAPHIE

[1] Werner MW. Medical conditions of the puerperium. *Clin Perinatol* 1998 ; 25 (2) : 403-16.

[2] Codaccioni X, Vanderstichele S, Roumilhac M. Le gynécologue-accoucheur et l'investissement en suites de couches. *Ann Med Lorraine* 2000 ; XXXIX (3) : 177-83.

[3] Galley F. *Les suites de couches : quelles missions pour quels objectifs ?* Paris : Collège national des sages-femmes, 2003 : 1-8.

[4] Chaim W, Bashiri A, Bar David J, Shoham Vardi I, Major M. Prevalence and clinical significance of *post-partum* endometritis and wound infection. *Infect Dis Obstet Gynecol* 2000 ; 8 (2) : 77-82.

[5] Coll MC, Waeker ID, Greer IA, Risk factors of venous thromboembolism in pregnancy. *Curr Opin Pulm Med* 1999 ; 5 : 227-32.
[6] Jacquetin B, Descamps C, Alteirac JL. La rééducation périnéale. In : *Mises à jour en gynécologie et obstétrique*. Paris : Vigot, 1986 : 249-322.
[7] Benhamou D. Les douleurs du *post-partum*. Rueil-Malmaison : Société française de médecine périnatale/Arnette 2002 : 25-9.
[8] Monrigal-Martin C. Douleurs en *post-partum*. In : *Ves Journées scientifiques du réseau sécurité naissance dans les pays de la Loire. La Baule 9 novembre 2001*. p. 1-4.
[9] Gremmo-Feger G. Accueil du nouveau-né en salle de naissance. *Les dossiers de l'allaitement* 2002 ; 51 : 18-21.
[10] Atienza P. Conséquences sphinctériennes anales de l'accouchement. In : *Mises à jour en gynécologie et obstétrique*. Paris : Vigot, 1999 : 97-114.
[11] Vanderstichele S, Roumilhac M, Le Tallec A, Codaccioni X. La contraception du *post-partum*. *Lettre Gynecol* 2000 ; 253 : 49-52.
[12] De Kervasdoue A. Pourquoi le *post-partum* est-il une période à risque pour la sexualité du couple ? *Lettre Gynecol* 2001 ; 267 : 19-22.
[13] Descargues G, Pitette P, Gravier A, Roman H, Lemoine JP, Marpeau L. Les hémorragies non diagnostiquées du *post-partum*. *J Gynecol Obstet Biol Reprod* 2001 ; 30 : 590-600.
[14] Rudivax. Dictionnaire Vidal. Paris : 2003 ; 1673.
[15] Venditelli F, Boulvain M. Sortie hospitalière précoce dans le *post-partum*. *J Gynecol Obstet Biol Reprod* 1997 ; 26 : 679-86.
[16] Lieu TA, Wikler C, Capra AM, Martin KE, Escobar GJ, Braverman PA. Clinical outcomes and maternal perceptions of an update model of perinatal care. *Pediatrics* 1998 ; 102 : 1437-44.
[17] Escobar GJ, Braveman PA, Ackerson L, Odouli R, Coleman-Phox K, Capra AM *et al.* A randomized comparison of home visits and hospital-based groupe follow-up visits after early *post-partum* discharge. *Pediatrics* 2001 ; 108 : 719-27.
[18] Hamilton MS, Brooten D, Youngblut JM. High-risk pregnancy : *post-partum* rehospitalisation. *J Perinatol* 2002 ; 22 : 566-71.
[19] Grullon KE, Grimes DA. The safety of early *post-partum* discharge : a review and critique. *Obstet Gynecol* 1997 ; 90 : 860-5.
[20] Lydon-Rochelle M, Holt VL, Martin DP, Easterling TR. Association between method of delivery and maternal rehospitalisation. *JAMA* 2000 ; 283 : 2411-6.
[21] Cleophax JP, Fauquet E, Girodet D. Sorties précoces de maternité : problèmes posés, exigences, recommandations. *Arch Pediatr* 1999 ; 6 : 885-8.
[22] Vautrin E, Fontaine A, Lanba P, Guérin V, Engelmann P. Durée du séjour en maternité après un accouchement normal : des points de vue divergents. *J Gynecol Obstet Biol Reprod* 2000 ; 29 : 94-101.
[23] Crimail P, Hainant F, Poullain JC. *La consultation postnatale*. Paris : Masson, 1995.
[24] Henrion R. *Les femmes victimes de violences conjugales, le rôle des professionnels de santé*. Paris : La Documentation française, 2001.

Conséquences et objectifs à atteindre pour la santé de l'enfant

G. PUTET*

Résumé

Les sorties précoces de maternité entraînent un certain nombre de difficultés en ce qui concerne la surveillance de l'ictère physiologique et celle de l'évolution clinique de l'enfant avec méconnaissance des difficultés nutritionnelles et d'allaitement, des difficultés ou des pathologies gastro-intestinales, respiratoires ou cardiaques. Parallèlement, elles remettent en cause la chronologie des dépistages systématiques des maladies métaboliques. L'évolution vers l'augmentation des sorties précoces est un phénomène inéluctable en France et doit amener les professionnels à mettre en place un suivi de l'enfant et de sa mère soigneusement organisé et structuré si on veut éviter des conséquences médicales sévères.

Mots clés

Sorties précoces. Hyperbilirubinémie. Déshydratation. Suivi à domicile.

Introduction

Les premiers jours de la vie sont une étape essentielle dans l'adaptation du nouveau-né à une vie extra-utérine. C'est une période qui s'accompagne de modifications cardio-respiratoires et métaboliques importantes. C'est également une période clé de l'établissement des liens entre la mère et l'enfant, liens reposant beaucoup sur la confiance que ressent la mère dans son aptitude à prendre en charge son enfant. C'est donc une période de grande vulnérabilité où la surveillance clinique et attentive, permettant de

* Service de néonatalogie et de réanimation néonatale, hôpital Debrousse, 29, rue Sœur-Bouvier, 69322 Lyon cedex 05.

prévenir et de dépister toutes difficultés ou anomalies, est nécessaire. Cette surveillance est habituellement effectuée au cours du séjour en maternité.

Une sortie précoce de la maternité crée donc une situation qui, en supprimant cette période d'observation privilégiée de l'enfant, doit modifier notre concept global de surveillance et d'accompagnement du nouveau-né. La non-prise en compte de ce fait entraînera, de façon certaine et comme ceci nous a été démontré par les expériences des pays où s'effectuent largement les sorties précoces, des accidents graves mettant en jeu non seulement la vie de l'enfant mais également la qualité de sa survie.

Les conséquences d'une sortie précoce de maternité sur la santé de l'enfant nous obligent à considérer plusieurs points :

– quels sont réellement les risques encourus et connus lors d'une sortie précoce ?

– la sortie précoce est-elle une évolution obligatoire ?

– quels suivi et surveillance peut-on proposer en cas de sortie précoce ?

– quelles sont les conséquences d'une sortie précoce sur l'allaitement maternel ?

Risques et problèmes posés par la sortie précoce

Les risques reconnus résultant d'une sortie précoce sont ceux relevant du manque de surveillance de l'évolution pendant les premiers jours. Les éléments cliniques principaux qui ne pourront être évalués sont multiples, le premier étant la surveillance de l'ictère physiologique. Une analyse succincte de la littérature médicale suffit pour montrer que cette absence de surveillance des premiers jours entraîne une augmentation du risque d'ictère grave avec ses conséquences neurologiques (ictère nucléaire) bien connues pour l'enfant. La non-prise en compte de ce fait constitue une faute grave [1, 2].

La non-observation de l'évolution clinique de l'enfant expose à méconnaître les problèmes nutritionnels ainsi que ceux d'allaitement, de pathologies gastro-intestinales, respiratoires ou cardiaques. Des cas de déshydratation grave ont été décrits.

Habituellement, les dépistages systématiques de certaines pathologies sont effectués au cours du 3e ou du 4e jour de vie. Ce système est excellent et le nombre de nouveau-nés passant à travers ses mailles est infime. La sortie précoce au 1er ou au 2e jour de vie augmente le risque de la non-réalisation de ces dépistages.

Les premiers jours de vie en maternité, surtout à une époque où les jeunes mères n'ont souvent eu aucun contact avec un nouveau-né et n'ont aucune expérience des soins à donner, constituent une période qui, théoriquement, est utilisée pour un enseignement, une éducation à la santé, aux soins et à l'alimentation du nouveau-né. Ceci s'applique également à la mise en route d'un allaitement, comme nous le verrons plus tard.

L'examen de l'enfant effectué au cours du séjour dans la maternité, qu'il soit systématique ou sur un signe décelé par le personnel paramédical, permet de dépister des pathologies (infections, cardiopathie...) rares mais qui, non découvertes précocement, peuvent être extrêmement graves [3, 4].

La description de ce qui peut-être fait pour le bien et la santé de l'enfant au cours d'un séjour de plusieurs jours en maternité doit cependant être nuancée par une interrogation : existe-t-il réellement actuellement, dans chaque maternité, un programme d'éducation à la santé de l'enfant et à l'allaitement (qui devrait déjà être abordé en pré-partum) destiné aux parents ?

Évolution vers une sortie de maternité précoce

Qu'est-ce qu'une sortie précoce ? La signification de ce concept est variable selon les pays. Aux États-Unis, on distingue les sorties très précoces (moins de 24 heures après l'accouchement) des sorties précoces (entre 24 et 48 heures après l'accouchement). En Europe, la sortie précoce correspond le plus souvent à une sortie avant le 4e jour de vie.

Les politiques de sortie sont très différentes d'un pays à un autre. Mais on s'aperçoit que nombre d'entre eux se sont tournés progressivement vers une politique de séjour en maternité relativement court [5] : aux Pays-Bas, il peut être de quelques heures ; en Suède il est de 2 à 3 jours ; en Finlande, 47 % des nouveau-nés sont rentrés chez eux avant 4 jours ; en Angleterre, le séjour en maternité est au maximum de 3 jours ; au Danemark, beaucoup d'enfants repartent 24 heures après la naissance ; en Norvège, la durée de séjour habituelle est de 2 à 3 jours ; en Californie, 20 % des enfants sont chez eux au cours du premier jour.

Il faut remarquer que des pays dont le contexte d'aide sociale est très favorable et structuré (et qui, pour cela, sont souvent cités en exemples tels la Suède, la Norvège et la Finlande) et qui ont des durées de séjours courts ont parallèlement adopté une politique de suivi très structurée leur permettant une surveillance attentive et performante. Le suivi est fondé le plus souvent sur des visites à domicile ou des retours systématiques de l'enfant à l'hôpital dans les jours suivant sa sortie. Ces points seront discutés plus loin.

Il est intéressant de voir pour quelles raisons des pays dont les politiques de santé périnatale sont très différentes et parfois extrêmement opposées évoluent vers une sortie précoce. Celle-ci peut être :

– le fait du coût de l'hospitalisation (États-Unis lorsqu'il n'y a pas de prise en charge par les assurances) ;

– entraînée par la limitation du nombre de lits d'obstétrique pour une population donnée. Il s'agit ici d'un coût pour la société « qui rentabilise le personnel, le matériel ». Ainsi, avec 50 lits d'obstétrique, le nombre d'accouchement peut varier de 3 000 à 5 000 par an ;

– le fait d'une volonté exprimée par la famille.

Les raisons de l'évolution vers les sorties précoces sont donc multiples mais les situations pour le père et la mère peuvent se résumer en une sortie précoce :

– acceptée dans la suite naturelle d'un accouchement qui s'est bien passé ;

– exigée par un couple cherchant une démédicalisation de l'accouchement ;

– imposée du fait de l'institution hospitalière cherchant à libérer des lits pour de nouvelles accouchées.

L'exemple des pays socialement très évolués impose que soit considérée dans notre pays l'éventualité de l'augmentation des sorties précoces, mais ceci ne doit se concevoir qu'avec l'établissement d'une politique de suivi de la mère et de l'enfant. Cette politique doit permettre aux parents d'envisager la sortie précoce non pas comme un abandon ou un rejet de l'équipe médicale, mais comme une organisation adéquate de soins se poursuivant à domicile.

En France, la question de l'opportunité d'augmenter le nombre des sorties précoces se pose. Une sortie précoce répondra probablement au souhait d'une partie de la population. Cependant, un certain nombre de faits la rendent probablement inéluctable même pour des parents qui, au départ, ne l'envisageaient pas :

– la non-augmentation du nombre de lits dans les maternités importantes dites référentes (politique des réseaux) ;

– la diminution du nombre de praticiens (obstétriciens, pédiatres, anesthésistes, sages-femmes) ;

– la diminution inévitable du temps de travail médical et paramédical secondaire non seulement à la diminution du nombre de personnes mais également à la recherche et une demande de conditions de travail et de qualité de vie plus acceptables par ce personnel médical et paramédical.

Ces différents éléments font qu'il paraît nécessaire de considérer les sorties précoces comme un phénomène devant s'amplifier dans les prochaines années pour probablement rejoindre des proportions observées dans les pays voisins.

Quel type de suivi adopter en cas de sortie précoce ?

Au cours de l'hospitalisation en maternité, la mère et l'enfant sont tout naturellement sous surveillance médicale. En cas de sortie précoce, le suivi doit donc s'intéresser à la femme et à l'enfant. À l'hôpital, dans les jours suivant la naissance, ils ont accès à l'obstétricien et au pédiatre, tout deux médecins spécialisés dans un domaine particulier. Par ailleurs, une équipe paramédicale qualifiée et habituée à cette surveillance postnatale les entoure. À domicile, qui peut prendre en charge cette surveillance ?

Le suivi après la sortie peut s'effectuer soit dans un cabinet médical, soit au domicile de la patiente. Il est incontestable que si la surveillance de la mère peut être parfaitement effectuée dans un cabinet médical, celle de l'enfant et les conseils éventuels le concernant seront le mieux donnés dans l'environnement même où il sera installé. Il est donc indéniable que l'adaptation des conseils au milieu où se trouve l'enfant devrait s'effectuer au domicile.

Par ailleurs, la connaissance du dossier obstétrical et des conditions de la naissance permettent d'évaluer au mieux les risques, le type de surveillance et les soins à donner à l'enfant et à la mère. Ceci justifie fortement une collaboration structurée entre les personnes effectuant l'accouchement et le suivi.

Plusieurs types de suivis peuvent être envisagés :

– un rendez-vous chez un médecin où dans une structure de type PMI donné aux parents à la sortie de la maternité. Ceci expose au non-respect des visites. C'est un phénomène connu et l'on sait que dans les milieux les plus défavorisés, le risque de non-retour est important. Sans contrôle de ce « non-retour », des défaillances graves dans le suivi existeront ;

– un suivi au domicile de la femme et de l'enfant par l'équipe paramédicale de la maternité. Cette solution est effectuée dans de nombreux pays et un exemple régional (SOPREA) atteste son efficacité ;

– l'utilisation des structures de type PMI avec surveillance de l'enfant par une puéricultrice ou par une sage-femme.

Il est intéressant qu'une discussion puisse s'engager sur le type de qualification des personnes en charge de ce suivi postnatal immédiat. Des études récentes [6, 7] montrent qu'un personnel paramédical dédié, en relation avec la maternité et se rendant à domicile, est plus efficace que le rendez-vous donné dans un cabinet de médecin. On retrouve ici la notion de suivi de la demande médicale.

Sortie précoce et allaitement

En matière d'allaitement, la France est à la traîne par rapport aux autres pays européens : 50 % des enfants sont allaités à la naissance, au bout de 1 mois, 1/10 enfants seulement est nourri par sa mère. Les autres pays européens ont des taux d'allaitement supérieurs (plus de 90 % en Norvège et en Suède, plus de 95 % en Allemagne, 70 % au Royaume-Uni) et plus longs (l'allaitement à 4 mois est maintenu à plus de 65 % en Suède et en Suisse, à plus de 80 % en Norvège, à plus de 30 % au Canada, contre 5 % en France...).

Pourquoi cet échec ? Il est essentiellement dû aux difficultés de mise en route de l'allaitement et de manque de confiance de la mère dans son aptitude à allaiter et secondairement :

– à la mauvaise formation pratique des différentes catégories du personnel de santé ou, parfois, à l'indifférence médicale à ce problème ;

– à une information insuffisante des parents surtout au cours de la période clé que constituent la grossesse et la suite immédiate de l'accouchement, d'où un nombre important de « celles qui auraient bien voulu et qui n'ont pas réussi à le faire » ;

– à un congé postnatal trop court ; en Suède et en Norvège, 1 an de congé à la suite dune grossesse permet à plus de 80 % des mères de pouvoir poursuivre un allaitement pendant 8 à 9 mois ;

– aux facteurs culturels et à l'opinion de l'entourage ; ceci dépend largement de la vision et de la publicité données aux méthodes d'alimentation du nouveau-né.

En France, les 10 recommandations de l'OMS pour permettre un bon démarrage de l'allaitement maternel et l'initiative « Hôpital, ami des bébés », promue en 1991 par l'UNICEF pour récompenser les maternités qui remplissent ces 10 conditions, sont pratiquement inconnues du grand public et peu connues des professionnels. Il existe ici indéniablement un manque d'information.

Une sortie précoce ne peut qu'amplifier l'échec de l'allaitement dû aux difficultés du début si celui-là ne fait pas l'objet d'une information importante avant l'accouchement et d'un accompagnement cohérent dans les premières heures ou les premiers jours en maternité.

Une sortie précoce n'est absolument pas contradictoire avec l'allaitement. En Norvège et en Suède, alors que les séjours en maternité sont au maximum de 2 ou 3 jours, plus de 80 % des femmes allaitent pendant plus de 6 mois. Comme le retour à domicile coïncide avec la survenue de difficultés, l'implication des professionnels et la création d'un soutien à domicile sont primordiales pour permettre aux mères de réaliser leur projet.

Conclusion

La multiplication des sorties précoces est un fait inévitable qui augmentera dans les prochaines années. Ceci impose que le suivi de l'enfant et de sa mère soit soigneusement organisé et structuré si on veut éviter des conséquences médicales sévères. Des structures existent (PMI) et peuvent certainement être mieux utilisées qu'elles ne le sont actuellement. Cette surveillance doit se faire en collaboration avec les équipes ayant accompagné la mère au cours de la grossesse et de l'accouchement, ainsi qu'avec les médecins traitants.

BIBLIOGRAPHIE

[1] Maisels MJ, Newman TB. Kernicterus in otherwise healthy, breast-fed term newborns. *Pediatrics* 1995 ; 96 (4) : 730-3.

[2] Catz C, Hanson JW, Simpson L, Yaffe SJ. Summary of workshop : early discharge and neonatal hyperbilirubinemia. *Pediatrics* 1995 ; 96 (4) : 743-5.

[3] Lieu TA, Braveman PA, Escobar GJ, Fischer AF, Jensvold NG, Capra AM. A randomized comparison of home and clinic follow-up visits after early postpartum hospital discharge. *Pediatrics* 2000 ; 95 (5) : 1058-65.

[4] Langue J, Lacroix-Barbery I. Sorties précoces de maternité : place du pédiatre libéral. *Arch Pediatr* 2001 ; 8 (suppl. 2) : 495-7.

[5] Claris O. La situation dans les autres pays de la Communauté européenne. *Arch Pediatr* 2001 ; 8 (suppl. 2) : 498.

[6] Maisels MJ, Kring E. Early discharge from the newborn nursery-effect on scheduling of follow-up visits by pediatricians. *Pediatrics* 1997 ; 100 (1) : 72-4.

[7] Kotagal UM, Atherton HD, Bragg E, Lippert C, Donovan EF, Perlstein PH. Use of hospital-based services in the first three months of life : impact of an early discharge program. *J Pediatr* 1997 ; 130 (2) : 250-6.

Conséquences et objectifs à atteindre pour la santé psychique et l'installation des relations précoces

F. GONNAUD*

Résumé

Le temps de la naissance est une période de construction des liens parents-bébé hautement vulnérable sur le plan psychique. Tout ce qui se passe dans cette période, depuis le « prénatal » et la naissance et jusqu'au postnatal, va imprégner et influencer la qualité des premières rencontres. La façon dont les parents seront accompagnés va donc être déterminante pour donner la tonalité de ces premiers liens et contribuer à inscrire un sentiment de sécurité psychique chez le bébé et ses parents. Pour pouvoir parler de sorties précoces dans ce contexte, il faut que celles-ci prennent sens dans l'ensemble de l'accompagnement afin de préserver le sentiment de continuité psychique chez cette famille en devenir. Cet accompagnement doit se faire avec tous les acteurs présents dans la périnatalité en veillant à ce que les soignants (c'est-à-dire ceux qui prendront soin de ces parents et du bébé) puissent être reconnus dans leurs capacités professionnelles spécifiques. Cette transmission qui passe par l'humain nécessite du temps et de la disponibilité et oblige à s'adapter à chaque famille. Vouloir faire l'économie de cet accompagnement attentif et bienveillant serait très préjudiciable car cela priverait les parents d'un appui fondamental pour « asseoir » leurs compétences parentales. Le temps de l'hospitalisation en *post-partum* contribuait jusqu'à ce jour, en partie, à cette transmission. Pouvoir envisager des sorties précoces qui ne soient pas vécues comme des lâchages ou des « laisser-tomber » nécessite des précautions et un ajustement de nos pratiques. L'attention que

* Pédopsychiatre. Service de néonatalogie et de réanimation néonatale (Pr Putet), hôpital Debrousse, 29, rue Sœur-Bouvier, 69322 Lyon cedex 05 ; et Service d'obstétrique (Pr Rudigoz), hôpital de La Croix-Rousse, Grande-Rue-de-la-Croix-Rousse, 69004 Lyon.

nous porterons à ce «faire autrement» pourra être très précieuse pour nous obliger à penser nos liens interprofessionnels dans une continuité domicile-hôpital-domicile qui contribuera au sentiment de continuité dont les premiers «gagnants» seront, bien sûr, l'enfant et ses parents.

Mots clés
Continuité psychique. Lien précoce. Rôle des soignants. Sortie précoce de maternité.

Introduction

Je vous propose d'entendre le point de vue d'une pédopsychiatre engagée au quotidien à temps plein dans la pratique clinique périnatale au sein d'un service de réanimation néonatale et de néonatalogie et dans une maternité de niveau III. Je m'appuierai sur mon expérience clinique et sur certaines données actuelles concernant l'installation des liens précoces en essayant de les reprendre dans un langage accessible à chacun et sans entrer dans le détail des théories psychologiques.

Mon propos n'est pas de faire la critique de l'intérêt ou non des sorties précoces mais de jalonner les éléments à prendre en compte pour préserver et favoriser la mise en place des liens précoces parents-enfant. Il n'est plus besoin de rappeler que pour qu'un enfant soit en bonne santé (physique et psychique), il faut qu'il puisse être convenablement en lien avec ses parents dans une sécurité qui ne se résume pas à la santé physique de lui-même et de ses parents (condition nécessaire mais non suffisante à sa survie). Aussi, après avoir entendu parler de sécurité pour la mère, de sécurité pour l'enfant, nous aborderons la sécurité affective et psychique indispensable dans cette période de haute vulnérabilité qu'est la naissance. Prendre soin de cette période constitue un véritable programme de prévention des troubles psychiques ultérieurs, tant dans sa composante de prévention de la maltraitance que comme un pilier fondateur de santé publique.

Après quelques rappels sur les conditions minimales d'accompagnement psychique tout au long de la grossesse, au moment de la naissance et dans le *post-partum*, nous reprendrons le rôle actuel que peut jouer un service d'obstétrique et de maternité dans cet accompagnement ; nous regarderons ensuite en quoi les sorties précoces peuvent modifier cela. Nous conclurons sur quelques recommandations concernant les éléments à ne pas négliger pour éviter de basculer dans une sorte de chaos dont les parents et les enfants ne sont pas près de se remettre (pas plus que l'équipe médicale parfois !).

Installation des relations précoces

La période de la naissance est cruciale pour l'installation des liens précoces car elle inaugure les premières rencontres, dans la réalité, des parents avec leur bébé. Bien évidemment, cette rencontre sera portée par tout ce qui aura imprégné le temps de la grossesse, ce qui fait dire – belle expression ! – que la grossesse est le berceau des relations précoces. Je préciserai ici combien ce temps de la grossesse permet aux parents de préparer, au travers des divers événements qui la jalonnent, un rapprochement progressif avec leur bébé en devenir. Ainsi, le suivi médical, les échographies successives, la surveillance répétée grâce aux consultations prénatales sont autant de « mini-rencontres » qui seront tour à tour rassurantes ou inquiétantes. Mais ces rencontres ne garderont de sens que si elles peuvent être reliées entre elles, c'est-à-dire si les divers soignants ont présent à l'esprit ce parcours singulier des parents qui passent d'une visite auprès d'une sage-femme à un échographiste puis à des résultats biologiques jusqu'à un obstétricien, voire plusieurs... Toutes ces personnes sont engagées à leur apporter un « savoir » sur le déroulement de la grossesse et leur futur bébé, et s'il n'existe pas un minimum de liens de cohérence entre elles, c'est la représentation du bébé lui-même qui risque d'être éclatée, oscillant entre des angoisses et des peurs intenses et des rapprochés encombrants. Je donnerai ici juste l'exemple de ce qui se passe pour des parents lorsqu'on découvre une anomalie ou une « différence » chez leur bébé : nous connaissons tous le réconfort apporté par l'échographiste qui prend la peine de joindre, en présence des parents, l'obstétricien référent ou la sage-femme du diagnostic anténatal alors qu'il vient de découvrir une image « anormale » au cours de son échographie ; en procédant de la sorte, il témoigne du souci de ne pas confondre le projet de vie de cet enfant et un arrêt sur image. Tout ceci constitue ce que nous pouvons identifier comme le sentiment de continuité, sentiment très précieux à protéger dans le domaine de la périnatalité. (Ce bébé attendu a une histoire qui se construit dans une continuité, qui prend sens progressivement, mais c'est bien toujours du même bébé dont nous parlons, même s'il se révèle un peu différent... [1].)

Au moment de la naissance, les parents passent de l'idée « d'avoir un enfant » à « être » et « savoir faire » auprès de leur enfant. C'est une période hautement vulnérable car c'est une époque de changement d'état : le couple devient des parents, le bébé *in utero* (en situation de continuité) devient bébé rythmé par de la discontinuité (veille/sommeil, faim/réplétion, bien-être/douleur, etc.). De nouveaux soignants (pédiatre, puéricultrice, auxiliaires de puériculture) vont venir s'ajouter à ceux qui entourent déjà la mère. Le lieu de la maternité a cette grande chance de rassembler sous un même toit ces différents regards pour accompagner cette métamorphose et représenter ainsi un lieu de transition rassurant. C'est un véritable changement de repères pour la mère enceinte sous haute protection (protégée, entourée) que de passer, avec le père, au statut de parents qui doivent se mettre au service de leur bébé afin de le protéger. Ils ne pourront le faire que s'ils se sentent eux-mêmes en sécurité, c'est-à-dire reconnus dans leurs compétences naissantes, dans leur savoir-faire qui peut s'appuyer sur leur propre perception de leur bébé et non pas seulement sur « ce qu'il faut faire ». Ce temps d'adaptations et d'ajustements réciproques varie énormément d'une famille à l'autre (en fonction de la parité, des conditions des premières rencontres, des qualités de sensibilité personnelle des parents, de l'expressivité plus ou moins intelligible du bébé, de la place inconsciente de l'enfant dans la psyché parentale, etc.).

Premier point à retenir : pour qu'un bébé se sente en sécurité psychique, il faut que ses parents le soient aussi.

Rôle des soignants

Mais comment sont jalonnées actuellement ces périodes de changement ?

Il y a une véritable évolution : autrefois, c'était une transmission familiale favorisée par la proximité de plusieurs générations. La future mère avait déjà eu à s'occuper d'autres bébés, avait côtoyé l'allaitement par exemple. La médicalisation croissante du temps de la grossesse et de la puériculture invalide en partie ces transmissions de « savoir-faire ». Il faut « apprendre » à s'occuper des enfants et non pas retrouver les gestes ancestraux qui ont baigné les générations. Quand le tissu familial et social est aussi distendu, qui va prendre soin de ces couples « en devenir de parents » ? Car, en l'absence de ces « modèles humains », les parents vont être complètement perdus, ou bien s'abreuver de lectures plus ou moins psychologiques ou médicales pour essayer de se représenter un peu du « comment faire », ou encore, dans le meilleur des cas, essayer de retrouver dans le tissu médico-social des hommes et des femmes qui accepteront de les entourer dans une bienveillance grand-maternelle. Jusqu'à maintenant, le lieu de la naissance peut constituer ce lieu de transmission privilégié qui permet à des sages-femmes et à des puéricultrices de transmettre le minimum pour que des parents gagnent cette autonomie et se forment à « devenir parents ». Encore faut-il en avoir le temps et ne pas précipiter cette formation en accéléré comme pour faire des mères « au top » en un temps record. Nous risquerions fort alors qu'elle se réduise à la transmission de la maîtrise d'aspects techniques (par exemple, apprendre à savoir mettre son bébé au sein et, si ça ne marche pas, c'est qu'on l'a mal mis... alors que ce peut être que la mère et l'enfant apprennent tout simplement à s'ajuster en tâtonnant). Pour une équipe, cela demande une observation attentive et respectueuse de ce qui se passe, une cohésion dans les divers relais que nous nous transmettons. Cela demande du lien humain qui ne peut se résumer à une simple transmission technique. Évidemment, cela ne rapporte pas beaucoup de points ISA car nous n'avons pas su (ou pu) défendre cette dimension, sauf si nous intégrons au final les lourdes prises en charge psychologiques qui seront tout simplement devenues nécessaires pour tenter de « réparer » les effets de nos non-liaisons (*cf.* les nombreux travaux de F. Molénat sur ce sujet [2]). Si nous n'y prenons pas garde, nous risquons d'arriver ainsi à ce paradoxe que le lieu de la naissance soit un lieu insuffisamment humanisé alors qu'il est censé accueillir les premiers jours d'un être humain ! En témoigne cette réflexion d'une mère sortie à J2 sans ménagement qui comparait, non sans ironie, le peu d'attention qu'elle avait pu percevoir à l'hôpital dans ses difficultés à rencontrer son bébé à l'attention manifestée par le vendeur de machines à laver pour lui expliquer le fonctionnement de sa nouvelle acquisition (il prenait grand soin de partir de ce qu'elle avait besoin de connaître !).

Deuxième point : pour que des parents se sentent en sécurité, il faut que l'équipe qui les entoure soit reconnue dans ses compétences spécifiques professionnelles et humaines [3].

Quand et comment penser à une sortie précoce ?

Nous avons vu combien une transmission réussie nécessite un minimum d'attention, de temps et d'engagement. Une formation en accéléré peut apparaître plus que périlleuse dans le domaine de la périnatalité. Mais passer de 4 ou 5 jours à 3 jours de maternité n'est pas la question en soi. Il est évident qu'un tel programme ne s'acquiert pas uniquement dans son rapport au temps ; il dépend surtout de l'état d'esprit dans lequel sont accompagnées les familles, c'est-à-dire : qui sera témoin de leurs tâtonnements, quelles sollicitudes cela va-t-il éveiller en chacun de nous ? Comment accepterons-nous d'entendre ce qu'en disent les parents ? Aussi, parler de sorties précoces devient une chance de se reposer la question d'un « faire autrement ». Non pas considérer cette période de construction en la réduisant au seul temps du séjour à la maternité, mais en répartissant tout au long de la grossesse et, surtout, du *post-partum* l'étayage des familles : utiliser peut-être mieux certaines ressources comme le médecin de famille, l'accompagnement régulier des parents par une sage-femme à domicile dès la période anténatale et dans une continuité postnatale, s'appuyer sur une puéricultrice référente de la PMI, sur une travailleuse familiale, etc. Encore faut-il que quelqu'un ait le souci de la continuité entre la période prénatale, le temps de la naissance et le retour à la maison [4]. C'était la grande chance offerte par la surveillance régulière et obligatoire de la grossesse que d'aborder toutes ces questions dans un lien de confiance pour préparer la suite. Alors, à cette seule condition d'avoir pu faire cette évaluation en anténatal, nous pourrons nous permettre de raccourcir, pour certaines familles, le temps de suites de couches. L'autoévaluation des familles reste un des critères fondamentaux sur le plan psychique pour décider du temps précis de la sortie car elle prend en considération leur perception du sentiment de sécurité : « Je m'imagine bien avec mon bébé à domicile. » Ce sentiment de sécurité psychique dépendra évidemment du repérage initial des aides possibles qui seront offertes de façon systématique (passage d'une sage-femme à domicile le lendemain, réseau de périnatalité, etc., nous en verrons des exemples tout à l'heure). Cette réduction du temps passé en *post-partum* à la maternité ne sera pas alors vécue comme un lâchage, mais comme une continuité qui aura pris en compte les besoins spécifiques de chaque famille. Parallèlement, lorsque cela s'avérera nécessaire, nous pourrons garder plus longtemps une autre mère, afin de prendre en compte sa détresse, de mettre en place les relais nécessaires, tant médicaux que sociaux : n'oublions pas que l'hôpital peut et doit participer à la lutte contre l'exclusion sociale (loi du 29 juillet 1998) [5].

Conclusion

Sur le plan psychique, je vous propose de retenir trois points fondamentaux :

– il est important de prendre soin de la continuité psychique de l'anténatal au postnatal ; de même, veiller à ne pas négliger l'impact souvent délétère des discontinuités d'investissement du bébé à venir lors des aléas de santé rencontrés au cours de la grossesse, tant pour la mère que pour le fœtus (marqueurs sériques, résultats d'échographies « non conformes », menace d'accouchement prématuré, retard de croissance intra-utérin) ; ne pas mésestimer l'impact traumatique de certains accouchements « difficiles ». Ces données aussi doivent être prises en compte pour évaluer les risques pris lors d'une sortie précoce. Les bébés de ces « parcours du combattant » sont rarement accueillis dans la sérénité par les parents... à qui il faudra bien un peu de temps en postnatal pour reprendre confiance dans leurs capacités parentales ;

– si nous dévalorisons l'importance de l'accompagnement à la parentalité fait par les soignants, c'est-à-dire les conditions minimales de temps et de disponibilité nécessaires à une transmission qui passe par l'humain (à l'hôpital ou au domicile), ce sont les parents eux-mêmes qui seront dévalorisés. Il ne faudra alors pas s'étonner que l'enfant devienne un « bien de consommation » qui devra bien sûr être parfait, mais pourra aussi être rejetable si non conforme, voire rejeté si non compris ;

– si nous travaillons notre capacité à mettre ensemble tous ces aspects (en les respectant chacun) et œuvrons pour qu'ils puissent s'articuler (je veux parler de la santé physique de la mère, de la santé physique de l'enfant et de la santé psychique de la famille), nous accomplirons un accompagnement digne à la naissance d'un être qui aura lui-même alors toutes les chances d'être respecté à son tour dans toutes ses dimensions.

BIBLIOGRAPHIE

[1] Gonnaud F. Le sentiment de continuité : un fil d'Ariane dans le labyrinthe de la périnatalité ? *Cahier de l'AFRÉE* 2003, 18 (à paraître).

[2] Molénat F. Les liens autour de l'enfant à naître : une urgence psychique. Actes des 5es Journées européennes « Naissance et Avenir ». *Cahier de l'AFRÉE* 2001 ; 16.

[3] Lebel A. Entrevue avec F. Molénat. *Prisme* 2002 ; 39 : 12-28.

[4] Barré P. La souffrance psychique du bébé : entre soins et prévention. In : P. Delion (ed). *La souffrance psychique du bébé, approches pluridisciplinaires.* Paris : ESF, 2002 : 75-83.

[5] Subtil D, Bitouzé V. Le social a-t- il une place au CHU ? *Cahier de l'AFRÉE* 2001 ; 16 : 64-59.

Propositions : un exemple d'organisation en réseau

M. VIAL, C. BOITHIAS-GUÉROT, C. CASTEL*

Résumé

Le raccourcissement de la durée de séjour des mères et des bébés en suites de couches est une évolution désormais inéluctable. Mais elle est parfois mal acceptée par les mères craignant le retour à domicile sans soutien médical, ménager, voire psychologique. Le temps très limité de surveillance des nouveau-nés préoccupe aussi les pédiatres, soucieux de ne pas méconnaître une pathologie potentiellement grave d'apparition secondaire.
La création d'un réseau périnatal ville-hôpital a apporté un début de réponse à ces préoccupations grâce à une réflexion sur les différents relais possibles après le retour à domicile. Un groupe de travail interdisciplinaire, consacré aux sorties précoces de maternité, a réalisé l'inventaire des ressources existantes, répertoriées dans un annuaire disponible pour tous les soignants et sur un dépliant destiné aux futures mères. Il a ensuite mis en place les connexions entre ces structures, sous la forme de réunions et de formations-échanges, afin d'assurer une cohérence dans les prises en charge et de proposer aux parents la solution la mieux adaptée à leurs besoins et à leur désir.

Mots clés

Maternité. Sorties précoces. Réseau périnatal. Réseau ville-hôpital.

Introduction

La durée de séjour des mères et des bébés en suites de couches ne cesse de diminuer au fil des années et ce temps d'observation du nouveau-né très

* Pédiatres de maternité, service de pédiatrie néonatale, hôpital Antoine-Béclère, 157, avenue de la Porte-de-Trivaux, 92141 Clamart.

(trop) court préoccupe les pédiatres de maternité, soucieux de ne pas méconnaître les pathologies, potentiellement sévères, à révélation secondaire.

Cette tendance s'est manifestée très tôt à l'hôpital Antoine-Béclère, puisque la durée moyenne de séjour, après un accouchement normal, est passée de 5,8 jours dans les années 1980 à 3 jours dans les années 1990 et à 2,5 jours actuellement.

Parallèlement, la création d'une unité de surveillance des nouveau-nés « mères kangourous », ouverte en 1987, rendait souhaitable la prolongation du séjour des mères dont le bébé était hospitalisé dans cette unité, afin de leur permettre de rentrer à domicile ensemble. La solution a alors consisté, tout en gardant le même nombre de lits pour les suites de couches et les accouchements annuels, à proposer une hospitalisation « à la carte », favorisant la sortie précoce après une naissance « sans problème » et permettant de récupérer des journées d'hospitalisation au bénéfice des mères de « bébés kangourous ». Ces sorties précoces (J2,5-J3) étaient d'autant mieux acceptées par les mères qu'elles pouvaient bénéficier d'une hospitalisation à domicile, transition entre l'assistance complète hospitalière et l'autonomie.

L'impossibilité d'assurer une surveillance suffisamment prolongée des nouveau-nés « sans problème » au sein de la maternité a conduit à réfléchir à un partage de ce suivi avec les relais extérieurs disponibles et, donc, à la nécessité de coordonner leur action.

La solution, qui fait l'objet de cet exposé, s'est imposée grâce à la création d'un réseau périnatal ville-hôpital. Le travail en commun de tous les acteurs de ce réseau a permis d'inventorier les diverses possibilités de relais après le retour à domicile afin d'en préciser les indications et les modalités et de pouvoir les proposer aux futures mamans.

Le réseau périnatal « Périnat 92 sud »

Il a été créé en mai 1999, à l'image d'un réseau existant depuis plusieurs années dans la partie nord du département, à l'initiative de Claude Lejeune, chef du service de néonatologie de l'hôpital Louis-Mourier à Colombes.

Il s'agit d'un réseau ville-hôpital pluri-institutionnel et pluriprofessionnel autour de la périnatalité, fondé sur une adhésion volontaire et individuelle, dans le cadre d'une association loi 1901. Il couvre la partie sud du département des Hauts-de-Seine qui comprend 23 communes, 790 370 habitants et concerne 12 000 naissances annuelles.

Ce réseau a signé, en 2001, une convention avec le Conseil général, qui prend en charge le secrétariat et l'emploi d'une sage-femme coordinatrice.

Objectifs

Cette association s'est fixé pour objectif d'améliorer la prise en charge médico-psychosociale, prénatale, pernatale et postnatale des mères, des fœtus et des nouveau-nés, en optimisant la communication et la coordination entre les différentes structures et les divers intervenants, publics et privés, et en organisant la formation dans ce domaine. En pratique :

– assurer un suivi optimum dans les situations « normales » ;

– dépister et prendre en charge les situations « à risque » ;

– améliorer la connaissance du contexte d'exercice et des missions des différents professionnels ;

– assurer l'articulation des interventions entre ces professionnels ;

– harmoniser les pratiques et les discours.

Composition

Ce réseau est ouvert à tous les intervenants en périnatalité, sur la base du volontariat individuel :

– les médecins (obstétriciens, pédiatres, psychiatres, pédopsychiatres, généralistes) ;

– les sages-femmes ;

– les soignants (puéricultrices, infirmières, auxiliaires de puériculture) ;

– les psychologues ;

– les assistantes sociales et autres intervenants sociaux ;

– les aides-ménagères ;

– les membres d'associations d'aide aux familles (travailleuses familiales, médiation culturelle, maisons vertes, femmes relais...).

Ils exercent dans :

– le secteur public qui comprend :
  - 3 maternités, une de niveau I, une de niveau II et une, universitaire, de niveau III,
  - 3 services de pédiatrie, un de pédiatrie et réanimation néonatale, deux de pédiatrie générale,
  - une hospitalisation à domicile (HAD) dépendant de l'Assistance publique des Hôpitaux de Paris (AP-HP),
  - 5 secteurs territoriaux de PMI,
  - 4 secteurs de l'aide sociale à l'enfance (ASE) et 1 pouponnière,
  - 1 centre d'action médico-sociale précoce (CAMSP),
  - 5 intersecteurs pédopsychiatriques,
  - 10 intersecteurs de psychiatrie adulte ;

– le secteur privé :
  - 5 cliniques dont 1 à but non lucratif,
  - 5 centres maternels,
  - 1 « centre psychologique du tout-petit »,
  - de nombreuses associations d'accueil et d'aide aux familles et de travailleuses familiales ;

– le secteur libéral :
  - les médecins libéraux,
  - les sages-femmes libérales.

Fonctionnement

L'animation globale du réseau est assurée par :
– un comité de pilotage du réseau et le conseil d'administration de l'association Périnat 92 sud ;
– le bureau de l'association ;
– l'ensemble des animateurs et participants des groupes de travail ;
– les membres de l'unité de coordination.

Après avoir défini les principaux thèmes de réflexion et d'organisation, le réseau a permis la mise en place de 5 groupes de travail dont les objectifs sont présentés ci-après.

Préparation à la naissance

– Identification et coordination des possibilités de préparation à la naissance et de suivi des grossesses (maternités, PMI...).
– Repérage des difficultés médico-psychosociales pendant la grossesse et organisation de la prise en charge anténatale et postnatale en coordination avec tous les services concernés.

Sortie de maternité

– Renforcement des liens entre maternités, PMI, HAD, sages-femmes libérales.
– Organisation et coordination des relais après la sortie de maternité.
– Transmission des informations.

Allaitement

– Définition d'un langage et d'attitudes communs.
– Rédaction de documents d'information communs, destinés l'un aux soignants et l'autre aux mères.
– Formations des soignants.

Formation des soignants

Principaux thèmes traités jusqu'à présent :
– parentalité et relations précoces ;
– prématurité ;
– alcool et grossesse ;
– principaux aspects pathologiques de la périnatalité (PMA, pathologies psychiatriques et grossesse, séparation mère-enfant, médecine fœtale, deuil périnatal, annonce du handicap...).

Accès aux droits

Action menée en lien avec :
– le service du Conseil général chargé de la couverture complémentaire ;
– un correspondant de la caisse primaire d'assurance maladie (CPAM) ;
– les femmes relais, susceptibles de connaître la situation de femmes peu ou pas suivies et de les accompagner dans leurs démarches.

Avec pour objectif :

– la mise au point régulièrement actualisée sur les dispositions destinées aux femmes en difficulté, sans papier, sans couverture sociale... ;

– des actions d'information en direction des professionnels, en particuliers des praticiens libéraux et des travailleurs sociaux de secteurs ;

– la désignation de référents susceptibles de fournir ces informations, voire d'intervenir auprès des services concernés.

Organisation des sorties de maternité

D'emblée, l'organisation de la sortie de maternité et des relais a constitué la principale préoccupation des membres du réseau. Elle s'est formalisée par plusieurs actions, toujours en cours d'amélioration

Mise en place des connexions entre les maternités et les structures extérieures

Les relations se sont instaurées progressivement grâce à des réunions mensuelles qui ont permis de :

– réfléchir ensemble aux problèmes prioritaires et aux actions à entreprendre ;

– définir des interlocuteurs privilégiés, référents du réseau dans chaque structure, chargés de diffuser dans leur équipe respective les informations et les propositions ;

– organiser des échanges de soignants, dans un premier temps les auxiliaires de puériculture, pour une période de 2 semaines, entre les maternités, publiques ou privées, et les centres de PMI.

Inventaire des relais après la sortie de maternité

Dans un deuxième temps, sous la pression du raccourcissement de la durée de séjour en maternité, est apparue la nécessité de mieux coordonner les moyens disponibles en relais après le retour à domicile. Ces moyens sont nombreux, mais pas toujours bien connus des soignants de maternité ni proposés à bon escient.

Hospitalisation à domicile

Elle dépend de l'AP-HP et fonctionne comme un véritable service d'hospitalisation. Elle fait appel à des soignants employés par l'HAD et à des libéraux, médecins, sages-femmes, puéricultrices.

L'HAD est organisée pendant le séjour à l'hôpital et le coût est pris en charge à 100 % par la Sécurité sociale. Elle comporte plusieurs secteurs de spécialités, en particulier ceux présentés ci-dessous.

HAD obstétricale

Elle s'adresse en principe exclusivement aux femmes ayant accouché dans une maternité de l'Assistance publique. Elle permet une prise en charge de la mère et de son bébé après une sortie précoce (allaitement, surveillance du poids, d'un ictère...) ou en cas de pathologie maternelle (soins de cicatrice, d'épisiotomie, anticoagulants...) grâce au passage quotidien d'une sage-femme pendant une durée de l'ordre de 5 jours, adaptée à la situation.

L'HAD obstétricale, étant actuellement débordée, a choisi de limiter désormais ses prises en charge aux sorties « ultra-précoces » (moins de 48 heures) ainsi qu'aux situations maternelles pathologiques (hypertension, problèmes de cicatrisation, traitement anticoagulant...) et de confier aux sages-femmes libérales le suivi des suites de couches « simples ».

HAD pédiatrique

Elle permet le suivi à domicile de tout enfant dont l'état nécessite une surveillance particulière, sortant d'hospitalisation conventionnelle ou vu en consultation en ville par un médecin hospitalier ou libéral. Elle assure la surveillance et la poursuite du traitement des pathologies simples (reflux gastro-œsophagien, œsogastrite, fente labio-palatine, syndrome de sevrage, cardiopathie, trouble du rythme cardiaque...). Elle prend aussi en charge l'éducation des mères et leur accompagnement dans certaines situations psychosociales difficiles.

Elle assure le passage quotidien, voire biquotidien, d'une puéricultrice, les examens complémentaires et les consultations nécessaires. La durée de la prise en charge est fixée par le médecin qui a fait la demande et peut être modifiée en fonction de l'évolution.

PMI

Les centres de PMI accueillent théoriquement les nouveau-nés dès la sortie de la maternité et offrent des services multiples : pesée, conseils de puériculture et d'allaitement, consultation médicale, rencontres entre parents. Mais la surcharge de travail de ces centres ne leur permettait pas toujours d'accueillir les enfants rapidement, quelques jours après une sortie à J3 ou J4. Ils ont donc accepté, à la demande des pédiatres de maternité préoccupés par le suivi précoce de ces enfants, de libérer des créneaux spécifiques réservés aux nouveau-nés et permettant, notamment, d'assurer un premier examen médical 1 semaine après la sortie.

Par ailleurs, dans certaines indications médicales ou psychosociales, une puéricultrice peut se rendre disponible rapidement pour poursuivre le suivi à domicile dès la sortie.

Sages-femmes libérales

La plupart d'entre elles interviennent déjà au sein de l'HAD obstétricale. Elles ont désormais la possibilité de suivre à domicile les mères et les bébés, grâce à un forfait de 7 jours, remboursé par la Sécurité sociale, sur simple demande directe des parents.

Elles seules peuvent intervenir lorsque le domicile des parents se situe hors du secteur couvert par l'HAD, c'est-à-dire la petite couronne de Paris.

Les relations avec ces sages-femmes, souvent connues dans les maternités du secteur pour y avoir exercé auparavant et dont certaines participent aux préparations à la naissance, ont pour le moment été moins formalisées et se font de façon plus ponctuelle et individuelle. Certaines d'entre elles ont en outre une spécificité qui oriente le choix, en particulier les conseillères en lactation.

Médecins libéraux

Les médecins libéraux, pédiatres, gynécologues et généralistes, interviennent évidemment en relais après la sortie.

Certains, encore trop peu nombreux, font partie du réseau. Mais leur emploi du temps chargé et leur faible disponibilité limitent leur participation aux groupes de travail et aux actions de formation. Des rencontres localisées, par l'intermédiaire des associations existantes, sont actuellement en cours.

Autres structures

Elles permettent de répondre à des situations spécifiques.

Structures médico-psychologiques

En cas de difficultés psychologiques maternelles ou de troubles de la relation :

– le centre médico-psychologique de la commune ;

– l'Aubier, centre psychologique du tout-petit, pour tout le sud du département.

En cas de handicap ou de situation à risque : le CAMSP et les antennes « Handicap petite enfance » de la PMI.

Aides à domicile

Particulièrement utiles après une grossesse ou un accouchement « pathologiques », une grossesse multiple, ou dans une fratrie nombreuse, les aides à domicile proposent une prise en charge des tâches ménagères.

• *Associations d'aide à domicile*

Conventionnées par la Caisse d'allocations familiales (CAF), elles mettent à disposition :

– une technicienne de l'intervention sociale et familiale, travailleuse sociale diplômée d'État, qui peut s'occuper des enfants et aider dans les tâches de la vie quotidienne ;

– une aide à domicile, formée pour prendre en charge les aspects matériels de la vie courante : courses, ménage...

La prise en charge financière est assurée par la CAF, la CPAM et les mutuelles, avec participation familiale calculée selon les ressources.

• *Emplois familiaux*

Ils effectuent au domicile les tâches déterminées avec les familles (garde d'enfants...). Celles-ci les recrutent et les rémunèrent.

Le financement peut être assuré, totalement ou partiellement, par l'allocation de garde d'enfant à domicile versée par la CAF. Les rémunérations sont déductibles des impôts.

Transmission des informations

À la sortie de la maternité, la transmission des informations médicales, sociales et psychologiques concernant la mère, le bébé et la famille, dans le respect du secret médical, pose problème. Certes le carnet de santé reste l'outil de base, mais nombreux sont ceux qui répugnent à y inscrire, de façon indélébile, des données importantes : soit faute de temps (sérologies, résultats des examens complémentaires éventuels...), soit surtout dans la crainte d'une utilisation ultérieure au détriment de l'enfant (fœtopathie, souffrance fœtale, gestes de réanimation, manifestations neurologiques...).

Dans le cadre du réseau, la connaissance réciproque des différents acteurs a déjà beaucoup contribué à personnaliser et donc à faciliter les relations. Un certain nombre d'initiatives ont aussi permis d'améliorer le passage d'information :

– à l'HAD grâce :

• à l'intervention quotidienne, à la maternité ou dans l'unité de néonatalogie, de l'infirmière coordinatrice, pour chaque demande concernant le couple mère-bébé ou l'enfant, selon le type d'HAD obstétricale ou pédiatrique,

• au fait de compléter cette intervention par un dossier médical destiné au médecin coordinateur et à la sage-femme ou à la puéricultrice. Un retour d'information sur l'évolution est systématiquement adressé au médecin qui a fait la demande d'HAD ;

– à la PMI, par la mise en place :

• d'une réunion hebdomadaire systématique, au sein de chaque maternité, entre les soignants et les puéricultrices de la PMI du secteur,

• d'une fiche individuelle pour chaque naissance, remplie par les soignants de la maternité et remise lors de la réunion hebdomadaire *(Annexe 1)*. Cette fiche comprend un coupon de retour permettant de tenir l'équipe de maternité au courant de l'évolution en cas de problème signalé à la sortie ou constaté ultérieurement ;

– aux sages-femmes libérales :

• la transmission des informations se fait actuellement de façon ponctuelle, lors de la prise de contact en suites de couches, essentiellement en cas de problème,

• certaines de ces sages-femmes participent déjà, au sein du réseau, aux groupes de travail. La plupart sont réunies au sein d'un collectif régional et une réflexion est actuellement menée pour inclure ce collectif au sein du réseau ;

– aux médecins libéraux. Le problème n'a pas été complètement résolu. L'envoi d'un compte rendu individuel est bien sûr justifié en cas de pathologie importante, ou sur demande de la mère ou du médecin. Mais il ne peut être systématique pour chaque naissance, compte tenu de la charge de travail importante que cela représenterait pour les pédiatres et pour le secrétariat. Un groupe de pédiatres du secteur, réunis en association, a réfléchi aux items indispensables à faire figurer sur le carnet de santé, proposition qui pourrait être adoptée par toutes les maternités du réseau après concertation ;

– aux structures spécialisées. Le nombre d'enfants concernés étant limité, le contact direct par téléphone, au cas par cas, complété par un compte rendu, reste privilégié.

Formations-échanges des différents acteurs

Outre la formation individuelle des soignants, le but de ces « formations-échanges » est surtout :

– le dialogue permettant de découvrir et de comprendre les fonctions et les difficultés de chacun ;

– la recherche d'une cohérence visant à définir une attitude et un langage communs, concernant les conseils de puériculture, l'allaitement, la relation mère-enfant, les principaux problèmes rencontrés chez les mères et les bébés.

Ces formations-échanges, tenues régulièrement, ont déjà réuni un certain nombre de participants de toutes origines et fonctions, et ont permis l'instauration de relations plus personnalisées et donc plus efficaces.

Les médecins libéraux, particulièrement les généralistes qui, même en région parisienne, suivent une proportion non négligeable d'enfants, sont peu disponibles et peut-être moins concernés que d'autres. Ils sont donc encore peu nombreux à participer aux activités du réseau, notamment aux formations. La réflexion porte actuellement sur des initiatives plus ciblées vers eux, quant aux horaires et aux thèmes de travail susceptibles de les mobiliser.

Propositions aux parents

Les femmes sont systématiquement informées, au cours du suivi de la grossesse, de la « possibilité » de sortie précoce après leur accouchement. Afin de leur permettre de prévoir et d'organiser leur retour à domicile au mieux de leurs désirs et de leurs impératifs, un dépliant leur est remis, de préférence lors d'une consultation en fin de grossesse ou, à défaut, en suites de couches. Ce document récapitule les diverses possibilités de relais et d'aide après le retour à domicile et leurs modalités *(Annexe 2)*. Il apporte aussi, accessoirement, aux soignants les informations qu'ils ne connaissent pas toujours de façon exhaustive, afin qu'ils puissent les transmettre aux mères.

Conclusion

La mise en place de ce réseau périnatal est arrivée à point nommé pour répondre au problème de suivi des mères et des bébés posé par le raccourcissement de la durée de séjour en maternité. Beaucoup reste à faire, justifiant la poursuite de la réflexion du groupe de travail consacré à ce sujet.

Cette expérience est encore trop récente pour avoir fait l'objet d'une évaluation, bien sûr prévue, mais d'ores et déjà, il apparaît que le suivi des enfants s'est amélioré, se traduisant notamment par une diminution des consultations aux urgences et des réhospitalisations précoces.

Annexe 1

FICHE DE LIAISON MATERNITÉ - PMI (recto)

ADRESSÉE PAR : ....

Nom et prénom de l'enfant : ....

Date de naissance : ....

Nom de la mère : ....

Profession : .... Âge : ....

Nom du père : ....

Profession : .... Âge : ....

Origine : ....

Monsieur : .... Madame : ....

Adresse : ....

....

....

Téléphone : ....

Couverture sociale : ....

Visite à domicile possible de la puéricultrice :

Parents désireux : ❐ opposés ❐

non intéressés ❐

Coupon réponse à renvoyer :

Service social – Maternité – Hôpital Antoine-Béclère – 157, rue de la Porte-de-Trivaux – 92141 Clamart

Nom de l'enfant : ....

Date de naissance : ....

Nom de la personne référente de l'enfant : ....

FICHE DE LIAISON MATERNITÉ – PMI (verso)

RENSEIGNEMENTS MÉDICAUX

Grossesses antérieures : ....

Pathologie pendant la grossesse : ....

....

Terme : ....

Accouchement : ....

....

....

PN : .... Poids de sortie : ....

Sortie à J ...

Allaitement maternel :	oui ❐	non ❐
HAD :	oui ❐	non ❐

Observations particulières : ....

....

....

Situation sociale (particulière) : ....

....

....

- -

Adresse de la PMI ....

Nom de la puéricultrice : ....

Motif et date de la VAD : ....

....

Observations : ....

....

Annexe 2

Ce dépliant a été réalisé par le :

Réseau périnatal du sud des Hauts-de-Seine, médico-psychosocial « PÉRINAT 92 SUD »

Dans le but d'informer les parents sur toutes les possibilités d'aide aux familles concernant la mère et son bébé après la sortie de la maternité.
Ce réseau réunit l'ensemble des professionnels et des bénévoles, concernés par la périnatalité qui ont décidé de collaborer afin de coordonner leurs actions au bénéfice des familles.

PMI

. a PMI (Protection Maternelle et Infantile) est un service public à la disposition des parents et des familles dans chaque commune.

Après la naissance, sa mission est :
d'accueillir, écouter, aider et accompagner les parents et leurs jeunes enfants de 0 à 6 ans.

Composition de l'équipe :
Sage-femme, puéricultrice(s), médecin(s), psychologue, auxiliaire(s) de puériculture, éducatrice de jeunes enfants.

Lieux d'intervention :
Dans les centres de PMI
Au domicile des parents

Actions :
• Consultations médicales de suivi des nourrissons, pesée, vaccination...
• Informations sur l'allaitement maternel, l'alimentation, les soins de puériculture, les modes d'accueil...
• Échanges :
- Groupes d'échanges entre parents avec leur bébé
- Accueil jeux : rencontres entre enfants et parents autour du jeu.

La PMI, ouverte à tous, est un service pris en charge à 100 % par le Conseil général

Pour connaître les coordonnées du centre de PMI le plus proche de votre domicile, s'adresser au :
Conseil général du département, Service de PMI
Pour les Hauts-de-Seine :
01 47 29 30 31, poste 56 421

ASSOCIATIONS D'AIDE À DOMICILE

Conventionnées par la CAF et agrées par la DDTEFP*.

. ors de grossesse à risque, naissances multiples, fatigue ou maladie de la mère, du père, surcharge de travail, présence d'autres enfants, difficultés familiales ou sociales, isolement..., elles mettent à disposition :
• **LA TECHNICIENNE DE L'INTERVENTION SOCIALE ET FAMILIALE,** travailleur social diplômé d'État, qui peut s'occuper des enfants et aider dans les tâches de la vie quotidienne.
• **L'AIDE À DOMICILE,** formée pour prendre en charge les aspects matériels de la vie courante : courses, ménage....
MODALITÉS FINANCIÈRES : prise en charge Caisse d'allocations familiales, Caisse primaire d'assurance maladie, mutuelle... avec participation familiale calculée selon les ressources.

EMPLOIS FAMILIAUX

Ils effectuent au domicile les tâches déterminées avec les familles (garde d'enfants...). Celles-ci les recrutent et les rémunèrent. Elles peuvent aussi faire appel pour le recrutement à des services mandataires agréés par la DDTEFP*.
MODALITÉS FINANCIÈRES : l'allocation de garde d'enfant à domicile versée par la CAF peut financer tout ou partie des charges sociales. . es rémunérations sont déductibles des impôts.

CONTACTS :

. es coordonnées de ces associations et de ces services sont disponibles auprès des DDTEFP*, des services sociaux, des PMI et des mairies.

** Direction départementale du Travail et de l'emploi des Hauts-de-Seine.*
Tél. : 01 47 86 42 61.

HOSPITALISATION À DOMICILE

Deux possibilités :

• **HAD obstétricale** : suivi à domicile, par une sage-femme, de la mère et de son bébé, après une sortie précoce de maternité (J2-J3), ou en cas de problème maternel ;

• **HAD pédiatrique** : surveillance du bébé par une puéricultrice, après sa sortie de maternité ou de néonatologie, en cas de pathologie (prématuré, petit poids, traitement particulier...).

Organisation : pendant le séjour à la maternité ou sur demande du médecin traitant.

Durée : fonction des besoins de la mère ou du bébé

Prise en charge : à 100 % par la SS.

Il existe diverses structures d'hospitalisation à domicile : se renseigner au sein de la maternité.

FI CHE DLAFSONI MI TER C

Des lieux :

• . e centre médico-psychologique de votre commune ;

• l'Aubier, centre psychologique du tout-petit pour tout le sud du département.

Prise en charge : par l'établissement public de santé ERASME (Antony).

Des équipes :

Psychologues et pédopsychiatres sont à la disposition des familles pour vous recevoir :

• lorsque des événements proches de la grossesse ont provoqué des inquiétudes (décès, divorce, maladie ou simple déménagement) ;

• s'il vous arrive de ressentir des angoisses, des peurs incompréhensibles, une grande tristesse ;

• si votre bébé vous inquiète parce qu'il dort mal, ne mange pas bien, pleure beaucoup, se montre inactif ou au contraire « très nerveux ».

Pour tout renseignement, appeler le :
01 41 87 04 01

R ENSIGMT ÉGDECAUX

Pédiatre, gynécologue, généraliste

Deux visites sont indispensables après la sortie de la maternité.

Pour la maman : consultation gynécologique, dans le deuxième mois qui suit l'accouchement.

Pour le bébé : consultation pédiatrique, 8 à 10 jours après le retour à la maison. Cet examen constitue le début de la surveillance qui devra être mensuelle pendant la première année.

Ces consultations peuvent être effectuées, selon le désir des parents, par un médecin, à son cabinet ou dans un centre de PMI

FÉT -P ((LMErecÉM

Elle intervient, dans le cadre des sorties précoces :

• soit après contact direct par les parents ;

• soit *via* le réseau des sages-femmes d'Île-de-France ;

• soit dans le cadre de l'HAD (*cf.* au verso)

Elle poursuit à domicile la surveillance médicale de la mère et du bébé et prodigue les soins nécessaires (ablation de fils, soins du cordon ombilical...).

Modalités d'intervention

• Forfait de 7 jours après l'accouchement, remboursé à 100 % par la SS.

• Au-delà des 7 jours : à l'appréciation de la sage-femme et à la demande de la famille, des visites et consultations sont possibles et remboursées à 70 %.

Comment les contacter ?

• Réseau sages-femmes au : 0 820 820 685

• Sage-femme libérale en ville (*cf.* annuaire téléphonique)

MÉMORANDUM PERSONNEL

Coordonnées de :

Mairie : ....
....
....

Centre de PMI : ....
....
....

Centre médico-psychologique : ....
....

Sage-femme libérale : ....
....

Gynécologue : ....
....
....

Pédiatre : ....
....
....

Généraliste : ....
....
....

Autres : ....
....

Proposition : l'expérience lyonnaise d'un suivi à domicile par la maternité

P. DEHEE, M. BERRY, G. MELLIER*

Résumé

Depuis 10 ans, la maternité de l'hôpital Édouard-Herriot à Lyon offre aux accouchées la possibilité d'une sortie précoce avec suivi à domicile par des sages-femmes de la maternité. Cette formule de séjour n'est pas systématique, ni imposée, elle est choisie par les familles puis l'équipe de suites de naissance évalue l'absence de contre-indications à une sortie précoce. Lors des visites, les sages-femmes examinent la mère et l'enfant et adaptent leurs conseils au milieu familial. Diverses études réalisées sur ce service montrent une grande satisfaction des patientes. L'étude rétrospective des réhospitalisations de 1996 à 2001 ne démontre pas la responsabilité de la sortie précoce dans la survenue d'une pathologie pour les mères ou les enfants.

Mots clés

Suites de couches. Domicile.

Introduction

Depuis 10 ans, la maternité du centre hospitalier universitaire Édouard-Herriot, à Lyon, offre aux accouchées qui le souhaitent la possibilité d'une sortie précoce avec un suivi à domicile.

Les visites à domicile sont effectuées par des sages-femmes de l'hôpital en étroite collaboration avec l'équipe obstétricale et pédiatrique afin d'assurer le maximum de confort et de sécurité aux mères et aux enfants qui choisissent cette formule de séjour.

* Service de gynécologie-obstétrique, hôpital Édouard-Herriot, Place d'Arsonval, 69437 Lyon cedex 03.

Historique

Le service SOPRÉA, nom qui signifie SOrtie PRÉcoce des Accouchées, existe depuis octobre 1993. Il a été créé à l'initiative du chef de service monsieur G. Mellier et de la surveillante chef mademoiselle Chabre. Ce projet était à l'étude depuis quelques années au vu des exemples concluants mis en place dans d'autres villes. Un sondage avait montré que près de 40 % des accouchées de notre maternité étaient intéressées par un retour précoce à domicile.

L'ouverture d'une unité « Kangourou » ayant entraîné la suppression de 8 lits, l'hospitalisation a été un facteur déclenchant la création du service. Ainsi, le service SOPRÉA a permis de désencombrer les services de suites de naissance tout en répondant à une véritable attente des usagers.

Modalités de la prise en charge des patientes par le service SOPRÉA

Définition d'une sortie précoce

La sortie précoce est une option qui est proposée aux familles. Elle n'est pas systématique et en aucun cas imposée.

Le séjour « habituel » dans notre maternité est de 4 ou 5 jours après un accouchement simple, et de 7 ou 8 jours après une césarienne. Nous ne comptons pas le jour de la naissance. Les patientes dont nous nous occupons quittent la maternité 2 ou 3 jours après un accouchement et 5 ou 6 jours après une césarienne.

Autres indications d'un suivi SOPRÉA

Après ces indications habituelles, d'autres patientes ont été prises en charge par nos soins. Les indications sont variées : il peut s'agir de difficultés d'allaitement (crevasses, seins tendus...) ou de la surveillance de la cicatrisation du périnée ou d'une césarienne. Des nouveau-nés peuvent avoir besoin d'une surveillance de leurs courbes de poids ou d'un ictère. Il y a aussi des mamans qui appréhendent le retour au domicile ou que l'équipe perçoit fragiles, voire déprimées.

Ces patientes effectuent donc un séjour d'une durée classique et bénéficient, en plus, d'un suivi à domicile qui évite une hospitalisation plus longue.

Sélection des patientes qui pourront effectuer un séjour court

Une sortie précoce n'est pas envisageable pour tous les couples mère-enfant.

Choix par la patiente

Les patientes sont informées de la possibilité d'une sortie précoce surtout dans le service de suites de naissance mais aussi, pendant la grossesse, aux cours de préparation à la naissance et par des affiches exposées dans le service des consultations. Elles peuvent changer d'avis à tout moment.

Évaluation par l'équipe

L'équipe du service de suites de naissance évalue ensuite si la sortie est possible. Cette évaluation se fait à plusieurs niveaux.

Au niveau obstétrical

La mère ne doit pas présenter de pathologie. La grossesse doit être normale et l'accouchement ou la césarienne sans complications. Sont exclues les femmes fébriles, anémiées ou hypertendues. L'involution utérine, les lochies, la cicatrisation du périnée ou de la césarienne doivent être normales. Il ne doit pas y avoir de difficultés de mise en route de l'allaitement (crevasses, seins tendus...).

Évaluation pédiatrique

L'enfant est examiné par un pédiatre après sa 48e heure de vie, il ne doit pas présenter de pathologie. Un enfant hypotrophe ou présentant un risque infectieux ne pourra pas sortir ; de même, une chute de poids supérieure à la diminution physiologique, un ictère précoce, un souffle cardiaque, des troubles intestinaux ou des trémulations excluront le départ.

Évaluation psychosociale

Les sages-femmes et les auxiliaires puéricultrices de la maternité évaluent les compétences de la mère par rapport aux soins donnés au nouveau-né. Elles observent les interactions mère-enfant et tiennent compte de l'état psychologique des mamans avec une vigilance toute particulière pour les primipares. Nous ne laissons pas sortir une maman en pleine déprime ou qui n'arrive pas à donner le bain à son bébé.

Enfin, les patientes doivent résider dans un périmètre de 12 kilomètres autour de la maternité, ce qui correspond à Lyon et à une partie de la COURLY (COmmunauté URbaine de LYon).

Personnel du service SOPRÉA

Deux sages-femmes travaillent à temps plein dans le service. Elles sont salariées de l'hôpital au même titre que leurs collègues de la maternité. Elles effectuent des gardes de 10 heures (de 8 heures à 18 heures). Leurs roulements se complètent afin d'assurer une continuité tous les jours de la semaine, dimanche et jours fériés compris. Le service SOPRÉA fonctionne 7 jours sur 7 mais est contraint de fermer pendant les congés d'été et de fin d'année.

Depuis la création du service en 1993, 6 sages-femmes se sont succédé à ce poste. Elles avaient toutes une solide expérience du service de suites de naissance avant de commencer en « SOPRÉA ».

Depuis juin 2000, les sages-femmes disposent d'un véhicule de fonction. Auparavant, elles utilisaient leur véhicule personnel avec un forfait de remboursement kilométrique peu motivant. Elles effectuent en moyenne 6 visites à domicile par jour, mais il leur est arrivé d'en faire jusqu'à 12, ce qui reste exceptionnel.

Les sages-femmes sont joignables toute la journée par l'intermédiaire d'une messagerie vocale. De plus, elles passent chaque jour à trois reprises à la maternité (8 heures, 12 heures, 18 heures).

Déroulement des visites

Continuité avec l'hôpital

Lorsque la sortie est décidée, la sage-femme du service nous fait une relève orale concernant la patiente et son bébé. Nous avons accès aux dossiers obstétricaux et nous emportons avec nous les fiches du dossier de soins où sont notées les informations détaillées concernant la mère et l'enfant.

Nous rencontrons les mamans dans leur chambre et nous fixons l'horaire du rendez-vous pour le lendemain matin. Nous effectuons une visite quotidienne au moins jusqu'au 5e jour s'il s'agit d'un accouchement et jusqu'au 8e jour pour les césariennes. Certaines familles ont besoin de rendez-vous supplémentaires. Nous adaptons la fréquence en fonction des demandes ou des problèmes rencontrés. En moyenne, les sages-femmes effectuent 2,8 visites par patientes. Entre nos visites, les patientes ont les coordonnées des services de suites de naissance. Les sages-femmes répondent à leurs questions et nous joignent par la messagerie vocale si une visite est impérative. Une réhospitalisation de la mère et de l'enfant est possible si nécessaire.

Visites à domicile

Les visites durent en moyenne 40 minutes, mais elles peuvent être parfois plus longues. Lors de nos passages, nous effectuons un examen de la mère et du bébé, et nous adaptons nos conseils au milieu familial.

Examen de la mère

Nous effectuons la surveillance habituelle en suites de naissance. Nous prenons la température, la tension artérielle, nous surveillons l'involution utérine, la cicatrisation du périnée ou de la césarienne, l'état veineux.

Nous veillons particulièrement à l'allaitement maternel et à ses inconforts des premiers jours. S'il y a eu des crevasses, on en recherche les causes et on les traite avant qu'elles ne deviennent trop douloureuses. Les engorgements sont dépistés à leur début et traités comme il convient.

Les allaitements se passent plutôt bien car il s'agit, pour la plupart, de multipares qui ont déjà allaité ou de primipares particulièrement à l'aise dans leur allaitement et suffisamment informées. D'après l'étude réalisée par le Centre universitaire de santé McGill (CUSM) au Québec et dirigée par Anita Gagnon [1], il est possible que la sortie précoce, associée à une prise en charge à domicile, améliore la qualité de l'allaitement maternel.

Nous nous assurons de la bonne prise des traitements médicaux. Nous pouvons effectuer des prélèvements comme une cytobactériologie des urines ou une numération-formule plaquettaire. Ces examens sont acheminés et réalisés dans les laboratoires de l'hôpital.

Examen du nouveau-né

Le bébé est examiné soigneusement chaque jour. Nous avons un pèse-bébé électronique pour surveiller son poids. Nous vérifions sa température et son transit. Nous effectuons les tests de Guthrie. Nous surveillons l'apparition d'un ictère tardif et, si besoin, nous faisons les prélèvements pour le taux de bilirubine, analyse qui sera effectuée à l'hôpital. Nous vérifions la bonne prise des vitamines et le soin du cordon.

Pour les bébés nourris au biberon, la reconstitution des biberons et l'hygiène sont revues en détail. Les questions sont nombreuses sur les horaires, les quantités, les modèles de tétines. Il n'est pas rare de trouver des bagues trop serrées ou des tétines trop dures qui empêchent les bébés de boire correctement.

Conseils adaptés au milieu familial

Les mamans qui le souhaitent nous attendent pour le bain et, ensemble, nous trouvons l'installation la plus pratique.

Le lit du bébé est souvent sujet à questions. Il n'est pas exceptionnel de trouver des oreillers moelleux, des matelas très mous ou des piles de couverture.

Dans un climat de confiance, il est possible d'informer sur les dangers d'une ambiance tabagique. Il arrive parfois que des bébés soient trop couverts ou insuffisamment habillés car les conditions ne sont pas les mêmes qu'à la maternité.

Le comportement du bébé est souvent différent lors du retour à la maison et il peut y avoir des erreurs d'appréciation sur ses besoins. Un nouveau-né qui pleure n'a pas forcément faim. Nous revoyons ensemble des petits « trucs » pour le calmer. Mais le plus souvent, nous rassurons les mamans à propos des solutions qu'elles ont trouvées : ce ne sont pas de mauvaises habitudes !

Les papas sont souvent présents et sont aussi très demandeurs d'explications et de conseils. On les sent plus impliqués qu'à la maternité où ils ne sont pas forcément à l'aise car ils ne sont pas hospitalisés. Le fait d'être à domicile implique une disponibilité que les mamans apprécient. Les questions ne manquent pas, elles sont pratiques et concrètes.

Arrêt des visites et orientation vers d'autres professionnels

En fait, notre action se situe toujours sur du court terme. À partir du 5e jour pour une accouchée et du 8e jour pour une césarienne, dès que nos visites ne sont plus nécessaires, nous orientons les familles vers les interlocuteurs dont elles ont besoin : les médecins généralistes et les pédiatres de ville (pour les consultations ultérieures), la PMI (pour la pesée des nouveau-nés ou les problèmes sociaux). Nous avons la volonté de développer le lien entre la maternité et les professionnels de santé extérieurs à l'hôpital. Dans le domaine du travail en réseau, des efforts sont à faire comme le montre une étude française dirigée par E. Vautrin [2].

Bilan d'activité

Notre maternité est une maternité de niveau III ou naissent environ 2 800 bébés chaque année.

Pourcentage des sorties SOPRÉA

L'activité du service est relativement stable depuis sa création. Elle concerne environ 27 % des accouchées *(Fig. 1)*.

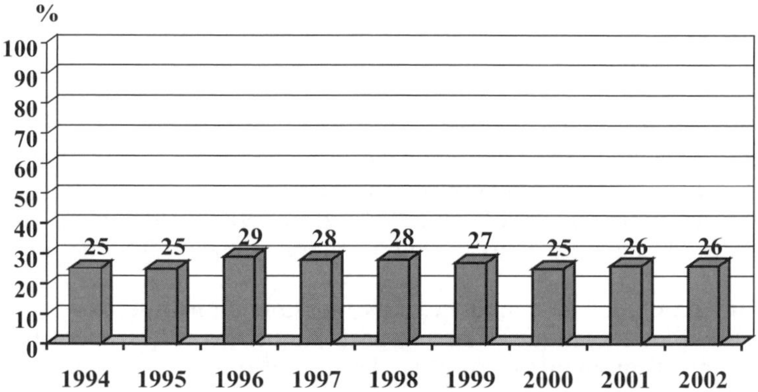

Fig. 1 – Évolution du pourcentage des patientes prises en charge par le service SOPRÉA par rapport au nombre d'accouchées.

Répartition des indications de 1996 à 2001

Selon la *figure 2*, les sorties précoces représentent 63 % de notre activité. On remarque une forte proportion de sortie au 3e jour après un accouchement (AJ3). Les sorties au 2e jour après accouchement (AJ2) restent rares puisqu'elles ne concernent que 3 % des indications. Les césariennes sortant au 5e jour (CJ5) et au 6e jour (CJ6) constituent ensemble 19 % des indications. Nous rappelons que les « autres indications » sont :

– pour la mère, la difficulté d'allaitement, un problème de cicatrisation du périnée ou de la césarienne, un moral fragile ;

– pour le bébé, la surveillance du poids et de la fin d'un ictère.

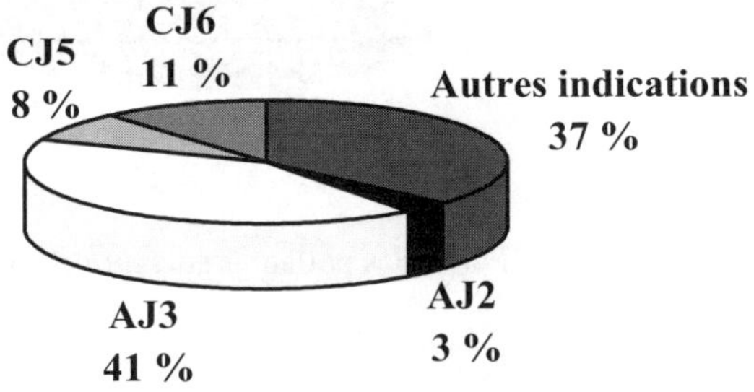

Fig. 2 – Répartition des indications de 1976 à 2001.
(AJ2 : accouchée sortant au 2e jour, AJ3 : accouchée sortant au 3e jour, CJ5 : césarienne sortant au 5e jour, CJ6 : césarienne sortant au 6e jour.)

Profil des patientes

Nous n'envisagerons que les patientes qui effectuent une sortie réellement précoce (AJ2, AJ3, CJ5 et CJ6).

Catégorie socioculturelle

Toutes les catégories sociales sont représentées mais on peut néanmoins repérer deux tendances opposées :

– les patientes plutôt en difficulté sociale qui seraient probablement sorties de manière précoce contre avis médical ;

– les patientes très motivées appartenant à un milieu socioculturel favorisé qui souhaitent une démédicalisation de la naissance.

Parité

On retrouve une large majorité de multipares (74 %) qui se sentent plus à l'aise pour rentrer tôt *(Fig. 3)*. Les femmes dont c'est le deuxième enfant (41 %), en particulier, ont déjà acquis une certaine assurance tout en n'ayant pas encore une charge de travail trop lourde à la maison. Les primipares viennent en dernier (26 %) avec un pourcentage nettement inférieur à celui des femmes primipares accouchant dans notre maternité (43 %).

Mode d'accouchement

Parmi les patientes SOPRÉA, 30 % ont accouché par césarienne alors que la proportion des mères césarisées dans notre service est de 25 % *(Fig. 4)*. Cela s'explique par le fait que les patientes qui ont eu une césarienne, bénéficient d'une durée de séjour allongée et récupèrent plus vite sur le plan physique grâce à l'évolution des techniques de césarienne, le lever précoce, la déambulation rapide... Au bout de 5 à 6 jours, elles se sentent aptes physiquement à rentrer chez elles après un temps d'apprentissage suffisamment long.

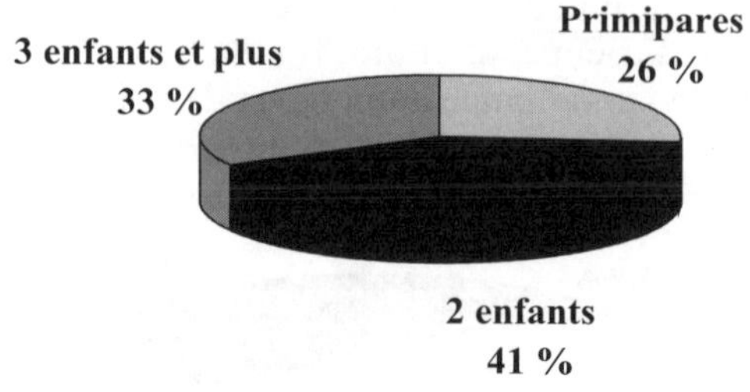

Fig. 3 – Parité des patientes sortant précocement.

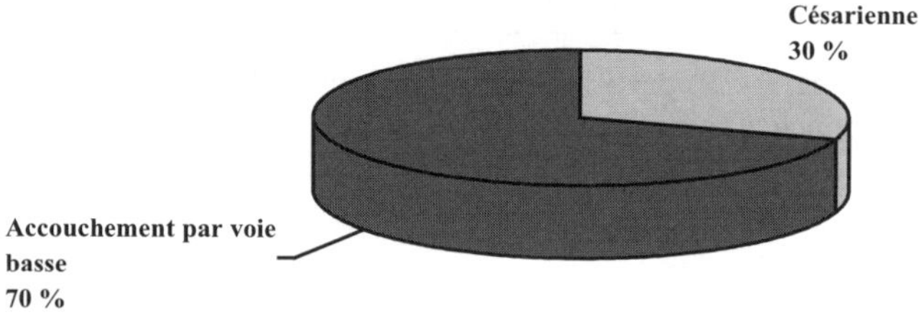

Fig. 4 – Mode d'accouchement des patientes sortant précocement.

Réhospitalisations

Si l'état de la mère ou du nouveau-né le nécessite, il y a toujours possibilité de les réhospitaliser à la maternité. Pour la période allant de 1994 à 2001, 14 patientes et 4 bébés ont nécessité une réadmission. Les indications pour pathologies maternelles sont : 4 lymphangites, 4 pyélonéphrites, 1 abcès du sein, 1 abcès de paroi, 1 endométrite, 1 hyperthermie sans point d'appel, 1 suspicion de thrombophlébite et, enfin, 1 poussée hypertensive. En ce qui concerne les bébés, 2 avaient une infection urinaire, 1 présentait des trémulations et le dernier perdait du poids. De plus, 12 nouveau-nés ont présenté un ictère tardif et sont revenus pour une séance de photothérapie de 3 ou 4 heures réalisée en ambulatoire à la maternité.

Si l'on regroupe les hospitalisations des bébés et des mamans, cela représente seulement 0,4 % des couples mère-enfant pris en charge pour le service SOPRÉA.

Difficultés rencontrées

Depuis la création du service, il nous est arrivé de rencontrer diverses pathologies.

Concernant les mamans

Pathologie médicale

S'il y a apparition d'une pathologie, nous en référons aux obstétriciens de la maternité : des traitements peuvent être mis en place par exemple pour des endométrites ou des infections urinaires. Une consultation à l'hôpital est toujours possible, voire une hospitalisation si nécessaire.

Dépression du post-partum

La déprime du *post-partum* ne semble pas être augmentée par la sortie précoce car celle-ci est choisie. La maman est heureuse de retrouver son milieu, ses autres enfants, et elle est rassurée par nos visites. Elle a aussi un sentiment de compétences augmentées vis-à-vis de son bébé. Certaines mamans (principalement celles qui étaient suivies pour une autre raison qu'une sortie précoce) peuvent nous préoccuper pour des raisons affectives ou relationnelles. À ce moment-là, nous travaillons en relais avec la puéricultrice de la Maison du département du Rhône (PMI), qui pourra suivre la famille sur le long terme. Certaines patientes nécessitent une consultation au centre médico-psycho-prophylactique.

Difficultés socio-économiques

Il nous est arrivé de découvrir des difficultés d'ordre socio-économique. Ce problème est alors pris en charge par les Maisons du département du Rhône (PMI).

Pathologie concernant les bébés

Lorsqu'il s'agit de pathologie immédiate, on fait appel au pédiatre de la maternité. Le plus souvent, il règle le problème à distance mais il peut aussi revoir le bébé en consultation si nécessaire.

Il peut s'agir d'un problème de courbe de poids, par exemple. Trois infections urinaires ont pu être dépistées et traitées. Il y a eu aussi un cas de diarrhée et des problèmes de constipation. Les ictères sont rarement intenses : une surveillance de la bilirubine est souvent suffisante mais 12 bébés ont dû revenir pour une séance de photothérapie de 3 ou 4 heures en ambulatoire. En ce qui concerne les pathologies comme les régurgitations, les coliques ou les problèmes de cicatrisation de l'ombilic, on oriente les patientes vers leur pédiatre de ville.

Bilan des études réalisées sur le service SOPRÉA

En 10 ans le service SOPRÉA a été le sujet de deux thèses de médecine générale [3, 4], de quatre mémoires d'étudiantes sages-femmes [5, 6] et d'un mémoire d'étudiante puéricultrice.

Satisfaction des patientes

À ces occasions, des enquêtes de satisfaction ont été réalisées auprès de patientes suivies dans le service [5, 6].

Une grande majorité des mamans ont été satisfaites par cette formule de séjour. D'une part, elles ont regagné plus vite leur domicile mais, d'autre part, elles ont été accompagnées lors de leur retour à domicile qui est toujours un temps délicat. La plupart des mères disent qu'elles ne seraient pas sorties plus tôt sans la proposition de visites d'une sage-femme. Elles ont apprécié la disponibilité des sages-femmes, les conseils donnés et la possibilité de rappeler le service en cas de problème.

Évaluation des risques liés à une sortie précoce

La thèse de médecine générale de madame Marion Berry [3] mérite une attention particulière. Elle avait comme objectif, en autres, de vérifier que les sorties précoces n'étaient pas à l'origine de la réhospitalisation des nouveau-nés ou des mamans soit pour des raisons médicales non dépistables avant la sortie, soit pour des raisons d'incompétence ou d'anxiété parentale liées à la brièveté du temps d'apprentissage à la maternité.

Elle a fait une étude rétrospective des dossiers obstétricaux des patientes et des bébés ayant été réhospitalisés pendant la période 1996-2001. Durant ces 6 années, 8 mères et 2 bébés ont été hospitalisés. Sur les 8 mères, seules 4 étaient sorties précocement, les autres avaient effectué un séjour classique et étaient prises en charge par le service pour une autre raison. De même, un seul bébé était sorti au 3e jour. L'étude précise de ces 5 dossiers lui a permis de conclure que le retour précoce ne pouvait être incriminé dans la survenue des pathologies et que la prise en charge n'aurait pas été beaucoup plus rapide ni très différente si les patientes étaient restées à l'hôpital.

Autres expériences de sorties précoces avec suivi à domicile

On peut distinguer trois catégories dans le suivi : les hospitalisations à domicile (HAD), le suivi par des sages-femmes libérales et celui par des sages-femmes de l'hôpital où avaient accouché les mères.

Hospitalisations à domicile

L'HAD est la possibilité offerte à certaines malades de recevoir chez elles les soins que nécessite leur état, c'est une solution de remplacement à l'hospitalisation classique.

HAD de l'Assistante publique des Hôpitaux de Paris

Cette HAD existe depuis 1987, elle assure le suivi *post-partum* à la sortie de 16 maternités. Le départ se fait au 3e jour après un accouchement ou, exceptionnellement, au 2e jour. Les césariennes sortent au 5e jour.

Le suivi est assuré par des sages-femmes libérales de Paris et sa région qui ont adhéré à l'HAD. Elles effectuent au moins 3 visites à domicile. Les patientes peuvent appeler l'HAD 24 heures sur 24 avec la possibilité de faire venir une infirmière la nuit. Elles bénéficient de la prise en charge des médicaments, du matériel de soins (compresses, coupes fils...), de la location du pèse-bébé, des transports (VSL) pour le retour au domicile, voire d'une aide-ménagère (1 h 30 par jour).

L'HAD est prise en charge à 100 % par la Sécurité sociale et peut se poursuivre jusqu'au 12e jour après un accouchement normal et jusqu'au 20e jour après une césarienne.

HAD de Grenoble [8, 9]

L'HAD existe depuis 1985, elle concerne 3 maternités grenobloises (2 centres hospitaliers universitaires, 1 clinique mutualiste). Le déroulement de la sortie précoce et l'organisation des soins s'effectuent de manière comparable à l'HAD de Paris. Le suivi est assuré par des sages-femmes et des puéricultrices du service HAD. Les sages-femmes participent aux réunions de service de la maternité à laquelle elles sont rattachées, elles font donc aussi partie intégrante de l'équipe hospitalière.

HAD de Bagnolet

Le secteur *post-partum* de l'HAD de cet hôpital a été créé en 1988 pour faire face à l'encombrement des services ainsi que pour remédier aux sorties contre avis médical d'une partie des patientes issues de milieu défavorisé.

Le médecin traitant est informé de l'HAD de sa patiente et le relais du suivi par la sage-femme est ensuite possible par les services de la PMI.

HAD de Bitche

La maternité de l'hôpital Saint-Joseph de Bitche a fermé en 1998. Elle a été remplacée par un centre de périnatalité de proximité. Les sages-femmes de ce centre réalisent aussi le suivi à domicile des femmes sorties au 2e jour après un accouchement normal et au 3e jour après une césarienne. L'intervention d'une aide-ménagère est possible 2 heures par jour.

HAD de Gray

La maternité de l'hôpital de Gray a fermé en 2002. Elle a été remplacée par un centre périnatal de proximité. Une structure HAD a été mise en place pour la prise en charge des sorties précoces. Ce service s'adresse aux patientes de la région de Gray accouchant dans les maternités périphériques (Besançon, Dijon, Vesoul, Dole).

Système de suites de soins à domicile par sage-femme libérale

La sage-femme libérale peut intervenir à la demande de l'hôpital auprès des patientes.

Exemple de la clinique Champ-Fleury (Rhône)

À l'image du système hollandais ou britannique, le délai minimum d'hospitalisation après l'accouchement est de 6 heures. Des visites à domicile sont ensuite assurées par des sages-femmes libérales. Celles-ci travaillent en association avec la clinique où elles assurent des permanences tout en conservant leur propre clientèle. Les patientes sont donc suivies par la même sage-femme du début à la fin des soins.

Exemple de l'hôpital de la Croix-Rousse à Lyon

Un système de sortie précoce a été mis en place en mars 2002 dans un contexte de réduction de lits à cause de travaux. Les accouchées ont la possibilité de sortir le matin du 3e jour après un accouchement et le 4e jour après une césarienne.

Un réseau de sages-femmes acceptant de réaliser le suivi du *post-partum* a été créé, couvrant une large zone géographique. Devant le succès rencontré, il est probable que l'expérience se poursuive au-delà de la durée des travaux.

Système de suivi par sage-femme faisant partie de l'hôpital

Exemple de Montmorency

Ce système est comparable au service SOPRÉA. Depuis 1993, l'augmentation du nombre des accouchements a obligé le Dr Cleophax à diminuer la durée de l'hospitalisation. Les accouchées volontaires sortent au 3e jour de la maternité et sont suivies à leur domicile pendant 2 ou 3 jours. Deux sages-femmes du service assurent ce suivi. Elles disposent d'un véhicule et du matériel nécessaires.

Conclusion

Indépendamment du problème économique et de celui d'occupation des lits, il existe bien aujourd'hui une attente des mères pour un suivi à domicile. Tous les systèmes mis en place, que ce soit l'HAD, les sages-femmes libérales ou les hôpitaux publics, leur offrent la possibilité de retrouver plus vite qu'auparavant leur foyer avec le confort d'un accompagnement par des professionnelles. Seules les femmes qui le désirent et s'y sentant aptes peuvent bénéficier de cette sortie.

Une sélection rigoureuse des couples mère-enfant et le suivi systématique par des sages-femmes de la maternité garantissent des sorties en toute sécurité. La réduction du temps de séjour à la maternité n'a jamais comporté, dans notre expérience, de préjudice pour les mères ou leur enfant.

BIBLIOGRAPHIE

[1] Gagnon AJ, Edgar L, Kramer MS. A randomized trial of a program of early post partum discharge with nurse visitation. *Am J Obstet Gynecol* 1997 ; 176 : 205-11.

[2] Vautrin E, Fontaine A, Lamba P, Guérin V, Engelma NNP. Durée de séjour en maternité après un accouchement normal : des points de vue divergents. *J Gynecol Obstet Biol Reprod* 2000 ; 29 : 94-101.

[3] Berry M. *La sortie précoce des accouchées avec suites de soins par sages-femmes à domicile. À propos de l'expérience de l'hôpital Édouard-Herriot de 1996 à 2001.* Thèse de médecine, Lyon : 2003.
[4] Pollet MP. *Les sorties précoces de maternité. Bilan après 18 mois de fonctionnement à l'hôpital Édouard-Herriot.* Thèse de médecine. Lyon, 1995.
[5] Moulard C. Trois petits jours et puis s'en vont. Mémoire du diplôme d'État de sage-femme. Clermont-Ferrand, 1995.
[6] Gibaud V. *Les sorties précoces, oui mais...* Mémoire du diplôme d'État de sage-femme. Lyon, 2002.
[7] Knerr M, Wallet A, Dheni NN. Suites de couches à domicile. *Les dossiers de l'obstétrique* 1988 ; 154 : 3-18.
[8] Racinet C, Guyot F, Robert Y, Favier M, Franco A. Hospitalisation à domicile et suites de couches. L'expérience grenobloise (1985-1993). *J Gynecol Obstet Biol Reprod* 1994 ; 23 : 582-6.
[9] Livache Martin B. *L'hospitalisation à domicile en suites de couches à Grenoble. Enquête d'évaluation.* Thèse de médecine. Grenoble, 1989.
[10] Cleophax JP, Fauquet E, Girodet D. Sorties précoces de maternité : problèmes posés, exigences, recommandations. *Arch Pediatr* 1999 ; 6 : 885-8.

DEUXIÈME TABLE RONDE

Chirurgie et malformations dépistées *in utero*

Coordonnateur : Thierry SCHEYE (Clermont-Ferrand)
Discutant : Georges BOOG (Nantes)

Les uropathies malformatives (à l'exception du reflux) : critères anténatals, prise en charge et bilan à la naissance

Y. HELOURY, M.D. LECLAIR*

Résumé

La constatation anténatale d'une dilatation de l'appareil urinaire nécessite d'évaluer le siège de l'obstacle et son retentissement éventuel sur la fonction rénale. Ce retentissement est apprécié par la quantité de liquide amniotique et, éventuellement, par des critères biochimiques.
La prise en charge postnatale dépend du siège de l'obstacle et de son caractère unilatéral ou bilatéral. Le risque immédiat est formé par les risques infectieux et, en cas d'uropathie bilatérale, par les troubles ioniques.
Les explorations reposent actuellement sur l'échographie, la cystographie et la scintigraphie.
Les indications opératoires sont portées en cas d'infections hautes à répétition, d'altération de la fonction rénale ou de mauvaise application par les parents du suivi et du traitement.

Mots clés
Uropathies. Hydronéphrose. Méga-uretère. Valves de l'urètre.

Introduction

Le diagnostic prénatal d'une dilatation urinaire pose plusieurs questions :
– quels sont les critères prénatals pronostiques ;
– quel doit être le lieu naissance ;

* Service de chirurgie pédiatrique, hôpital Mère-Enfant, quai Moncousu, 44000 Nantes. Tél. : 02 40 08 35 85. Fax : 02 40 08 35 46. E-mail : yves.heloury@chu-nantes.fr.

– faut-il mettre en route un traitement antiseptique urinaire ;
– à quel moment doivent être réalisés les premiers examens complémentaires ;
– quel doit être le suivi à moyen et à long terme ?

Éléments du pronostic anténatal

La fonction rénale est potentiellement mise en jeu lorsqu'il s'agit d'une uropathie bilatérale ou sur rein unique. Dans ces situations, l'élément le plus simple permettant d'apprécier la fonction rénale est la quantité de liquide amniotique. En cas d'anamnios, il existera une insuffisance rénale terminale à la naissance responsable du décès du fait de l'hypoplasie pulmonaire associée. En cas d'oligoamnios, la fonction rénale est souvent compromise au moins à moyen terme. Dans ce cas, il est intéressant d'essayer d'apprécier en prénatal la fonction rénale en dosant la bêta-2 microglobuline. Une bêta-2 microglobuline très anormale est un facteur de mauvais pronostic ; la normalité de cette enzyme ne permet pas d'éliminer une insuffisance rénale terminale à moyen terme. Si le liquide amniotique est de quantité normale, il n'est généralement pas utile de recourir à des prélèvements en prénatal. Il faut, néanmoins, avoir une surveillance régulière de ces fœtus car la quantité de liquide amniotique peut brutalement baisser en fin grossesse et cette baisse a alors à une valeur pronostique défavorable.

Hydronéphroses par anomalie de la jonction pyélo-urétérale

Le diagnostic d'hydronéphrose est porté devant la constatation d'une dilatation pyélo-calicielle avec un bassinet supérieur à 10 mm au troisième trimestre de grossesse. La taille du bassinet doit être mesurée sur une coupe transversale.

Les enfants atteints d'hydronéphrose unilatérale, même volumineuse, peuvent naître dans une maternité de niveau I ou II.

En cas d'hydronéphrose bilatérale ou sur rein unique avec un bassinet très dilatée (> 30 mm), une naissance dans un centre de niveau III devient indispensable car le nouveau-né peut présenter des troubles ioniques importants et nécessiter une prise en charge chirurgicale précoce (néphrostomie percutanée, chirurgie rapide).

À la naissance, il est généralement inutile de mettre en route un traitement antiseptique urinaire car les risques infectieux sont, ici, relativement faibles.

Les examens complémentaires doivent être réalisés en tenant compte du côté unilatéral ou bilatéral de la malformation :

– en cas d'hydronéphrose unilatérale, il n'y a aucune urgence et l'échographie postnatale doit être réalisée avant la sortie de l'enfant de la maternité, c'est-à-dire vers le 5e jour. Une échographie plus précoce est souvent faussement rassurante du fait de la déshydratation physiologie du nouveau-né à cet âge minimisant les dilatations pyéliques. L'enfant sera revu en consultation à 1 mois avec une échographie rénale qui montre souvent une dilatation supérieure à la dilatation vue au 5e jour de vie. L'appréciation de la fonction rénale sera réalisée à l'âge de 3 mois par une scintigraphie au Mag 3 Lasilix ;

– en cas d'hydronéphrose bilatérale ou sur rein unique, l'échographie rénale et un ionogramme sanguin avec dosage de la créatinine et des bicarbonates seront réalisés dès le 2e ou 3e jour de vie. Si ces examens sont normaux, l'échographie et la scintigraphie au Mag 3 Lasilix seront réalisées dans les mêmes délais qu'en cas d'hydronéphrose unilatérale.

Les indications chirurgicales dépendent là encore du côté unilatéral ou bilatéral de la malformation :

– en cas de dilatation bilatérale, la fonction rénale est en jeu ; les indications chirurgicales seront plus larges et plus précoces. On décidera une intervention vers l'âge de 3 mois si la dilatation du bassinet est supérieure à 20 mm. Cette chirurgie peut être réalisée en un ou deux temps ;

– en cas d'hydronéphrose unilatérale, la chirurgie est décidée entre l'âge de 3 et 6 mois si la fonction du rein dilaté est altérée (fonction différentielle $> 10\,\%$) ou si la dilatation du bassinet est supérieure à 25 ou 30 mm [1]. Dans les autres cas, on se contentera, dans un premier temps, d'une surveillance par échographie à 6 mois et à 1 an. Une nouvelle scintigraphie sera réalisée en même temps que l'échographie si la dilatation est supérieure à 20 mm ou si elle s'accentue. L'indication opératoire sera portée en cas d'aggravation de la dilatation et d'altération progressive de la fonction rénale sur la scintigraphie.

Une surveillance prolongée de ces enfants est indispensable car certaines hydronéphroses vont se décompenser brutalement. Certaines pertes de fonction rénale seront alors irréversibles. Les hydronéphroses doivent être considérées comme une malformation pouvant se décompenser à tout moment et altérer définitivement la fonction rénale. Ceci justifie donc la plus grande prudence et impose de recourir à la chirurgie si la dilatation s'aggrave, si la fonction différentielle se modifie et si la dilatation pyélique est importante.

Urétéro-hydronéphroses unilatérales

La constatation prénatale d'une urétéro-hydronéphrose unilatérale est différente selon qu'il s'agit d'un système simple ou d'un système double :

– en cas de système simple, la constatation d'une dilatation urétérale et pyélique peut correspondre à un reflux vésico-urétéral, à un méga-uretère obstructif ou à une urétérocèle ;

– en cas de système double, la constatation d'une dilatation du pyélon supérieur peut correspondre à un uretère ectopique ou à une urétérocèle ; la dilatation du pyélon inférieur correspond généralement à un reflux vésico-urétéral.

Urétéro-hydronéphrose sur système simple

Ces nouveau-nés peuvent naître dans une maternité de niveau I ou II.

Le risque infectieux est, ici, non négligeable, ce qui conduit à mettre en route une antibioprophylaxie urinaire par Céfaclor à la dose de 10 mg/kg/j.

Le bilan radiologique est réalisé dans les premiers jours de vie ; il comporte une échographie rénale et vésicale ainsi qu'une cystographie rétrograde. L'échographie permet de s'assurer qu'il s'agit bien d'un système simple, de mesurer l'uretère en rétro-vésical et de s'assurer de la présence ou non d'une urétérocèle. La cystographie rétrograde permet de séparer les urétéro-hydronéphroses dues à un reflux de haut grade de celles correspondant à un méga-uretère obstructif.

S'il s'agit d'un reflux, l'antibioprophylaxie sera poursuivie au long cours, le Céfaclor étant remplacé vers l'âge de 1 mois par du Bactrim. À l'âge de 3 mois, une scintigraphie au DMSA sera pratiquée de façon à connaître la valeur fonctionnelle de ce rein. Cette scintigraphie a probablement une valeur pronostique puisque, si le rein a une fonction normale, ces reflux ont la plus grande chance de disparaître à long terme. En cas de fonction altérée, les chances de guérison sont moins importantes, ce qui peut conduire à des indications chirurgicales plus précoces. Dans ces reflux de haut grade, survenant souvent chez les garçons, les indications chirurgicales seront portées devant la survenue de pyélonéphrites à répétition, la persistance du reflux au-delà 2 ou 3 ans, et ce d'autant plus qu'il existe une altération fonctionnelle sur la scintigraphie au DMSA en cas de non-application du traitement ou de non-respect du suivi.

S'il s'agit d'un méga-uretère non refluant, les chances de guérison spontanée sont importantes, principalement si l'uretère rétro-vésical mesure moins de 10 mm [2]. Le bilan initial sera complété à 3 mois par une scintigraphie permettant de connaître la valeur fonctionnelle de ce rein. Ces méga-uretères, même non refluant, exposent au risque de pyélonéphrite, ce qui justifie de poursuivre le traitement antiseptique urinaire par Bactrim jusque vers l'âge de 1 an. À cet âge, ce traitement est arrêté. Les indications opératoires sont portées devant la survenue de pyélonéphrites à répétition, en cas d'altération de la fonction rénale ou d'aggravation de la dilatation.

Urétéro-hydronéphroses sur duplicité

En cas de dilatation du pyélon inférieur

Ces dilatations du pyélon inférieur et de l'uretère sous-jacent correspondent à un reflux vésico-urétéral souvent de haut grade, malformatif et dont le taux de guérison est faible. Une scintigraphie au DMSA doit être réalisée dans les premiers mois de vie car il existe très souvent une altération de la fonction de ce pyélon inférieur. Si le reflux persiste au-delà de l'âge de 2 ans et qu'il s'agit d'un reflux de haut grade, l'enfant sera opéré. Le geste chirurgical dépendra de la fonction ou non du pyélon inférieur. S'il est fonctionnel, on réimplantera l'uretère selon Cohen ; en cas de non-fonction, on réalisera une néphrectomie polaire inférieure.

En cas de dilatation du pôle supérieur

La dilatation correspond à une urétérocèle ou à un uretère ectopique. L'urétérocèle est facilement visualisée sur l'échographie, constituant une image kystique intravésicale. Elle est souvent ectopique, descendant dans le col vésical ou l'urètre.

Ces dilatations sont souvent très importantes, exposant à un risque infectieux majeur.

Le bilan radiologique sera réalisé à l'âge de 1 mois par une échographie rénale et vésicale, une cystographie permettant de rechercher un reflux dans le pyélon inférieur souvent associé, une urographie intraveineuse (UIV) et une scintigraphie au DMSA pour connaître la valeur fonctionnelle de ce pôle supérieur.

En cas d'uretère ectopique, le pôle supérieur est le plus souvent non fonctionnel et on pratiquera une néphrectomie polaire supérieure vers l'âge de 2 ou 3 mois.

En cas d'urétérocèle, si le pyélon supérieur est non fonctionnel, une néphrectomie polaire supérieure précoce, comme précédemment, est généralement indiquée. Si le pôle supérieur fonctionne, on peut réaliser, surtout s'il existe un reflux dans le pyélon inférieur, une incision endoscopique de l'urétérocèle [3] dans les premiers mois de vie. Ceci permettra de diminuer les risques infectieux et de réduire la dilatation de l'uretère. Il faudra, du fait du reflux associé dans le pyélon inférieur, réaliser une réimplantation de ces deux uretères vers l'âge de 2 ans.

Valves de l'urètre postérieur

Le diagnostic anténatal de valves de l'urètre postérieur est porté devant la constatation d'une urétéro-hydronéphrose bilatérale avec une grande vessie à paroi épaisse et, éventuellement, une dilatation de l'urètre postérieur. Il s'agit d'une uropathie très sévère puisqu'il existe un obstacle sous-vésical retentissant sur les 2 reins.

Ces nouveau-nés doivent naître dans une maternité de niveau III. La prise en charge à la naissance impose de pratiquer dès le premier jour de vie une cystographie pour confirmer le diagnostic et voir s'il existe un reflux. L'enfant est immédiatement placé sous traitement antiseptique urinaire et perfusé après réalisation d'un ionogramme sanguin.

La section endoscopique des valves est réalisée dès que possible [4]. Si elle n'est pas possible (enfants instables ou de petits poids), une sonde vésicale ou un cathéter sus-pubien permettra la vidange de la vessie.

Lorsque l'obstacle aura été traité, il se produit une levée d'obstacle nécessitant une correction très précise des troubles ioniques.

Le pronostic fonctionnel rénal dépend du chiffre le plus bas de créatinine dans la première année de vie. Ces enfants doivent être correctement hydratés du fait des troubles de concentration urinaire qu'ils présentent. Il est souvent nécessaire de lutter contre l'acidose par l'adjonction de bicarbonates.

Le risque d'insuffisance rénale terminale est réel dans l'enfance ou, plus souvent, à la puberté.

BIBLIOGRAPHIE

[1] Dhillon HK. Prenatally diagnosed hydronephrosis : the Great Ormond Street experience. *Br J Urol* 1998 ; 81 : 39-44.

[2] Liu HYA, Dhillon HK, Yeung CK, Diamond DA, Duffy PG, Ramsley PG. Clinical outcome and management of prenatally diagnosed primary megaureters. J Urol 1994 ; 152 : 614-7.

[3] Pfister C, Ravasse P, Barret E, Petit T, Mitrofanoff P. The value of endoscopic treatment for ureterocels during the neonatal period. *J Urol* 1998 ; 159 : 1006-9.

[4] Close CE, Carr MC, Burns MW, Mitchell ME. Lower urinary tract changes after early valve ablation in neonates and infants : is early diversion warranted ? *J Urol* 1997 ; 157 : 984-8.

Les uropathies malformatives : le reflux vésico-urétéral de diagnostic anténatal

G. AUDRY*

Résumé

L'échographie anténatale permet le diagnostic d'une proportion importante de reflux vésico-urétéraux chez le fœtus, évitant ainsi des pyélonéphrites aiguës qui auraient été révélatrices chez le nouveau-né ou le nourrisson. À l'inverse du reflux du grand enfant, le reflux anténatal se caractérise par une prédominance masculine et une grande fréquence de grades élevés avec lésions parenchymateuses hypodysplasiques. Le signe d'appel est la pyélectasie anténatale, d'autant plus suspecte qu'elle s'associe à une dilatation urétérale ou une irrégularité du parenchyme. Il est de règle d'attendre le 8e-10e jour de vie pour effectuer l'échographie néonatale, sauf en cas de suspicion de valves de l'urètre postérieur. La cystographie est effectuée, pour certains, devant toute pyélectasie anténatale et, pour d'autres, seulement si la pyélectasie est associée à d'autres anomalies urinaires ou si elle est retrouvée sur l'échographie néonatale. La scintigraphie au DMSA, examen le plus fiable pour mettre en évidence des cicatrices rénales, doit être réservée aux reflux avec dilatation. La disparition spontanée du reflux est d'autant moins probable que l'uretère est plus dilaté et que les cicatrices rénales sont nombreuses. L'antibioprophylaxie est le pilier du traitement. Les indications chirurgicales sont sélectives. Elles intéressent, d'une part, les reflux persistants et, d'autre part, plus précocement, les reflux occasionnant des pyélonéphrites aiguës malgré l'antibioprophylaxie ou entraînant une très importante dilatation pyélo-urétérale.

Mots clés

Reflux vésico-urétéral. Échographie anténatale. Pyélectasie.

* Hôpital d'enfants Armand-Trousseau, Service de chirurgie viscérale infantile, 26, avenue du Docteur-Arnold-Netter, 75571 Paris cedex 12.

Introduction

Une pyélectasie décelée par échographie anténatale (EAN) peut correspondre à un reflux ou à un obstacle, ou bien encore n'être qu'une dilatation physiologique transitoire. Le diagnostic anténatal est une circonstance révélatrice fréquente des reflux précoces, mais il reste nettement minoritaire parmi l'ensemble des reflux de l'enfant (16 %) [1].

Critères échographiques anténatals du reflux vésico-urétéral

Dans les séries d'uropathies de diagnostic échographique anténatal, le reflux vésico-urétéral (RVU) représente de 10 à 20 % des cas [2-6] ; ce pourcentage varie selon la limite inférieure du diamètre antéro-postérieur (DAP) du bassinet considéré comme pathologique et la pratique – systématique ou non – d'une cystographie néonatale.

Limite inférieure du diamètre antéro-postérieur du bassinet

La plupart des séries retiennent comme valeur discriminante un DAP du bassinet de 10 mm ; d'autres se contentent d'un diamètre moins important et prennent en compte le terme de la grossesse. Ainsi, Stocks [5] retient comme valeur anormale un DAP supérieur à 4 mm avant 33 semaines d'aménorrhée (SA) et supérieur à 7 mm après 33 SA ; Anderson [2] place la barre à 4 mm. Dans ces deux études, les auteurs constatent que seuls 15 % des RVU mis en évidence auraient été décelés si la barre avait été placée à 10 mm.

Réalisation de la cystographie systématique ou sélective

L'indication d'une cystographie rétrograde (CGR) en présence d'une pyélectasie anténatale n'est pas unanimement admise.

Pour certains, la CGR doit être systématiquement pratiquée [5-7]. On sait en effet qu'une échographie néonatale normale n'élimine pas formellement un reflux vésico-urétéral, y compris de grade élevé. Ainsi, sur une série de 155 enfants, dont 236 unités réno-urétérales refluantes, l'échographie postnatale était normale pour 42 % des unités réno-urétérales avec reflux, dont 25 % de reflux de grade IV et V [6].

D'autres ne prescrivent de CGR qu'en présence de l'association d'une pyélectasie à d'autres anomalies de l'arbre urinaire, c'est-à-dire une dilatation urétérale, un rein de petite taille ou une irrégularité du parenchyme. Ces auteurs choisissent de négliger certains reflux sur deux arguments : d'une part, bon nombre de reflux présents en période néonatale vont disparaître sans jamais avoir occasionné d'épisodes infectieux (sans pouvoir préciser le pourcentage de ces reflux) et, d'autre part, la réalisation d'une CGR en période néonatale comporte un risque infectieux, minime mais non nul.

Bilan néonatal en cas de suspicion de reflux vésico-urétéral

La date de l'échographie postnatale, en présence d'une anomalie unilatérale, ne fait pas l'unanimité. On sait que la diurèse du nouveau-né augmente dans les premiers jours pour atteindre un seuil au bout de 2 semaines environ, si bien qu'une échographie trop précoce peut apparaître normale, faute d'urine pour remplir le bassinet. Deux attitudes sont possibles : soit une échographie dès la naissance, mais qui doit être répétée à l'âge de 1 mois si elle apparaît normale ; soit attendre le 8ᵉ ou le 10ᵉ jour de vie pour pratiquer une échographie unique, ce qui est plus simple et plus économique.

De nombreuses équipes pratiquent la CGR dans les premiers jours de vie ; cependant, dans l'immédiat, cet examen ne modifie pas l'attitude thérapeutique, si bien qu'il apparaît préférable d'attendre l'âge de 1 ou 2 mois, considérant que le risque infectieux est moins important et moins grave au-delà de la période néonatale.

Caractéristiques du reflux anténatal

Sex-ratio

La prédominance masculine est nette pour les reflux anténatals (78 % au total de trois grandes séries) [1, 5, 8], contrastant avec la prédominance féminine, d'environ 80 %, pour les reflux chez les enfants d'âge scolaire. Il est intéressant de noter que la prédominance masculine est d'autant plus marquée que la limite inférieure retenue pour le diamètre antéro-postérieur du bassinet, en anténatal, est plus élevée [2] : si le diamètre est supérieur à 10 mm, le ratio est de 4 garçons pour 1 fille ; s'il est supérieur ou égal à 4 mm, le ratio tombe à 1/1. Ceci s'explique par la nette prédominance des reflux de grade élevé chez le garçon.

Grade

Les séries de reflux de diagnostic anténatal retrouvent une proportion équivalente, en terme d'unités rénales, de reflux de grade élevé (IV et V) que de grades bas ou modérés (I, II, III) [9]. Les reflux avec dilatation (grades III, IV et V) représentent 60 % des cas. La fréquence des reflux de grade élevé est donc beaucoup plus importante pour ceux de diagnostic anténatal que pour ceux diagnostiqués à l'occasion d'une infection urinaire (9 % de reflux de grade IV et V sur 844 unités rénales refluantes chez 545 enfants dans la série de Skoog [10]). La distribution du grade des reflux de diagnostic anténatal est très différente selon le sexe : le *sex-ratio* passe de 1,8 pour l'ensemble des grades I, II et III à 4,1 pour les grades IV et à 25,5 pour les grades V, qui sont donc une quasi-exclusivité masculine [6].

La proportion exacte de reflux intrarénaux, c'est-à-dire injectant le parenchyme, parmi les reflux de diagnostic anténatal n'est pas retrouvée dans les publications. On sait cependant que le reflux intrarénal est fréquemment retrouvé chez le nourrisson (de l'ordre de 4 %) et quasi exclusivement pour les reflux avec dilatation (grades III, IV et V) [11]. Le reflux de diagnostic anténatal est bilatéral dans un peu plus de la moitié des cas (52 % pour Bouachrine [3] et Yeung [6]).

Lésions rénales

Au mieux recherchées par la scintigraphie au DMSA, les lésions rénales sont fréquentes dans les reflux de diagnostic précoce, y compris avant toute infection urinaire. Elles sont d'autant plus nombreuses et graves que le reflux est élevé. Yeung [6], en étudiant 236 unités réno-urétérales refluantes chez 155 nourrissons avec diagnostic anténatal, a retrouvé 33 % de reins anormaux. Il s'agissait, dans 91 % des cas, de reflux de grade IV et V. Le nombre de reins anormaux était de 5,5 % en cas de reflux de grade I, II ou III, de 46 % en cas de grade IV et de 88 % en cas de grade V. Dans 72 % des cas, aucune infection urinaire n'était survenue avant la mise en évidence de l'atteinte rénale. Les lésions sont plus fréquentes chez le garçon (40 %) que chez la fille (12 %), en raison de la prédominance masculine pour les reflux de grade élevé. Par ailleurs, Marra [9] a retrouvé les pourcentages suivants d'atteinte fonctionnelle rénale (valeur du rein inférieure à 40 %) en fonction des grades : 0 % pour les grades I, II et III ; 47 % pour les grades IV et 84 % pour les grades V.

L'étude des reflux de diagnostic anténatal a donc permis de prouver l'existence de lésions congénitales, hypodysplasiques ou dysplasiques, à distinguer des séquelles d'infection parenchymateuse. Schématiquement, leur aspect scintigraphique est différent : les lésions congénitales apparaissent souvent sous forme d'altérations diffuses, tandis que les séquelles d'infection parenchymateuse sont focales [6]. Ces observations montrent bien que, dans les reflux les plus sévères, des lésions importantes sont présentes dès la naissance, conditionnant de façon déterminante le mauvais pronostic rénal, quelle que soit la précocité du diagnostic.

En pratique, la plupart des auteurs adoptent une attitude sélective pour la réalisation d'une scintigraphie au DMSA dans la prise en charge d'un reflux de diagnostic précoce ; ils réservent généralement cet examen aux reflux de grade élevé (grades IV et V) ou en présence d'un amincissement parenchymateux en échographie ; il n'est habituellement réalisé qu'à partir de l'âge de 2 ou 3 mois.

Risque infectieux

L'infection urinaire reste une circonstance révélatrice fréquente du reflux chez le nouveau-né et le nourrisson. Surtout, elle représente le risque essentiel lorsqu'une surveillance est décidée. En effet, le risque d'infection intercurrente malgré le traitement antiseptique est supérieur chez les nourrissons (25 %) [4] que chez les enfants plus âgés, et chez les garçons que chez les filles dans la tranche d'âge des nourrissons [12].

Possibilités de disparition du reflux

La possibilité de disparition spontanée du reflux, y compris avec dilatation, chez l'enfant de moins de 1 an avait été soulignée par Rolleston [11] dès 1975 (66 % des cas en 5 ans). On peut retenir que le taux global de disparition, en terme d'unités refluantes, tous grades confondus, dans les séries de diagnostic anténatal, est de 50 % à 18 mois [9] et de 65 % à 2 ans [3]. Cette évolution favorable dépend essentiellement du grade du reflux :

– pour les reflux de bas grade (I et II), le taux de disparition du reflux à l'âge de 18 mois est de 92 % [12] ;

– pour les reflux de grade modéré (III), Assael retrouve 73 % de disparition à 18 mois (11 / 15 reflux) [12] ;

– pour les reflux de grade élevé (IV et V), en cas de diagnostic anténatal, 43 % de ces reflux disparaissent après 15 mois de surveillance [13]. Pour les grades V, la disparition est rare, de l'ordre de 10 % [14].

Le sexe de l'enfant ou la bilatéralité du reflux n'influerait pas sur les possibilités de disparition spontanée [13]. En revanche, l'atteinte rénale est un facteur pronostique défavorable : pour les reflux de grade IV et V, la disparition est survenue chez 70 % des reflux sur reins normaux contre 33 % seulement sur les reins anormaux [13] ; la proportion est encore plus défavorable si les anomalies parenchymateuses sont diffuses et non focales. En pratique, il faut savoir espacer les cystographies de contrôle (par exemple, tous les 18 mois) pour limiter l'irradiation dans le cadre d'un traitement conservateur.

Physiopathologie

Depuis les années 1980, il est admis qu'une proportion importante – de 15 à 50 %- de reflux chez le grand enfant est induite par un trouble vésical fonctionnel correspondant le plus souvent à une instabilité vésicale [14, 15]. Par analogie, Sillen [16] a effectué des études urodynamiques systématiques chez de très jeunes enfants présentant un reflux de grade élevé et a retrouvé quasi constamment des signes d'hyperactivité vésicale :

– pression vésicale maximale, lors de la vidange, élevée (> 1 m d'eau) ;

– contractions vésicales désinhibées lors du remplissage (> 40 cm), sans fuite d'urine.

La présence de l'hyperactivité vésicale et l'épaississement de la paroi vésicale chez les enfants avec un reflux bilatéral massif [6], ce qui rappelle les anomalies vésicales rencontrées après résection de valves de l'urètre postérieur chez le garçon, plaident en faveur d'un obstacle transitoire à la vidange vésicale du fœtus ; le reflux massif et précoce ne serait donc pas dû à une anomalie primitive de la jonction urétéro-vésicale, mais serait secondaire à un obstacle sous-vésical transitoire. Il s'agit plus probablement d'un obstacle fonctionnel, avec asynchronisme entre la contraction du détrusor et le relâchement sphinctérien, que d'un obstacle mécanique transitoire. Quoi qu'il en soit, l'évaluation urodynamique de ces garçons avec reflux massif a révolutionné la conception physiopathologique de ce chapitre.

En pratique, il est essentiel de ne pas passer à côté d'un obstacle cervico-urétral « définitif » : examen clinique du rachis à la recherche d'un dysraphisme avec une IRM médullaire au moindre doute, clichés cervico-urétraux permictionnels en oblique à la recherche de valves de l'urètre chez le garçon.

Prise en charge thérapeutique

Antibioprophylaxie

Elle est le pilier du traitement conservateur. En présence d'un reflux certain, il est classique de la poursuivre jusqu'à sa disparition, spontanée ou chirurgicale. On peut cependant s'interroger sur la nécessité de cette prescription systématique pour les reflux de bas grade de diagnostic anténatal, considérant la fréquence et la rapidité de leur évolution favorable. Pour le nouveau-né avec suspicion de reflux, en raison d'une pyélectasie anténatale, il est admis de commencer le traitement préventif dès la naissance ; cependant, certains le réservent aux cas où la pyélectasie est retrouvée par l'échographie néonatale, jusqu'à ce que la cystographie rétrograde soit pratiquée.

L'antibioprophylaxie est administrée en une seule prise, de préférence le soir. Les posologies sont minimes, de 20 à 25 % des doses utilisées en cas d'infection déclarée :

– durant le premier mois de vie, le Céfaclor est utilisé, en raison de l'absence d'AMM à cet âge pour le co-trimoxazole ;

– au-delà de 1 mois, deux antimicrobiens sont actuellement utilisés : le co-trimoxazole à la dose de 2 mg/kg/j de triméthoprime et de 10 mg/kg/j de sulfaméthoxazole ; le Céfaclor à la dose de 10 mg/kg/j. La nitrofurantoïne a perdu l'AMM chez l'enfant.

Place de la chirurgie

Actuellement, dans la prise en charge d'un reflux précoce, la règle est de commencer par un traitement médical. Bien que ne faisant pas l'unanimité, on peut ainsi schématiser les indications de cure chirurgicale du reflux, devenues très sélectives :

– la récidive de pyélonéphrite aiguë, malgré le traitement antiseptique. Encore faut-il que celle-ci soit prouvée, à distinguer d'une souillure ;

– le reflux persistant. L'âge auquel l'indication opératoire est posée devant un reflux persistant bien toléré est variable selon l'appréciation des auteurs sur les chances résiduelles de disparition spontanée, la toxicité éventuelle à long terme d'un reflux non infecté, l'innocuité d'un traitement médical très prolongé et la difficulté d'une réimplantation chez le très grand enfant. Cette date varie entre l'âge de 2 ans [17] et de 4 ans [18], voire plus [13]. Ainsi, dans les séries de reflux de diagnostic anténatal, le pourcentage d'enfants opérés par réimplantation est très variable : il va de 1,5 % [13] à 34 % [12] ;

– les reflux de grade V sont en règle générale opérés rapidement (réimplantation ou néphrectomie), étant donné leur faible taux de disparition spontanée [18] ;

– l'apparition de cicatrices corticales en scintigraphie. Ceci a été observé chez 8 % des patients suivis de 6 mois à 8 ans, sans pour autant qu'il y ait d'infection urinaire prouvée [14] ;

– la signification pronostique du reflux intrarénal, qui était classiquement une indication opératoire « d'emblée » et qui doit être réévaluée ;

La réimplantation urétéro-vésicale « à ciel ouvert » reste la technique la mieux adaptée pour les enfants jeunes, d'autant qu'il existe une dilatation urétérale. Le traitement endoscopique est réservé en pratique au reflux du grand enfant avec uretère fin. La néphro-urétérectomie ne se discute qu'après appréciation scintigraphique de la valeur fonctionnelle du rein et en tenant compte de l'état du rein controlatéral. La vésicostomie peut être envisagée dans les rares cas avec dilatation majeure du haut appareil et grande vessie, compliqués de pyélonéphrites récidivantes et/ou d'insuffisance rénale.

Attitude vis-à-vis du prépuce

La contamination infectieuse des urines se fait quasi exclusivement par voie ascendante à partir du méat urétral, si bien qu'il est logique d'obtenir une bonne hygiène du gland. En pratique, pour un garçon sujet à des pyélonéphrites aiguës malgré une antibioprophylaxie, il faut soit obtenir un décalottage régulier du gland après libération d'adhérences préputiales, soit effectuer une circoncision.

Conclusion

Le dépistage anténatal du reflux permet indiscutablement d'éviter des pyélonéphrites aiguës et, donc, des cicatrices corticales postinfectieuses. En revanche, il ne peut que constater les lésions hypodysplasiques du parenchyme rénal, malformatives et définitives, qui conditionnent une grande part de l'évolution vers l'insuffisance rénale pour les reflux les plus sévères.

BIBLIOGRAPHIE

[1] Mcheik JN, Levard G. Reflux vésico-urétéral : diagnostic et prise en charge chez l'enfant. *Progres Urol* 2002 ; 12 : 646-50.

[2] Anderson NG, Abbott GD, Mogridge N Allan RB, Maling TM, Wells JE Vesicoureteric reflux in the newborn : relationship to fetal renal pelvic diameter. *Pediatr Nephrol* 1997 ; 11 : 610-6.

[3] Bouachrine H, Lemerle JL, Didier F, Schmitt M. A follow-up study of prenatally detected primary vesico-ureteric reflux : a review of 61 patients. *Br J Urol* 1996 ; 78 : 936-9.

[4] Elder JS. Commentary: importance of antenatal diagnosis of vesicoureteral reflux. *J Urol* 1992; 148: 1750-4.
[5] Stocks A, Richards D, Frentzen B, Richard G. Correlation of prenatal renal pelvic antero-posterior diameter with outcome in infancy. *J Urol* 1996; 155: 1050-2.
[6] Yeung CK, Dhillon HK, Duffy PG, Ransley PG. *Vesicoureteral reflux in infants with prenatally diagnosed hydronephrosis.* Communication orale à la Section on Urology, American Academy of Pediatrics annual meeting, Louisiana, New Orleans, 1991.
[7] Brophy MN Austin PF, Yan Y, Coplen DE. Vescioureteral reflex and clinical outcomes in infants with prenatally dectected hydronephrosis. *J Urol* 2002; 168: 1716-9.
[8] Marra G, Barbieri G, Moioli C, Assael BM, Grumieri G, Caccomo ML. Mild fetal hydro nephrosis indicating vesico-ureteric reflux. *Arch Dis Child*; 1994 ; 70 : 149-50.
[9] Marra G. Reflux vésico-urétéral néonatal. In: Guignard JP, Simeoni U, Gouyon JB (eds). *Diagnostic anténatal et prise en charge postnatale des néphro-uropathies malformatives.* Paris: Éditions scientifiques et médicales Elsevier SAS, 2000.
[10] Skoog SJ, Belmann AB, Majd MA. A non surgical approach to the management of primary vesicoureteral reflux. *J Urol* 1987; 138: 941-6.
[11] Rolleston GL, Maling TMJ, Hodson CJ. Intra-renal reflux and scarred kidney. *Arch Dis Child*; 1974 ; 49 : 531-9
[12] Assael BM, Guez S, Marra G, Secco E, Manzoni G, Bosio M *et al.* Congenital reflux nephropathy: a follow-up of 108 cases diagnosed perinatally. *Br J Urol* 1998; 82: 252-7.
[13] Yeung CK, Godley ML, Dhillon HK, Gordon I, Duffy PG, Ransley PG. The characteristics of primary vesico-ureteric reflux in male and female infants with prenatal hydronephrosis. *Br J Urol* 1997; 80: 319-27.
[14] Taylor CM, Corkery J, White R. Micturition symptoms and unstable bladder activity in girls with primary vesioureteric reflux. *Bt J Urol* 1982; 54: 494.
[15] Koff SA, Murtagh DS. The uninhibited bladder in children: effect of treatment on recurrence of urinary infection and on vesicoureteral reflux resolution. *J Urol* 1983; 130: 1138.
[16] Sillen U, Hjalmas K, Aili M, Bjure J, Hansson S. Pronounced detrusor hypercontractility in infants with gross bilateral reflux. *J Urol* 1992; 1848: 598.
[17] Scott JE. Fetal ureteric reflux: a follow-up study. *Br J Urol* 1993; 71: 481-3.
[18] McLorie GA, McKenna PH, Jumper BM, Churchill BM, Gilmour RF, Khoury AE. High grade vesicoureteral reflux: analysis of observational therapy. *J Urol* 1990; 144: 537-40.

LECTURES CONSEILLÉES

Gordon AC, Thomas DFM, Arthur R, Irving HC, Smith SEW. Prenatally diagnosed reflux: a follow-up study. *Br J Urol* 1990: 65; 407-12.
Kaplan GW. Complications of circumcision. *Urol Clin North Am* 1983; 10: 543-9.
Marra G, Barbieri G, Moioli C, Assael BM, Grumieri G, Caccomo ML. Mild fetal hydronephrosis indicating vesicoureteric reflux. *Arch Dis Child Fetal Neonatal Ed* 1994; 70: 149-50.
Najmaldin A, Burge DM, Atwell JD. Fetal vesicoureteric reflux. *Br J Urol* 1990; 65: 403-6.
To T, Agha M, Dick PT, Feldman W. Cohort study on circumcision of newborn boys and subsequent risk of urinary-tract infection. *Lancet* 1998; 152: 1813-6.

À propos des malformations kystiques du poumon

F. BECMEUR*, R. FAVRE**, L. DONATO***

Résumé

Les malformations kystiques du poumon ont quasiment toutes un diagnostic prénatal. L'évolution naturelle de ces lésions est désormais mieux connue. Le diagnostic de gravité permet de discuter de traitements en période anténatale, d'un transfert *in utero* et d'une prise en charge postnatale adaptée. Le diagnostic prénatal d'une malformation kystique du poumon impose un complément de diagnostic et d'évaluation après la naissance même en cas d'involution apparemment complète de la malformation lors des dernières échographies en fin de gestation. Les modalités du diagnostic, des indications thérapeutiques et des techniques opératoires sont discutées selon le type de la malformation considérée.

Mots clés

Malformations kystiques du poumon. Échographie anténatale.

Introduction

On distingue 4 grands types de malformations kystiques du poumon :

– les emphysèmes lobaires géants dont on rapproche les lobes polyalvéolaires ;

– les séquestrations ;

– les malformations adénomatoïdes kystiques ;

– les kystes bronchogéniques.

La formation de l'arbre aérien extra-acinaire est terminée à la 16e semaine de gestation. Cette formation se fait par dichotomie, ce qui

* Service de chirurgie infantile, hôpital de Hautepierre, 67098 Strasbourg cedex.
** CMCO, rue Pasteur, 67300 Schiltigheim.
*** Unité de pneumopédiatrie, hôpital de Hautepierre, 67098 Strasbourg cedex.

entraînera une lésion d'autant plus sévère que l'anomalie sera précoce. Ce n'est pas nécessairement la nature de l'anomalie mais le moment et la sévérité de l'atteinte qui détermineront la morphologie de la malformation.

La naissance de bourgeons bronchiques ectopiques ou surnuméraires peut entraîner un certain nombre de malformations : kyste bronchogénique médiastinal ou intraparenchymateux, bronche œsophagienne, séquestration extralobaire et certaines séquestrations intralobaires.

Un trouble de la transformation de l'ébauche bronchique du stade pseudo-glandulaire (de la 5e à la 17e semaine avec développement de l'arbre aérien extra-acinaire et de sa vascularisation), au stade canalaire (de la 16e à la 26e semaine avec formation de l'acinus et de son réseau capillaire) et jusqu'aux stades sacculaire (de la 24e à la 38e semaine avec subdivision des acini) et alvéolaire (de la 32e semaine à l'âge de 2 ans, avec cloisonnement et multiplication des alvéoles), peut produire des dystrophies des bronches distales avec « soufflage » de formations kystiques comme pour des malformations adénomatoïdes congénitales kystiques du poumon ou certaines séquestrations intralobaires.

Problématique étiopathogénique

La classification est probablement destinée à être bouleversée et des séquences ou un spectre malformatifs seront certainement tracés dans les prochaines années, permettant d'établir des liens entre toutes ces malformations, y compris avec les anomalies de partage de l'intestin antérieur qui aboutissent aux bronches œsophagiennes. En effet, la connaissance de la datation de la malformation, les associations malformatives pulmonaires, la description de plus en plus précise de l'histoire de ces malformations dans la période prénatale grâce à l'échographie fœtale, une meilleure description histologique des malformations pulmonaires opérées actuellement souvent à un stade précoce avant la survenue de complication, tous ces éléments devraient permettre de mieux connaître le champ étiopathogénique et les liens éventuels qui les relient.

Problématique thérapeutique

La décision d'un traitement anténatal d'une malformation kystique pulmonaire compliquée doit prendre en compte les arguments suivants :

– le traitement anténatal peut-il générer une morbidité propre (prématurité, problèmes de prise en charge immédiate néonatale, abdomen *prune belly like* d'évolution inconnue après une ascite prénatale importante précoce et durable) ;

– la lésion peut-elle régresser durant le dernier trimestre de la grossesse ;

– l'hypoplasie pulmonaire sur parenchyme restant sain permettra-t-elle une vie normale ;

– la famille peut-elle demander une interruption médicale de grossesse dans le cadre de la loi ?

La décision d'un traitement chirurgical postnatal pose différents problèmes :

– l'indication chirurgicale doit-elle être systématique ;

– quels en sont les arguments (différents selon la nature de la malformation) ;

– quelle doit être la date de la chirurgie ;

– quelles doivent être les modalités techniques du traitement ?

Emphysème lobaire géant et lobe poly-alvéolaire

Emphysème lobaire géant

L'emphysème lobaire géant est une pathologie rare (1 observation en 10 ans) dont le diagnostic se fait le plus souvent en postnatal. Il s'agit d'une distension emphysémateuse localisée à un lobe, le plus souvent diffuse, et uniforme avec distension anormale des alvéoles. La localisation la plus fréquente est lobaire supérieure avec une prédominance pour le côté gauche. Les formes bilobaires sont rares, qu'il s'agisse de formes unilatérales ou bilatérales.

Le lobe intéressé apparaît uniformément distendu. Il est lisse, pâle, rosé, spongieux à la coupe, crépitant à la palpation. Il ne se désinsuffle pas, même après reperméabilisation de la bronche. Histologiquement, on note une distension alvéolaire sans modification de structure. Les facteurs étiologiques sont nombreux et le mécanisme exact échappe le plus souvent. On peut retenir les causes possibles suivantes :

– lésion bronchique intrinsèque (sténose par exemple) ;

– lésion bronchique extrinsèque avec obstruction sous-jacente (un vaisseau aberrant, une tumeur médiastinale ou un kyste) ;

– lésion parenchymateuse (comme lors d'une lymphangiectasie congénitale).

Dans près de la moitié des cas, on ne retrouve pas la cause de l'emphysème, aussi sa physiopathologie reste discutée. La malformation serait deux fois plus fréquente chez le garçon que chez la fille. Les malformations associées sont fréquentes, surtout les malformations cardiaques (environ 15 % des cas).

Clinique

Les manifestations sont en règle générale précoces, dès les premiers jours de vie dans près de 50 % des cas. L'intensité des signes est fonction de l'importance de la distension lobaire qui crée une compression des lobes voisins et déplace le médiastin pour comprimer le côté opposé.

On peut retrouver une dyspnée, une toux, des phénomènes de détresse respiratoire à des degrés variables. On pourra noter parfois un tirage intercostal mais, le plus souvent, une simple distension et une relative immobilité de l'hémithorax intéressé qui est hypersonore avec des bruits respiratoires diminués.

Examens complémentaires

Ils sont au nombre de deux :

– les radiographies du thorax de face et de profil. On observe la distension lobaire sous la forme d'une zone hyper claire. Une atélectasie partielle des territoires pulmonaires comprimés voisins est possible. Les espaces intercostaux sont élargis et horizontalisés. Le médiastin est refoulé vers le côté opposé, le diaphragme est abaissé, voire « éversé ». On peut observer une véritable hernie médiastinale du lobe emphysémateux. Enfin, l'image est constante en scopie à la différence d'un corps étranger bronchique ;

– la bronchoscopie.

Diagnostic différentiel

Il se fait avec

– un corps étranger inhalé ;
– un emphysème compensateur d'une hypoplasie pulmonaire voisine ;
– une pneumatocèle postinfection ;
– un pneumothorax ;
– une hernie diaphragmatique ;
– une malformation kystique autre.

Traitement

Il s'agit de la lobectomie chirurgicale. Attention aux conditions de ventilation immédiatement avant la chirurgie qui risquent d'induire un pneumothorax !

Lobe poly-alvéolaire

Il s'agit d'une pathologie rare. Cependant, seule l'observation d'un lobe poly-alvéolaire sera rapportée car elle a une expression anténatale. Un obstacle bronchique serait à l'origine de cette entité ainsi que de la précédente, pourtant très différentes :

– distension emphysémateuse des alvéoles sur un territoire lobaire pour l'emphysème lobaire ;

– compte radial alvéolaire quasiment au double d'un compte normal pour le lobe poly-alvéolaire. Ainsi cette affection peut-elle être rapprochée de ce que l'on observe après création d'un obstacle trachéal destiné à tenter de résoudre une hypoplasie pulmonaire en cas de hernie diaphragmatique.

L'observation rapportée est celle d'un poumon droit hyper échogène et de gros volume avec déviation du médiastin qui, dès la 16e semaine, fait discuter une atrésie bronchique ou une malformation adénomateuse kystique congénitale du poumon (MAKCP) de type III. L'évolution du volume et de l'échogénicité de ce poumon a été lentement favorable durant le deuxième trimestre. Le caryotype était normal et aucune malformation associée n'a été dépistée. L'enfant, de sexe masculin, est né à terme, eutrophique, et n'a présenté aucun symptôme respiratoire dans les 24 premières heures de vie. Une détresse respiratoire est apparue à 48 heures avec déviation médiastinale progressive. Une chirurgie de « décompression » au 9e jour de vie a fait pratiquer l'exérèse d'un lobe poly-alvéolaire sur le territoire du lobe supérieur droit et du segment antérieur du lobe moyen droit. L'évolution a été favorable avec un recul de 2 ans.

Séquestrations pulmonaires

Les séquestrations pulmonaires appartiennent au champ pathologique très vaste des anomalies de développement de l'intestin antérieur. Elles représentent une des quatre grandes classes de malformations kystiques du poumon. Les hypothèses étiologiques, les indications thérapeutiques et les modalités du traitement doivent faire discuter de façon différenciée les séquestrations intralobaires (SIL) et les séquestrations extralobaires (SEL). Nous avons déjà rapporté une série de séquestrations de diagnostic prénatal.

Nous avons opéré électivement 20 séquestrations dans les 10 dernières années/5 extralobaires et 15 intralobaires. Nous ne rapportons pas les SEL de découverte fortuite lors du traitement de hernies diaphragmatiques. Il s'agit de diagnostics peropératoires contingents.

Les séquestrations extralobaires peuvent être de siège particulier exposant à des interrogations diagnostiques: intradiaphragmatique dans un dédoublement du diaphragme, ou bien sous-diaphragmatique. Elles sont rarement de grosse taille, mettant alors en jeu le pronostic vital du fœtus. Certaines d'entre elles sont de découverte fortuite à l'occasion du traitement d'une hernie diaphragmatique. D'une manière générale, elles posent relativement peu de problèmes. Il n'est pas certain que le traitement chirurgical soit indispensable pour certaines SEL de très petite taille et dont la vascularisation systémique est peu importante. Le débat s'attache à reconnaître les éventuels risques de dégénérescence tardive de ces lésions exclues du reste du parenchyme pulmonaire et à enveloppe pleurale parfaitement individualisée.

Les SIL posent de nombreux problèmes de diagnostic, sont polymorphes et suscitent encore de nombreuses interrogations. Une série continue de 15 SIL chez l'enfant étaye cette discussion.

Qu'est-ce qu'une séquestration pulmonaire ?

Il s'agit d'un ensemble de malformations kystiques pouvant comporter toutes les anomalies suivantes ou une partie seulement :
- bronchiques ;
- artérielles et/ou veineuses ;
- parenchymateuses.

Le terme « séquestration » correspond à un territoire de tissu pulmonaire privé de structure alvéolaire (le plus souvent) avec absence de connexion à l'arborisation bronchique, au réseau artériel pulmonaire et/ou au réseau veineux pulmonaire.

Comment définir la séquestration ?

Il s'agit d'un ensemble de malformations présentant les caractéristiques éventuelles suivantes :
- déconnexion de l'arbre trachéo-bronchique ;

– anomalie ou non de l'enveloppe pleurale : SIL, SEL, SEL sous diaphragmatique ;
– vascularisation artérielle systémique ;
– drainage veineux anormal ou non ;
– communication avec l'intestin antérieur (bronche œsophagienne : quel lien avec les kystes bronchogéniques, les duplications de l'œsophage ?) ;
– histologie : on peut noter un arrêt de développement au stade pseudo-glandulaire ou canaliculaire ;
– malformations associées locales (MAKCP au sein d'une séquestration ou association SEL + MAKCP sur des territoires différents, double diaphragme [dédoublement], hernie diaphragmatique) ou générales (d'autres organes).

Caractéristiques de l'échographie prénatale

Elle présente une masse kystique ou non, hyperéchogène, le plus souvent située à une base thoracique et dont la vascularisation systémique est observée au Doppler.

Les complications possibles sont un hydrothorax, une déviation médiastinale, un hydramnios et un poly-hydramnios.

L'échogénicité et la taille diminuent en fin de gestation, donc attention à la simple radiographie du thorax comme seul contrôle postnatal : il faut le CT-scan.

Théories malformatives

De nombreuses théories ont été avancées pour expliquer la formation des séquestrations pulmonaires :
– origine vasculaire, c'est-à-dire soit interruption d'une artère pulmonaire distale, soit artère pulmonaire aberrante, soit persistance de la vascularisation systémique ;
– théorie du bourgeon accessoire supplémentaire, ou bourgeon au développement anormal.

La plus séduisante est celle d'un bourgeon bronchique surnuméraire conservant sa vascularisation systémique et détaché de l'arborisation normale (aurait-il progressé plus vite ?) ou d'un bourgeon aberrant provenant de l'intestin primitif antérieur et dont la connexion a disparu secondairement. Ce bourgeon a pu progresser de telle sorte qu'il vient « heurter » ces ébauches diaphragmatiques induisant leur dédoublement ou passant sous le diaphragme à l'occasion de la fermeture du canal pleuro-péritonéal. En effet, on connaît dans la littérature et dans nos expériences personnelles l'existence de séquestrations pulmonaires incluses entre, en haut, un diaphragme accessoire et, en bas, le diaphragme normal. On connaît aussi l'existence de formes rétropéritonéales et sous-diaphragmatiques.

Que penser des séquestrations intralobaires ? Stocker avait publié en 1984 une théorie qui convient principalement aux séquestrations postnatales secondaires à la présence de débris dans la lumière d'une bronchiole terminale ou d'une obstruction d'autre nature. Cependant, nous ne savons pas relier cette théorie avec les séquestrations intralobaires de développement et de diagnostic anténatals. Celles-ci, malformatives et congénitales, ont en commun avec les séquestrations extralobaires une artère systémique provenant de l'aorte (le plus souvent l'aorte thoracique) et très souvent de très gros calibre. C'est même ce vaisseau qui fait la gravité potentielle de ces séquestrations intralobaires malformatives et donc congénitales. Le retour veineux est ici toujours pulmonaire, normal. En revanche, les connexions éventuelles avec l'arbre aérien ne sont pas connues car mal étudiées. Pour ces formes de diagnostic périnatal et de traitement précoce (en général avant 6 mois), nous ne disposons pas d'examen bronchographique ou bronchoscopique.

Matériel et méthode

Un travail rétrospectif a porté sur 15 enfants présentant une SIL, pris en charge dans les 10 dernières années.

Résultats

Il s'agissait de 10 garçons et 5 filles. La localisation de la SIL était 8 fois au lobe inférieur droit, 6 fois au lobe inférieur gauche, 1 fois au lobe médian. Une artère systémique aberrante de gros calibre était retrouvée 12 fois : 6 fois en provenance de l'aorte thoracique, 4 fois de l'aorte abdominale et 2 fois dans le ligament triangulaire. Une seule fois l'existence d'un gros retour veineux anormal par le système cave inférieur était constatée. Les malformations associées relevées étaient les suivantes : 1 coarctation aortique, 1 hypoplasie pulmonaire, 2 reflux vésico-rénaux et 3 anomalies de segmentation des bronches.

Douze enfants avaient eu un diagnostic anténatal. L'âge moyen au diagnostic était de 24 semaines d'aménorrhée. Parmi eux, on comptait 2 complications prénatales (1 poly-hydramnios avec ponctions répétées d'ascite et de liquide amniotique, 1 hydramnios non traité), 4 complications postnatales (1 détresse respiratoire néonatale, 1 détresse cardio-respiratoire à 2 mois, 2 surinfections bronchiques à 2 et 4 mois de vie). Onze enfants ont été traités en moyenne à 5 mois de vie (entre 5 jours et 13 mois). On a relevé 1 embolisation, 9 résections segmentaires ne concernant que le territoire de la séquestration et 1 résection panlobaire (pour une SIL panlobaire). On a noté 1 abstention thérapeutique.

Trois enfants n'ont pas eu de diagnostic prénatal et le diagnostic a été porté au décours d'une complication infectieuse. La résection chirurgicale (à 9 mois, 6 ans et 12 ans) a été 2 fois segmentaire, et 1 fois lobaire.

Clinique

Les formes que nous rencontrons habituellement sont tout à fait asymptomatiques car il s'agit le plus souvent de diagnostics faits en période anténatale. Sans quoi, le diagnostic sera fait au décours d'une complication.

Les séquestrations peuvent se manifester par une surinfection de la malformation ou par une hémoptysie (en cas de séquestrations intralobaires). Elles peuvent encore se révéler à l'occasion d'un anévrisme ou d'une rupture de l'artère systémique aberrante (hémothorax massif) et, enfin, par une défaillance cardio-pulmonaire en cas de retour veineux anormal.

Radiologie

Le diagnostic sur des radiographies standards du thorax est souvent difficile. L'échographie peut l'affirmer avec un examen Doppler qui permettra d'identifier l'artère aberrante (ce n'est pas un examen facile). La tomodensitométrie ou scanner et, surtout maintenant, l'IRM permettent le diagnostic de certitude.

Il n'y a pas de place désormais pour les opacifications vasculaires toujours dangereuses en bas âge de par leur caractère invasif.

Indication opératoire

Les complications infectieuses, hémorragiques ou cardio-vasculaires, voire dégénératives sont le lot d'un pourcentage inconnu de séquestrations. Dans le doute, si le diagnostic est posé « à froid » (en dehors de toute complication), il est indiqué de les traiter en fonction de critères :

– de taille (grosses séquestrations) ;

– de mode de vascularisation (volumineuse artère systémique, ou retour veineux anormal).

Quelle séquestration traiter ?

– Complication prénatale.

– Effet de masse (problèmes superposables en partie à la hernie diaphragmatique).

– Vascularisation systémique (risque d'anévrisme rompu et donc d'hémothorax, risque d'hémoptysie dans une SIL).

– Retour veineux anormal.

– Surinfection dès les 3 à 6 premiers mois de vie en cas de séquestration intralobaire.

Comment traiter ?

Par chirurgie par thoracotomie ou thoracoscopie. La thoracoscopie en bas âge n'a pas permis, à l'heure actuelle, de réaliser de traitement conservateur sur le parenchyme sain restant. La désartérialisation (ligature de l'artère systémique) induit un changement radical d'aspect et de coloration sur le territoire de la SIL autorisant alors une séparation entre la séquestration et le reste du lobe sain.

Par embolisation. Le problème se pose de l'involution du parenchyme séquestré, nécrosé, mais aéré par le voisinage.

La chirurgie doit consister en une simple séquestrectomie et doit être conservatrice sur le parenchyme sain.

Conclusion

Les SIL sont d'origine congénitale ou acquise. Dans notre série pédiatrique, la majorité d'entre elles est de diagnostic anténatal, d'origine malformative. Elles sont le plus souvent isolées, mais une anomalie de segmentation bronchique n'est pas rare. L'anatomopathologie de la séquestration permet de dater la survenue de la malformation. Les principales caractéristiques des SIL sont leur caractère rigoureusement segmentaire intralobaire avec vascularisation artérielle systémique persistante (volontiers une artère de gros calibre d'origine aortique) et une aération partielle possible (pas toujours de déconnexion totale d'avec l'arbre aérien). Les complications hémorragiques et infectieuses rapportées dans la littérature médicale sont nombreuses et incitent à des décisions thérapeutiques précoces dès les 6 premiers mois de vie. Le choix du traitement dépendra de la caractéristique dominante de la malformation : le mode de vascularisation peut inciter à une simple embolisation, alors que l'existence d'une masse kystique en communication avec l'arbre aérien peut conduire à une résection parenchymateuse. En cas d'exérèse chirurgicale, le traitement doit être le plus économe possible pour le parenchyme sain qui jouxte la malformation.

Malformation adénomateuse kystique congénitale du poumon

Il s'agit d'une malformation mal systématisée au sein d'un lobe, ce qui impose toujours la lobectomie radicale du lobe qui la porte.

Il s'agit, histologiquement, de dilatations de structures *bronchiole-like* dépourvues de cartilage, en principe aussi de structures alvéolaires, et pouvant contenir du muscle strié. On a longtemps parlé de tumeur bénigne ou d'hamartome.

On distingue trois grands types de MAKCP selon la classification de Stocker :

– le type I, le plus fréquent (75 %), est une forme macrokystique comportant des kystes supracentimétriques ;

– le type II comporte des kystes de l'ordre du centimètre ;

– le type III comporte des microkystes, formes très denses tissulaires.

En réalité, il s'agit très souvent d'un véritable « patchwork » et il est commun de trouver, au sein de la malformation, les trois types réunis. On lui donne alors le nom du stade majoritairement représenté dans la pièce anatomique.

La caractéristique des MAKCP de type I est leur tendance à prendre toute la place qui leur est accordsée : à l'ouverture du thorax, la masse gonfle et gêne souvent les premiers temps de repérage des structures pédiculaires au niveau du hile. Cependant, il s'agit de masses macrokystiques emplies de liquide en prénatal, puis d'air après la naissance. Il existe des possibilités « simples » de décompression de masses macrokystiques compressives en prénatal (shunts thoraco-amniotiques, ponctions itératives).

Les MAKCP de type III se comportent comme une tumeur solide non compressible et les plus volumineuses auront le plus fort taux de mortalité car elles auront induit une hypoplasie pulmonaire parfois considérable. Il n'existe, en prénatal, aucune possibilité raisonnable de décompression pour les types III.

Notre expérience de traitement en période prénatale est la suivante. Parmi 25 MAKCP de diagnostic prénatal, 4 enfants ont connu un traitement anténatal pour malformation adénomatoïde kystique congénitale du poumon. Il s'agissait de 3 MAKCP de type I (2 au lobe inférieur droit, 1 au lobe inférieur gauche) et de 1 MAKCP de type III. Un shunt kysto-amniotique a toujours permis de réduire l'hydramnios et la déviation médiastinale. Des ponctions itératives de liquide amniotique à partir de la 28ᵉ semaine ont été effectuées pour la MAKCP de type III. L'hypoplasie pulmonaire majeure a été responsable du décès à 12 heures de vie. Aucune chirurgie prénatale n'a été effectuée.

La « visibilité » de la majorité des MAKCP de diagnostic prénatal diminue à l'échographie à mesure que grossesse avance dans le temps. À tel point que l'on a pu dire que certaines d'entre elles avaient disparu. En réalité, il faut être extrêmement vigilant : même si la radiographie du thorax de face chez le nouveau-né va sembler confirmer cette hypothèse (on ne voit « plus » rien), il faut toujours envisager une confirmation par un scanner thoracique. On est bien souvent surpris de découvrir une masse parfois de gros volume qui, pourtant, était totalement « ignorée » par le cliché standard.

Les MAKCP peuvent n'être découvertes que sur des arguments cliniques après la naissance :

– détresse respiratoire néonatale par effet de masse avec éventuelle hypoplasie pulmonaire, ou par pneumothorax ;

– pneumothorax spontané chez le jeune enfant, voire l'adulte jeune ;

– complications infectieuses avec abcédation de la malformation kystique ;

– dégénérescence tardive à l'âge adulte (quelques cas décrits).

La chirurgie consiste toujours en une lobectomie car la malformation n'est pas systématisée clairement au sein du lobe, à la différence des séquestrations intralobaires.

Kystes bronchogéniques

Ils dérivent de bourgeons anormaux issus de l'œsophage primitif ou de l'ébauche trachéo-bronchique et n'ayant pas abouti à la différenciation alvéolaire. Si ce bourgeon se détache précocement, il donnera un kyste médiastinal (4 observations récentes). S'il se détache tardivement, il sera intraparenchymateux (1 observation récente). En réalité, on pense qu'il y a une anomalie survenant lors du clivage de l'intestin antérieur en deux ébauches : l'une antérieure à la trachée, l'autre postérieure à l'œsophage. Il ne reste plus qu'à faire le rapprochement possible, mais hypothétique, entre la genèse d'une atrésie de l'œsophage, d'un diastème complet ou partiel et des duplications digestives. Certaines observations personnelles ou publiées permettent d'écrire désormais ces propos.

Le volume des kystes varie de 1 à plusieurs centimètres. Leur mode de révélation est soit fortuit sur une radiographie du thorax de face et de profil, ou bien le diagnostic est évoqué devant une complication liée au volume (compression de voisinage avec, par exemple, toux) ou à une infection.

Parfois, ce sont des signes frustes (stagnation pondérale chez un nourrisson par exemple) qui conduisent à la réalisation d'un bilan radiographique pulmonaire grâce auquel le diagnostic pourra être porté. Le scanner ou l'IRM sont d'excellentes aides au diagnostic.

Selon que le kyste siège en région paratrachéale, sous la carène, au niveau du hile, en situation rétro-cardiaque ou dans le parenchyme, l'expression clinique et radiologique varie. La thoracoscopie semble être une bonne indication pour l'exérèse encore que les complications ne sont pas rares : chylothorax, récidive...

La simple ponction de décompression de kystes bronchogéniques à la carène, compliqués d'une obstruction bronchique néonatale, peut être une solution de remplacement transitoire à la chirurgie radicale immédiate. Une observation est rapportée.

Conclusion

Le diagnostic anténatal des malformations kystiques du poumon est de plus en plus précoce, dès l'échographie du premier trimestre. L'étude du caryotype et la recherche de malformations associées forment une étape indispensable. Établir un pronostic reste un véritable défi. Alors que l'hydramnios et la déviation médiastinale sont aisément mis en évidence, le degré d'hypoplasie pulmonaire associée reste impossible à déterminer. En cas de masse microkystique ou pleine responsable d'une déviation médiastinale et d'un hydramnios, il est admis de penser qu'il peut exister une hypoplasie pulmonaire importante. Aussi, pour une MAKCP de type III compliquée en prénatal, les ponctions itératives d'excès de liquide amniotique semblent illusoires. En cas de malformation macrokystique, la mise en place d'un shunt kysto-amniotique est une bonne indication au décours d'un suivi échographique répété qui tente d'établir les critères de non-involution progressive spontanée, fréquente au cours du troisième trimestre, ou d'aggravation. Quant à la chirurgie *in utero*, elle a difficilement sa place dans le contexte actuel du diagnostic prénatal en France : l'interruption médicale de grossesse est possible jusqu'au terme de la gestation pour un fœtus qui n'est pas encore une personne, un patient. Si une chirurgie est entreprise, la responsabilité du chirurgien est engagée et le fœtus devient alors un patient. Comment prétendre suffisamment informer les parents alors que les critères exacts du pronostic, au vu d'un bilan échographique fœtal, ne sont pas clairs ?

Le transfert *in utero* est indispensable dans la bonne prise en charge des malformations kystiques du poumon. Une MAKCP de type I non compliquée en prénatal peut développer un pneumothorax et une détresse respiratoire néonatale immédiate. *A fortiori*, toutes les malformations compliquées dans la période anténatale doivent bénéficier d'une prise en charge de réanimation pédiatrique immédiate à la naissance. La proximité d'une unité de chirurgie pédiatrique rend plus aisée la prise en charge des enfants porteurs d'un drainage mis en place en période fœtale. Le mode d'accouchement ne doit dépendre que des conditions obstétricales. La césarienne ne s'impose pas *a priori*.

Le bilan radiographique néonatal d'une malformation kystique du poumon ne doit pas être limité à la seule radiographie du thorax. Celle-ci est « aveugle » tant les malformations peuvent être de petite taille ou être aérées. Une séquestration intralobaire peut s'aérer par les pores de Kohn et il existe volontiers une hyperaération périphérique. Le scanner (sa réalisation ou la prise de rendez-vous) doit précéder la sortie de maternité de l'enfant. Les malformations kystiques du poumon sont régulièrement le siège d'une infection au-delà de 3 à 6 mois. Les complications hémorragiques précoces des SIL sont rares. Même lorsque la malformation est asymptomatique et non vue sur la radiographie standard du thorax à la naissance, elle reste néanmoins le siège possible de complications à court et long terme.

BIBLIOGRAPHIE

[1] Adzick NS, Flake AW, Crombleholme TM. Management of congenital lung lesions. *Sem Pediatr Surg* 2003 ; 12 : 10-6.

[2] Allegaert K, Proesmans M, Naulaers G, Moerman P, Lerut T, Devlieger H. Neonatal transthoracic puncture in a case of congenital cystic adenomatoid malformation of the lung. *J Pediatr Surg* 2002 ; 37 : 1495-7.

[3] Becmeur F, Horta-Geraud P, Donato L, Sauvage P. Pulmonary sequestrations : prenatal ultrasound diagnosis, treatment, and outcome. *J Pediatr Surg* 1998 ; 33 : 492-6.

[4] Becmeur F, Horta P, Donato L, Christmann D, Sauvage P. Accessory diaphragm. Case report. Review of 31 cases in the literature. *Eur J Pediatr Surg* 1995 ; 1 : 43-7.

[5] Brattu I, Flageole H, Chen M, Di Lorenzo M, Yazbeck S, Laberge JM. The multiple facets of pulmonary sequestration. *J Pediatr Surg* 2001 ; 36 : 784-90.

[6] Coleman B, Adzick NS, Crombleholme TM, Johnson MP, Howell L, Horii SC *et al.* Fetal therapy. State of the art. *J Ultrasound Med* 2002 ; 21 : 1257-88.

[7] Dieltjens A, Naulaers G, Vandeven K, Coosemans W, Moerman P, Devlieger H. Right diaphramatic eventration associated with intralobar pulmonary sequetration : a case report. *Eur J Pediatr Surg* 2000 ; 10 : 140-1.

[8] Duncombe GJ, Dickinson JE, Kikiros CS. Prenatal diagnosis and management of congenital cystic adenomatoid malformation of the lung. *Am J Obstet Gynecol* 2002 ; 187 : 950-4.

[9] Fabre O, Porte H, Godart F, Rey C, Wurtz A. Long-term cardiovascular consequences of undiagnosed intralobar pulmonary sequestration. *Ann Thorac Surg* 1998 ; 65 : 1144-6.

[10] Favre R, Betthar K, Christmann D, Becmeur F. Antenatal diagnosis and treatment of fetal hydrops secondary to pulmonary extralobar sequestration. *Ultrasound Obstet Gynecol* 1994 ; 4 : 335-8.

[11] Frazier A, Rosado de Christenson M, Stocker JT, Templeton P. Intralobar sequestration : radiologic-pathologic correlation. *Radiographics* 1997 ; 17 : 725-45.

[12] Glüer S, Scharf A, Ure BM. Thoracoscopic resection of extralobar sequestration in a neonate. *J Pediatr Surg* 2002 ; 37 : 1629-31.

[13] Izillo R, Hajjam MEL, Qanadli SD, Guichaux F, Mignon F, Caubarrere I *et al.* Séquestration pulmonaire intralobaire de type Pryce 1 chez l'adulte. Vaso-occlusion par spires métalliques. *J Radiol* 2000 ; 81 : 996-9.

[14] Janssen D, Schilte P, De Graaff C, Van Dijk H. Bronchopulmonary sequestration associated with an aneurysm of the aberrant artery. *Ann Thorac Surg* 1995 ; 60 : 193-4.

[15] Kaseda S, Aoki T, Shimizu K, Nakamura Y, Kiguchi H. Techniques for treating aberrant arteries during resection of pulmonary sequestration by video-assisted thoracic surgery : report of two cases. *Surg Today* 2003 ; 33 : 52-4.

[16] Kolls J, Kierman M, Ascuitto R, Ross-Ascuitto N, Fox L. Intralobar pulmonary sequestration presenting as congestive heart failure in a neonate. *Chest* 1992 ; 102 : 974-6.
[17] Langer B, Donato L, Riethmuller C, Becmeur F, Dreyfus M, Favre R *et al.* Spontaneous regression of fetal pulmonary sequestration. *Ultrasound Obstet Gynecol* 1995 ; 6 : 33-9.
[18] Miller E, Singh SP, Cerfolio RJ, Schmidt F, Eltoum IE. Pryce's type I pulmonary intralobar sequestration presenting with massive hemoptysis. *Ann Diag Pathol* 2001 ; 5 : 91-5.
[19] Nakamura H, Makihara K, Taniguchi Y, Ishiguro K, Ohgi S. Thoracoscopic surgery for intralobar pulmonary sequestration. *Ann Thorac Cardiovasc Surg* 1999 ; 5 : 405-7.
[20] Rothenberg S. Experience with thoracoscopic lobectomy in infants and children. *J Pediatr Surg* 38 : 2003 ; 102-4.
[21] Rubin E, Garcia H, Horowitz M, Guerra J. Fatal massive hemoptysis secondary to intralobar sequestration. *Chest* 1994 ; 106 : 954-5.
[22] Tsao K, Albanese CT, Harrison MR. Prenatal therapy for thoracic and mediastinal lesions *World J Surg* 2003 ; 27 : 77-83.

Les cœlosomies

A. BONNARD, Y. AIGRAIN*

Introduction

Les cœlosomies sont des éviscérations anténatales rapportées à un trouble précoce de l'embryogenèse. On distingue les cœlosomies supérieures, situées au-dessus de l'ombilic et pouvant intéresser le sternum (pentalogie de Cantrell), les cœlosomies moyennes, situées au niveau de l'ombilic et qui sont les plus fréquentes (omphalocèle), et, enfin, les cœlosomies inférieures (exstrophie cloacale et vésicale). Elles sont le plus souvent diagnostiquées en anténatal et posent le difficile problème des malformations associées et de la décision éventuelle d'une interruption médicale de grossesse. Dans un premier temps, nous ferons un rappel sur l'embryologie de ces malformations, puis nous verrons une à une les pathologies sus-décrites.

Embryologie

Le problème essentiel semble se produire au moment de la délimitation de l'embryon, à partir de la migration des somites abdominaux, vers la 3e ou 4e semaine (5e ou 6e SA) de développement. Il s'agit donc d'un trouble précoce (embryopathie), par opposition au laparoschisis qui est un défaut de la croissance abdominale et qui se produit vers la 10e semaine, au moment de la réintégration des anses intestinales.

La délimitation se fait dans les sens cranio-caudal et transversal. De l'évolution des différents somites cervicaux, thoraciques et lombo-sacrés et de leur colonisation par les myoblastes va naître l'ensemble des muscles de la paroi abdominale. Elle se constitue entre la 8e et la 10e SA. La région ombilicale est la dernière colonisée, vers la 11e SA ; à ce moment, le fœtus est parfaitement délimité et l'anse intestinale initialement herniée est réintégrée et continue sa rotation dans le sens anti-horaire.

* Service de chirurgie viscérale pédiatrique, hôpital Robert-Debré, 48, boulevard Sérurier, 75019 Paris.

Tout défaut de la paroi abdominal s'accompagne le plus souvent d'un trouble de rotation de l'anse intestinale et d'une disposition en mésentère commun à 90, c'est-à-dire du cæcum en « fosse iliaque gauche ».

La fréquence des anomalies associées plaide pour un mécanisme chromosomique de ces malformations.

Cœlosomie moyenne : omphalocèle

Définition, épidémiologie

Il s'agit d'une éviscération couverte située dans la région ombilicale. L'ombilic s'insère au sommet du sac qui peu contenir le grêle, le côlon, le foie, l'estomac... selon l'importance du défect. Sa fréquence est estimée à 1 / 5 000 naissances vivantes. Il n'y a pas de prévalence de sexe.

Environ 50 % des nouveau-nés sont porteurs d'anomalies associées (cardiaques, digestives, faciales) avec 6 % d'anomalies chromosomiques (trisomie 13, 18...). Parfois, l'omphalocèle s'intègre dans un syndrome malformatif (syndrome de Wiedman Beckwith, associant omphalocèle, hypoglycémie, hémihypertrophie, viscéromégalie).

Présentation et diagnostic

Le diagnostic peut être fait en anténatal, lors de l'échographie du premier trimestre (10e SA). La découverte de la malformation doit faire pratiquer un caryotype fœtal et une échographie cardiaque qui guideront au mieux la prise en charge anténatale.

En néonatal, il s'agit d'une éviscération couverte, le contenu étant visible au travers d'une membrane translucide. Le défect est central, médian, intéressant tous les plans (peau, aponévrose, muscles et péritoine). Le cordon s'insère à la partie inférieure de l'omphalocèle, s'accole et s'enroule sur elle pour s'en détacher près de son sommet.

Un examen clinique permet d'éliminer les malformations associées. La diminution du volume de la cavité abdominale est constante et parfois responsable des difficultés de fermeture de la paroi abdominale.

Une classification a été réalisée en fonction du diamètre de l'omphalocèle et de son contenu. Pour des nouveau-nés de petit poids, le volume de l'omphalocèle est rapporté au diamètre thoracique. Un diamètre supérieur à 8 cm et un foie partiellement extériorisé sont des éléments de mauvais pronostic.

Conduite à tenir

Il s'agit d'une urgence chirurgicale compte tenu du risque de refroidissement de l'enfant et du risque infectieux.

En salle de travail

L'enfant est placé dans une couveuse chauffante ou sur une table radiante. Il est enveloppé dans un sac à grêle, perfusé avec du sérum glucosé en raison du risque d'hypoglycémie. Un bilan est rapidement prélevé et l'enfant est passé au bloc opératoire.

Au bloc opératoire

L'intervention est réalisée sous anesthésie générale, chez un bébé intubé et ventilé, curarisé. Elle débute par la pose d'un cathéter central permettant le monitorage de la pression veineuse centrale et une nutrition parentérale. L'incision débute au pourtour de l'omphalocèle de façon à réséquer la membrane qui recouvre les anses, puis celles-ci sont réintégrées après avoir recherché une anomalie digestive associée, rare. La fermeture peut réclamer l'interposition d'une prothèse (plaque en Gore-tex®), recouverte par la peau. Parfois, la réintégration est impossible en un temps et elle doit passer par une étape intermédiaire : l'utilisation d'un silo (dérivée de la méthode Schuster), qui entoure les anses et est suspendu de façon à exercer une traction douce sur le plan cutané *(streching)*. La réintégration se fait de façon progressive en diminuant chaque jour la hauteur du silo.

L'enfant est hospitalisé en réanimation car il doit être ventilé artificiellement durant quelques jours.

Complications

Infection

L'infection peut être locale, le plus souvent en cas d'utilisation de matériel prothétique, ou concerner le cathéter central, pouvant être à l'origine d'une septicémie.

Entérocolite et perforation intestinale

Les facteurs favorisant ces complications sont l'hyperpression abdominale et une mauvaise hémodynamique du fait soit d'un mauvais remplissage, soit d'une septicémie. Le matériel prothétique peut être également en cause. Il s'agit soit d'une perforation isolée, soit d'une véritable entérocolite. Le tableau est dominé par l'infection, associée à un ballonnement abdominal, une circulation veineuse collatérale. Elle est de mauvais pronostic.

Retard à la reprise du transit

Elle est plus fréquente en cas de laparoschisis, mais peut se voir en cas d'omphalocèle. Il faut se garder d'augmenter les apports entéraux rapidement car on s'exposerait à une entérocolite.

Reflux gastro-œsophagien

Il est quasi constant du fait de l'hyperpression abdominale, de la ventilation mécanique et de la présence d'une sonde gastrique.

Pronostic

Il est bon en l'absence de malformations associées avec un taux de mortalité aux alentours de 5 %. En revanche, en cas d'anomalies associées, essentiellement cardiaques, ce taux peut atteindre 30 à 40 %.

Cœlosomie supérieure : pentalogie de Cantrell

Définition, épidémiologie

La fréquence de cette malformation est très faible, compte tenu du diagnostic anténatal et de l'interruption de grossesse qui est proposée. Elle associe :

– une omphalocèle sus-ombilicale, plus ou moins importante, contenant du grêle, quasiment toujours l'estomac ainsi que du foie ;

– une fente sternale thoraco-abdominale. À ce niveau, la peau recouvre le cœur que l'on voit battre ;

– une malformation diaphragmatique, soit une agénésie plus ou moins marquée de la portion antérieure du diaphragme faisant communiquer le médiastin ou le péricarde avec la cavité abdominale ;

– une malformation péricardique (brèche ou adhérence à la peau) ;

– une malformation cardiaque ; la communication interventriculaire (CIV) est quasi constante, il y a généralement un diverticule du ventricule gauche, caractéristique de cette malformation, d'autres malformations peuvent se manifester.

Traitement

En l'absence de diagnostic anténatal, la gravité de la malformation tient surtout à la malformation cardiaque associée. La cure chirurgicale doit être envisagée en étroite collaboration avec les chirurgiens cardiaques.

La première intervention traitera les malformations pariétales pour un recouvrement des structures viscérales. Si l'enfant survit, le traitement des anomalies cardiaques sera envisagé dans un second temps.

Pronostic

Il est extrêmement sombre.

Cœlosomie inférieure : exstrophie vésicale

Définition, épidémiologie

Il s'agit d'une anomalie de fermeture de la paroi antérieure sous-ombilicale. Dans sa forme complète, la vessie est ouverte à la peau, le col vésical ainsi que l'urètre sont également ouverts en avant, réalisant un épispadias. Il existe constamment une ouverture du pubis.

Cette malformation survient dans la proportion de 1/10 000 naissances vivantes. Le ratio garçon/fille est de 2-3/1.

Diagnostic anténatal

Il est possible. Le plus souvent, l'échographiste souligne une vessie non vue avec un haut appareil normal et une malformation de la verge. Généralement, une interruption médicale de grossesse est proposée.

Présentation et diagnostic

Vessie

La vessie est ouverte en avant, entre les muscles grands droits, sa muqueuse se continuant avec la peau. Au niveau de cette plaque vésicale, on repère les orifices urétéraux, limitant en haut et en dehors le trigone vésical. Elle est quasi constamment de petite taille, parfois limitée au seul trigone. Le sphincter externe est complètement ouvert en avant avec le col vésical, ses fibres se perdant dans le tissu intersymphysaire.

Organes génitaux

Chez la fille, le clitoris est bipartite. Chez le garçon, le pénis épispade est court, large et rétracté en haut. Les corps caverneux ont une longueur normale mais, du fait de l'écartement du pubis, leur portion accolée est courte. Le corps spongieux est très hypoplasique.

Bassin

L'écartement du pubis est constant, les os iliaques étant écartés et en rotation externe.

Haut appareil urinaire

Avant tout traitement chirurgical, il est normal, non dilaté. Dans cette situation, l'incontinence urinaire est constante, même difficile à obtenir après fermeture de la plaque vésicale dans la mesure où il existe une malformation associée du sphincter externe.

Traitement

Trois buts doivent être atteints : fermer la plaque vésicale, traiter l'incontinence et traiter l'épispadias. La manière idéale pour y parvenir n'est pas encore admise par tout le monde.

La fermeture de la plaque vésicale est la priorité, sinon on expose l'enfant à des infections, une rétraction et une fibrose de l'épithélium urinaire rendant plus qu'aléatoire son devenir urinaire. Elle doit être réalisée dans les premières heures de vie. Le volume de la vessie obtenue est souvent petit.

Il y a un consensus quasi général sur le traitement simultané de la fermeture de la vessie et du col vésical, d'une part, et de l'écart intersymphysaire, d'autre part. Certains réalisent des ostéotomies maintenues par des broches ou des fixateurs externes.

Le traitement de l'épispadias est réalisé au cours de la fermeture de la plaque vésical ou plus tard, quand une croissance suffisante du pénis est obtenue.

Problèmes

Le chirurgien doit faire face à plusieurs problèmes. La fermeture de la vessie permet d'en obtenir une qui reste, on l'a vu, de petite taille. La fermeture du col vésical pour obtenir une continence urinaire (cervicoplastie) empiète encore plus sur le volume de la vessie. Il apparaît donc qu'une simple fermeture de la vessie sans « sphinctérisation » lors du premier temps opératoire est préférable. De ce fait, l'enfant est incontinent, la vessie reste soumise à des basses pressions, le haut appareil ne se dégrade pas.

Pour obtenir une continence, il faut réaliser une cervicoplastie. Le système devient alors à haute pression avec un risque de dilatation du haut appareil ; un agrandissement de vessie est souvent nécessaire dans le même temps.

On le voit, plusieurs temps opératoires seront nécessaires pour restituer à l'enfant une fonction urinaire qui, pourtant, sera généralement anormale.

Complications

L'infection est soit pariétale et locale après la fermeture de la vessie, soit urinaire.

Le reflux vésico-urétéral peut être responsable d'une pyélonéphrite aiguë. Une antibioprophylaxie doit être instituée, l'indication de la réimplantation urétéro-vésicale doit être pesée.

L'incontinence est constante. Une nouvelle intervention chirurgicale sera nécessaire pour la traiter.

La dilatation du haut appareil urinaire et l'insuffisance rénale constituent le risque à long terme, surtout du fait de la petite taille de la vessie qui est peu compliante (faible variation de volume avec augmentation importante des pressions intravésicales au remplissage). Un agrandissement de vessie devra être réalisé, compromettant les mictions normales et obligeant dans le même temps à réaliser une cervicoplastie et, parfois, une cystostomie continente pour des sondages intermittents.

Des troubles de la fonction sexuelle se manifestent : la verge est petite, à base d'implantation large, plaquée contre la paroi abdominale, interdisant tous rapports sexuels. Une nouvelle chirurgie sera nécessaire pour lui redonner un aspect pendulaire et permettre les rapports.

Des troubles psychologiques peuvent apparaître : hospitalisations à répétition, interventions chirurgicales itératives, troubles de la fonction urinaire et sexuelle..., autant de facteurs qui rendent difficile la vie de ces enfants, adolescents et adultes.

Pronostic

Il n'est pas vital. Le pronostic sur la continence urinaire et la possibilité de mictions normales par les voies naturelles et celui sur la fonction sexuelle sont très sombres.

Exstrophie cloacale

Épidémiologie

Il s'agit d'une malformation extrêmement rare puisqu'elle concerne 1 cas pour 200 000 à 250 000 naissances. Il n'y a pas de prépondérance de sexe.

Présentation et diagnostic

On retrouve plusieurs éléments associés :

– l'omphalocèle est toujours sous-ombilicale, l'insertion du cordon se fait à sa partie supérieure, elle est de volume très variable ;

– l'exstrophie vésicale est particulière dans son aspect puisqu'elle présente 2 hémi-vessies situées latéralement, chacune recevant l'uretère lui correspondant. Elles sont soit complètement séparées, soit accolées au niveau de leur pôle supérieur ou inférieur ;

– l'exstrophie intestinale est située entre les 2 plaques vésicales. Elle correspond à la région iléo-cæcale exstrophiée, 2 orifices s'ouvrent sur la ligne médiane, l'un au-dessus de l'autre : le supérieur est iléal et se prolabe très souvent sous forme d'une trompe digestive, l'inférieure correspond au cæcum ;

– l'agénésie de l'intestin postérieur : il existe toujours une malformation ano-rectale haute, la longueur du côlon distal est très variable mais il est toujours raccourci ;

– en ce qui concerne les organes génitaux, chez le garçon, le pénis est classiquement dédoublé (diphallia), le scrotum l'est également et les testicules sont ectopique dans 80 % des cas. Chez la fille, le clitoris est bifide ou absent, le vagin est dupliqué ou agénésique, l'utérus est dupliqué ;

– il existe une disjonction symphysaire constante du bassin ;

– les malformations associées sont variables, elles concernent les voies urinaires supérieures (60 %), les vertèbres (50 %), le tractus digestif (46 %), le système nerveux (30 %), les membres (25 %) et les poumons.

Traitement

Il est très lourd. Il faut fermer la plaque vésicale, traiter la malformation ano-rectale. Les enfants sont le plus souvent porteurs de colostomie, définitive parfois. Le pronostic urinaire, digestif et sexuel est très sombre.

L'exstrophie cloacale étant diagnostiquée en anténatal, une proposition d'interruption de grossesse est le plus souvent proposée.

Que reste-t-il des indications chirurgicales en anténatal ?

J.-M. GUYS, V. FOUQUET, C. LOUIS-BORRIONE*

Résumé

Le diagnostic anténatal a permis de considérer le fœtus comme un patient. Dès lors, une intervention anténatale était théoriquement possible. La chirurgie fœtale, pour être envisagée, doit concilier une faible morbidité fœtale et maternelle, une connaissance précise de l'histoire naturelle de la pathologie, la preuve que le geste sera bénéfique et une sélection possible du « patient ».
Après de nombreuses expérimentations animales et une phase d'espoir, la chirurgie fœtale a vu le jour. Les résultats sont essentiellement limités par l'absence de tocolyse efficace et les difficultés, dans certaines pathologies, d'intervenir avant que les dommages occasionnés par la malformation soient irréversibles. Des exemples sont donnés. À l'heure actuelle, très peu d'équipes de chirurgie pédiatrique réalisent de la chirurgie fœtale (elles sont essentiellement nord-américaines) bien que les techniques de dépistage anténatal et l'acte chirurgical lui-même aient fait d'immenses progrès (chirurgie *ex utero* ou *in utero*).
Si nous sommes actuellement dans une phase d'expectative, le jour n'est peut-être pas loin pour que la chirurgie fœtale accède aux honneurs auxquels elle peut prétendre.

Mots clés

Chirurgie fœtale. Malformation congénitale. Diagnostic anténatal. Chirurgie pédiatrique.

* Département de chirurgie pédiatrique, hôpital d'enfants de la Timone, boulevard Jean-Moulin, 13385 Marseille cedex 5. Tél. : 04 91 38 66 82. Fax : 04 91 38 47 14. E-mail : jean-michel.guys@ap-hm.fr.

Introduction

Si l'on s'intéresse au diagnostic anténatal, il est important de savoir s'il est bénéfique sur le plan chirurgical. Est-il utile ? Est-il indispensable ? A-t-il entraîné un progrès dans la prise en charge chirurgicale des patients ? Voilà les trois questions fondamentales qu'il faut se poser.

Utile, certainement, car il permet de traiter avant la complication révélatrice, de rassurer les parents (après les avoir inquiétés) et d'éviter les malformations incurables.

Indispensable, probablement mais pas toujours, pas dans les pathologies unilatérales (organes cachés) ni dans les pathologies curables ou dans toutes celles qui auront une évolution favorable durant la grossesse.

Et évidemment, ce diagnostic représente un progrès dans la prise en charge des patients. En effet, il permet un dépistage précoce de la malformation, une meilleure connaissance de son histoire naturelle autorisant ainsi, dans certains cas, de proposer un traitement *in utero.*

Ce traitement anténatal, s'il a en même temps réduit l'être à sa maladie dans un grand nombre de situations, nous a fait progresser vers la notion que le fœtus est un véritable patient [1, 2]. Cette chirurgie fœtale, pour être envisagée, doit entraîner une faible morbidité maternelle et fœtale, une connaissance précise de l'histoire naturelle de la pathologie, la preuve que le geste chirurgical sera bénéfique et une sélection possible du « patient ».

Une approche expérimentale avec la création d'un modèle animal et l'évaluation de l'efficacité du geste a été nécessaire dans un grand nombre de malformations et sa réalisation est d'actualité chaque fois qu'un nouveau geste est envisagé en anténatal.

Sur le plan pratique, 3 types d'interventions peuvent être réalisés sur le fœtus. Une simple ponction transpariétale (abdomen-utérus-fœtus), une véritable correction chirurgicale, très classiquement après hystérotomie, c'est-à-dire une chirurgie conventionnelle à ciel ouvert sur le fœtus (chirurgie *ex utero*), mais aussi une chirurgie *in utero* grâce aux techniques actuelles de chirurgie vidéo-assistée [3].

Si, *stricto sensu*, les gestes de ponction *in utero* ne font pas partie de ceux qui sont considérés comme chirurgicaux, nous les inclurons tout de même dans l'exposé qui suit tout en excluant ceux à visée purement diagnostique.

Si l'on veut répondre aux questions posées, il est nécessaire de prendre quelques exemples que, volontairement, nous limiterons aux plus fréquentes malformations chirurgicales dites viscérales.

Malformations des voies urinaires

Les dangers pour le chirurgien pédiatre sont essentiellement représentés par la valve de l'urètre, la dysplasie rénale bilatérale, les malformations sur rein unique et les associations syndromiques.

Sur le plan strict du diagnostic, les premières interventions sur le fœtus du type ponction du bassinet et analyse biochimique n'ont pas permis de résoudre tous les problèmes de pronostic. On doit s'entourer encore d'un faisceau d'arguments à la fois sur la taille des dilatations et des reins, l'échogénicité du parenchyme et la quantité du liquide amniotique pour pouvoir répondre de la manière la plus précise possible à la question souvent importante du pronostic rénal futur.

Sur le plan thérapeutique, les ponctions évacuatrices dans les malformations obstructives ont toujours été considérées comme un pis-aller du fait du renouvellement rapide de l'urine fœtale et elles ont cédé la place aux dérivations par cathéter : shunt vésico-amniotique par exemple. De nombreuses migrations et des obstructions de sondes ont très vite été rapportées [4]. Des interventions correctrices vraies ont été publiées mais cela plus sur le plan anecdotique que dans de véritables séries, par exemple le traitement endoscopique des valves de l'urètre [5]. Indirectement, la couverture cutanée dans certains cas de myéloméningocèle a été réalisée, mais ceci à titre prophylactique dans le cadre du retentissement urinaire ou moteur de cette malformation [6, 7]. Le bénéfice de telles interventions n'est toujours pas prouvé.

Si l'on parle d'« intervention correctrice vraie », celle-ci nécessite la connaissance parfaite de l'histoire naturelle de la maladie. Or, la principale difficulté rencontrée dans les malformations des voies urinaires vient de la nécessité d'une intervention très précoce, avant que le retentissement défavorable rénal ne soit réalisé. Ceci, donc, à un stade où la chirurgie fœtale ne peut le plus souvent s'envisager raisonnablement si l'on ne veut pas augmenter de façon très importante la morbidité maternelle et fœtale de l'accouchement prématuré sans oublier les risques iatrogènes propres de l'intervention. Ce type d'intervention correctrice pourrait s'envisager ainsi idéalement dès le début du deuxième trimestre de la grossesse, ce qui, en l'état actuel des connaissances, reste totalement illusoire.

Au total, sur le plan urinaire et malgré de nombreuses tentatives [8, 9], nous en sommes encore au stade de la compréhension de la physiopathologie de la maladie. Certes, il reste outre les ponctions diagnostiques, la fœtoscopie (que nous avons exclue de ce propos) et peut-être, dans certains cas, les dérivations palliatives temporaires, celles-ci pouvant être réalisées en chirurgie vidéo-assistée permettant une bonne précision et une morbidité utérine réduite.

Pathologies pulmonaires

Elles sont représentées essentiellement par les malformations adénomatoïdes et les séquestrations pulmonaires. Peuvent y être associées les tumeurs intrathoraciques (tératomes, lymphangiomes kystiques). Le diagnostic de malformation pulmonaire ou intrathoracique est le plus souvent réalisé au deuxième trimestre de la grossesse. En règle générale, la localisation est limitée à un lobe et l'évolution au cours de la grossesse se fera sans complications. Dans quelques cas, on peut voir un hydramnios ou une anasarque fœtale par compression et retentissement cardiaque plus que par réelle malformation vasculaire (hormis les séquestrations), mais aussi et surtout une hypoplasie pulmonaire peut survenir. Celle-ci est difficile à réellement prévoir en anténatal malgré l'apparition de la résonance magnétique et l'amélioration de la qualité échographique. Dans la majorité des cas, c'est l'évolution *in utero* et l'existence de malformations associées qui seront les principaux facteurs pronostiques. Un grand nombre de cas ne nécessitera pas de geste anténatal du fait de l'excellente tolérance de ce type de malformation. Les indications chirurgicales prénatales restent donc cantonnées à pratiquement une seule situation : l'évolution vers l'anasarque. Les simples ponctions itératives dans les formes kystiques, voire les dérivations thoraco-amniotiques, ont été proposées ainsi que de véritables lobectomies. À la différence des pathologies des voies urinaires ou celles posés par une malformation entraînant une hypoplasie pulmonaire précoce, ce type de retentissement est tardif et la chirurgie prénatale peut prendre là tout son intérêt [10]. Elle devient possible car elle est destinée à passer le cap de l'aggravation prénatale pouvant conduire à une détresse respiratoire néonatale mortelle. Du fait du caractère tardif de ces complications, le risque d'accouchement prématuré et de morbidité fœtale est moindre que dans le cas des malformations urinaires car le geste pourra être réalisé au cours du troisième trimestre de la grossesse.

À l'opposé, les hernies diaphragmatiques (incluses dans ce chapitre par le retentissement pulmonaire qu'elles entraînent), si elles ne posent pas de problème diagnostique anténatal, restent malheureusement peu pourvoyeuses d'indications chirurgicales fœtales même si c'est dans ce cas que le plus de travaux de recherche et le plus d'essais cliniques ont été réalisés, ceci aussi bien pour tenter de comprendre la physiopathologie de la malformation que de la corriger. Les premiers travaux des équipes considérées à l'heure actuelle encore comme pionnières en la matière l'ont été sur cette pathologie [11, 12]. Deux techniques ont été successivement proposées. La correction chirurgicale *ex utero* du défect suivie, à la fin des années 1990, par une correction vidéo-assistée mini-invasive par une occlusion trachéale [13, 14]. Toutes ces tentatives se soldent pour le moment par les constatations suivantes :

– soit le diagnostic et la thérapeutique proposée sont trop tardifs, l'hypoplasie pulmonaire et l'hypertension artérielle pulmonaire étant déjà installées et irréversibles, et la chirurgie fœtale n'a alors pas de raison d'être ;

– soit le parenchyme, bien que macroscopiquement correct après traitement *in utero* (cas de l'occlusion trachéale), reste non ou peu fonctionnel en postnatal.

Les équipes réellement engagées sur le plan chirurgical anténatal dans cette pathologie se comptent encore par unités même si certaines l'ont été de façon occasionnelle dans de nombreux pays, dont le nôtre [15].

Malformations du tube digestif

Les obstructions (atrésies, sténoses et masses abdominales intrinsèques ou extrinsèques) et les épanchements, qui sont le plus souvent la conséquence d'une malformation, sont diagnostiqués dans la majorité des cas au cours du troisième trimestre de la grossesse et n'entraînent que peu de conséquences *in utero*. En règle générale, il n'y a donc pas réellement d'indication de chirurgie prénatale ni, d'ailleurs, d'indication de modifier la date, le type ou le lieu de l'accouchement.

Malformations de la paroi abdominale

Elles sont représentées essentiellement par les omphalocèles et les laparoschisis, le pronostic étant lié aux malformations associées dans le premier cas et au retentissement intestinal dans le second. Comme elles sont toujours chirurgicalement curables et très souvent à l'origine d'une vie normale, leur diagnostic anténatal n'a longtemps entraîné qu'une prise en charge néonatale adaptée. À l'heure actuelle, l'intérêt d'un diagnostic prénatal dans le laparoschisis est d'essayer de diminuer le plus possible le retentissement de la malformation sur la fonction digestive. De nombreuses expérimentations ont été conduites afin de déterminer l'histoire naturelle de la pathologie, d'en retirer les éléments pronostiques intéressants et les indications éventuelles d'intervention prénatale. Pour notre part, nous avons travaillé sur le fœtus de brebis en créant un laparoschisis par chirurgie vidéo-assistée afin d'étudier la faisabilité mais aussi la tolérance de cathéters intra-amniotiques laissés à demeure pour réaliser des prélèvements itératifs et des amnio-infusions [16].

Nos conclusions, confortées par d'autres équipes [17], ont été que le modèle expérimental de laparoschisis par chirurgie vidéo-assistée est aisément reproductible, que la tolérance et le maintien des cathéters intra-amniotiques sont possibles ainsi que la réalisation d'amnio-infusions de façon régulière. Ainsi, malgré le renouvellement rapide du liquide amniotique, l'amnio-infusion hebdomadaire chez le fœtus de brebis porteur d'un laparoschisis modifie certaines constantes biochimiques de ce liquide. L'intérêt de telles infusions sur la prévention des lésions intestinales reste « réellement » à prouver. Néanmoins, l'ensemble des travaux menés sur ce sujet a entraîné sur le plan anténatal deux types de thérapeutiques applicables en clinique. Des amnio-infusions peuvent diminuer le retentissement digestif en protégeant les anses intestinales des effets délétères du liquide amniotique, et ce tout particulièrement en fin de grossesse. Ceci, associé à une délivrance plus précoce que le terme normal (entre 34 et 36 semaines d'aménorrhée) peut améliorer le pronostic chez ces enfants. Mais là encore, ce type de geste anténatal concerne les conséquences de la malformation et n'est pas considéré comme une véritable correction chirurgicale anténatale.

Tératome sacro-coccygien

Le diagnostic prénatal est en règle générale facile à poser et peut se faire là aussi très précocement (premier ou deuxième trimestre de la grossesse).

Le pronostic est essentiellement dû à l'extension intrapelvienne de la masse et au retentissement cardiaque du fait de sa vascularisation souvent importante (fistules artério-veineuses). Le pronostic est aussi dépendant de l'existence de malformations associées. L'apport thérapeutique chirurgical *in utero* peut être intéressant car les complications apparaissent souvent tardivement au cours de l'évolution de la malformation pendant la grossesse. Une intervention chirurgicale malgré le risque principal d'accouchement prématuré peut permettre de sauver l'enfant : l'apport thérapeutique *in utero* devient « intéressant ». L'électrocoagulation et l'embolisation de vaisseaux intratumoraux ont été proposées, tout comme l'exérèse chirurgicale *ex utero*, mais, là encore, les publications ne font état que de séries très limitées bien que séduisantes par les résultats obtenus [18].

Conclusion

Au total et à travers ces quelques exemples, les indications chirurgicales anténatales sont encore particulièrement rares. La dérivation percutanée est fréquemment trop tardive, souvent inefficace (migration, obstruction) et entraîne tout de même une morbidité fœtale (traumatisme direct, accouchement prématuré). La chirurgie fœtale *in utero* ou *ex utero*, moins dans les pathologies urinaires que dans les pathologies pulmonaires tumorales, voire dans certains cas de tumeur des parties molles (tumeur sacro-coccygienne), est encore d'actualité car le retentissement sur le fœtus de ces pathologies est tardif. Cette chirurgie anténatale devient alors possible car les risques de morbidité fœtale et maternelle sont minimisés. Néanmoins, fort peu de centres la pratique actuellement [19].

Indéniablement, la chirurgie fœtale vidéo-assistée se développera de par son caractère moins invasif que la chirurgie classique, même si cela reste encore imparfaitement démontré. Si, sur le plan technique, les médecins font le diagnostic de malformations de plus en plus précocement et de façon de plus en plus précise, les chirurgiens, eux, repoussent chaque jour les frontières du possible par la miniaturisation des instruments [20]. Cependant, la mère « reste à convaincre » ! Elle garde la maîtrise totale (bien qu'involontaire) du résultat.

Seule une tocolyse efficace pourra un jour permettre à la chirurgie fœtale d'accéder aux honneurs auxquels elle peut prétendre. Ce jour n'est peut-être pas loin...

BIBLIOGRAPHIE

[1] Harrison MR, Adzick NS. The fetus as a patient. *Ann Surg* 1991 ; 213 : 279-91.

[2] Murat I. Chirurgie fœtale : un nouveau défi pour les années 90 ? *Ann Fr Anesth Reanim* 1992 ; 11 : 232-4.

[3] Luks FI, Deprest JA, Vandenberghe K, Brosens IA, Lerut T. A model for fetal surgery through intrauterine endoscopy. *J Pediatr Surg* 1994 ; 29 : 1007-9.

[4] Johnson MP, Bukowski TP, Reitleman C, Isada NB, Pryde PG, Evans MI. *In utero* surgical treatment of fetal obstructive uropathy : a new comprehensive approach to identify appropriate candidates for vesicoamniotic shunt therapy. *Am J Obstet Gynecol* 1994 ; 170 : 1770-9.

[5] Quintero RA, Hume R, Smith C, Johnson MP, Cotton DB, Romero R *et al.* Percutaneous fetal cystoscopy and endoscopic fulguration of posterior urethral valves. *Am J Obstet Gynecol* 1995 ; 172 : 206-9.

[6] Meuli M, Meuli-Simmen C, Hutchins GM, Yingling CD, Timmel GB, Harrison MR *et al.* *In utero* repair of experimental myelomeningocele spares neurologic function at birth. *J Pediatr Surg* 1996 ; 31 : 397-402.

[7] Wagner W, Schwarz M, Perneczky A. Primary myelomeningocele closure and consequences. *Curr Opin Urol* 2002 ; 12 : 465-8

[8] Cendron M, Horton CE, Karim OM, Takishima H, Haberlik A, Mostwin JL *et al.* A fetal lamb model of partial urethral obstruction : experimental protocol and results. *J Pediatr Surg* 1994 ; 29 : 77-80.

[9] Albanese CT, Harrison MR. Surgical treatment for fetal disease. The state of the art. *Ann NY Acad Sci* 1998 ; 847 : 74-85.

[10] Tsao K, Albanese CT, Harrison MR. Prenatal therapy for thoracic and mediastinal lesions. *World J Surg* 2003 ; 27 : 77-83.

[11] Harrison MR, Adzick NS, Flake AW, Hennings RW, Estes JM, Mac Gillivray TE *et al.* Correction of diaphragmatic hernia *in utero*. VI. Hard-earned lessons. *J Pediatr Surg* 1993 ; 28 : 1411-8.

[12] Deprest J. Towards an endoscopic intra-uterine treatment for congenital diaphragmatic hernia. *Verh K Acad Geneeskd Belg* 2002 ; 64 : 55-70.

[13] Skarsgard ED, Meuli M, Vanderwall KJ, Bealer JF, Adzick NS, Harrison MR. Fetal endoscopic tracheal occlusion (Fetendo-PLUG) for congenital diaphragmatic hernia. *J Pediatr Surg* 1996 ; 31 : 1335-8.

[14] Luks FI, Gilchrist BF, Jackson BT, Piasecki GJ. Endoscopic tracheal obstruction with an expanding device in a fetal lamb model : preliminary considerations. *Fetal Diagn Ther* 1996 ; 11 : 67-71.

[15] Esteve C, Toubas F, Gaudiche O, Leveque C, Bargy F, Rouquet Y *et al.* Bilan de cinq années de chirurgie expérimentale *in utero* pour la réparation des hernies diaphragmatiques. *Ann Fr Anesth Reanim* 1992 ; 11 : 193-200.

[16] Guys JM, Esposito C, Simeoni J, D'Ercole C, Paut O, Bouzid A *et al.* An experimental model of gastroschisis using fetoendoscopy. *Surg Endosc* 2002 ; 16 : 317-9.

[17] Luton D, De Lagausie P, Guibourdanche J, Oury J, Sibony O, Viullard E *et al.* Effect of amnioinfusion on the outcome of prenatally diagnosed gastroschisis. *Fetal Diagn Ther* 1999 ; 14 : 152-5.

[18] Coleman BG, Adzick NS, Crombleholme TM, Johnson MP, Howell L, Horii SC *et al.* Fetal therapy : state of the art. *J Ultrasound Med* 2002 ; 21 : 1257-88.

[19] Evans MI, Harrison MR, Flake AW, Johnson MP. Fetal therapy. *Best Pract Res Clin Obstet Gynaecol* 2002 ; 16 : 671-83.

[20] Quintero RA, Munoz H, Pommer R, Diaz C, Bornick PW, Allen MH. Operative fetoscopy via telesurgery. *Ultrasound Obstet Gynecol* 2002 ; 20 : 390-1.

Prise en charge en réanimation de l'atrésie de coupole diaphragmatique

N. GODON, G. PODEVIN, M.P. QUERÉ,
N. WINER, J.M. LIET, Y. HÉLOURY, J.C. ROZÉ*

Résumé

La hernie diaphragmatique congénitale est une pathologie grave dont le pronostic reste difficile à préciser en période anténatale. La naissance doit avoir lieu dans un établissement spécialisé. La prise en charge fait appel à différentes techniques (corticothérapie anténatale, chirurgie différée après stabilisation, ventilation par oscillation à haute fréquence, administration de surfactant exogène, administration de monoxyde d'azote inhalé, ECMO pour certains centres), techniques qui pour la plupart n'ont pas été validées dans cette indication faute d'études multicentriques. Néanmoins, la plupart des équipes observent une amélioration du pronostic à court terme, mais au prix d'une morbidité accrue.

Mots clés

Hernie diaphragmatique congénitale. Diagnostic anténatal. Chirurgie néonatale. Hypertension artérielle pulmonaire. Hypoplasie pulmonaire.

Introduction

La hernie diaphragmatique congénitale est une pathologie rare dont l'incidence varie de 1/2 000 à 1/5 000 naissances vivantes [1]. La prise en charge de cette pathologie est difficile et nombreuses en ont été les modifications proposées ces dernières années : corticothérapie anténatale, ventilation à haute fréquence, intervention retardée après stabilisation, monoxyde d'azote inhalé,

* Département de périnatalogie, hôpital Mère-Enfant, 9, quai Moncousu, 44093 Nantes cedex 01.

surfactant exogène, oxygénation extracorporelle (ou ECMO, *extracorporeal membrane oxygenation*). Le pronostic reste grevé d'une mortalité néonatale encore élevée. De plus, en cas de survie, la morbidité postnatale est non négligeable dans les formes les plus sévères [2]. Cette morbidité peut être associée à la possibilité d'une mortalité tardive liée à la persistance d'une hypertension artérielle pulmonaire. L'objectif de cette présentation est de rappeler les principes généraux de la prise en charge postnatale, de faire le point sur les « nouvelles stratégies » thérapeutiques proposée au cours des 10 dernières années et de préciser, dans ce contexte, les facteurs pronostiques en période néonatale afin d'éclairer au mieux l'information faite en période anténatale.

Expérience du CHU de Nantes

Nous avons repris notre série consécutive de 65 cas de hernie diaphragmatique pris en charge au CHU de Nantes, sur une période de 14 ans (1989-2002), hernies diagnostiquées *in utero* ou à révélation immédiate en salle de naissance.

Analyse de la série de 1989-2002

Durant cette période, notre stratégie de prise en charge a changé fin 1992. Avant 1993, la prise en charge reposait sur une intervention précoce, une ventilation conventionnelle et l'utilisation de vasodilatateurs non spécifiques en cas d'hypertension artérielle pulmonaire (HTAP). À partir de 1993, l'intervention était retardée, pratiquée uniquement après stabilisation. Le monoxyde d'azote (NO) inhalé et la ventilation à haute fréquence ont été utilisés facilement. La corticothérapie anténatale a été utilisée plus tardivement. Les caractéristiques respectives de ces deux groupes sont indiquées dans le *tableau I*.

Tableau I

Comparaison de deux séries consécutives avant et après 1993, date de modification du protocole de prise en charge.

	Avant 1993	Depuis 1993	p
Nombre de cas	14	51	
Diagnostic anténatal	9 (64 %)	39 (81 %)	0,16
Âge gestationnel au moment du diagnostic anténatal ou postnatal (semaines)	31,1 (8,2 %)	27,9 (6,9)	0,15
Âge gestationnel à la naissance (semaines)	38,0 (2,5)	38,6 (1,5)	0,38
Poids de naissance (g)	2 900 (660)	3 110 (584)	0,26
Foie intrathoracique	8 (57 %)	31 (61 %)	0,40
Décès	12 (86 %)	20 (39 %)	0,01
Durée d'hospitalisation parmi les décédés (jours)	2,5 (4,4)	9,0 (12)	0,02

Les résultats en termes de mortalité sont très différents avant et après 1993, alors que le niveau de gravité ne semble pas avoir changé. Dans cette série rétrospective, les facteurs de risque retrouvés sont l'âge gestationnel au moment du diagnostic (diminution du risque par semaine d'âge gestationnel) ainsi qu'à la naissance (augmentation par semaine d'âge gestationnel) et la modalité de prise en charge (diminution du risque avec le protocole utilisé depuis 1993). Les modalités de naissance (déclenchement ou début spontané, voie basse ou césarienne), la présence du foie dans le thorax ou non et les modalités de prise en charge n'ont pas été retrouvées comme facteurs de risque *(Tab. II)*.

Tableau II

Principaux facteurs de risque de décès pour la période 1989-2002.

Facteurs de risque de mortalité	OR ajusté	Intervalle de confiance à 95 %	p
Âge gestationnel au moment du diagnostic anténatal ou postnatal (SA)	0,91	[0,83-0,99]	0,04
Âge gestationnel à la naissance (SA)	1,42	[1,02-1,99]	0,04
Protocole depuis 1993	0,05	[0,01-0,33]	0,002

La durée de réanimation s'est allongée parmi les enfants qui, finalement sont décédé, passant de 2,5 à 9 jours en moyenne. Ceci signifie des durées très longues de réanimation pour certains enfants et nous conduit à rechercher des facteurs de pronostic postnatal.

Analyse des 43 derniers cas observés depuis 1995

Nous avons étudié plus en détail les 43 derniers cas traités selon le même protocole pour tenter de préciser le pronostic de cette pathologie redoutable. Nous avons classé les patients en 3 groupes : survie (23 cas, 53 %), décès précoce avant J5 (12 cas, 28 %) et décès tardif après J7 (8 cas, 19 %).

Caractéristiques de cette population en fonction de l'évolution

Les caractéristiques anténatales, pernatales et postnatales sont indiquées dans le *tableau III.*

Critères pronostiques en anténatal

Les deux caractéristiques principales qui sont corrélées au pronostic sont l'âge gestationnel au moment du diagnostic et le volume pulmonaire lorsqu'il a été mesuré par IRM en anténatal après 30 semaines d'aménorrhée (SA).

Tableau III

Caractéristiques de la population et de sa prise en charge selon l'évolution.

	Survie*	**Décès après J7**	**Décès avant J7**	**p**
Nombre de cas	23 (53 %)	8 (19 %)	12 (28 %)	
Anténatal				
Diagnostic anténatal	15 (65 %)	7 (87 %)	12 (100 %)	0,04
Volume pulmonaire après 30 SA	26,4 (4,9) chez 5/23	23,6 (9,9) chez 3/8	14,5 (6,8) chez 6/12	0,04
Âge gestationnel au moment du diagnostic anténatal ou postnatal	30,1 (7,7)	27,9 (6,9)	23,2 (2,8)	0,01
Corticothérapie anténatale	13 (56 %)	6 (75 %)	8 (67 %)	0,70
Foie intra-abdominale	16 (70 %)	6 (75 %)	6 (50 %)	0,40
Pernatal				
Poids de naissance (g)	2 990 (570)	3 300 (420)	3 200 (850)	0,37
Âge gestationnel à la naissance > 38 SA	10 (43 %)	5 (63 %)	9 (75 %)	0,20
Déclenchement	6 (26 %)	3 (37 %)	5 (42 %)	0,70
Voie basse	20 (87 %)	7 (88 %)	10 (83 %)	1,00
APGAR à 1 min.	6,6 (2,6)	6,4 (2,8)	3,2 (2,8)	0,04
APGAR à 5 min.	8,5 (1,6)	9,0 (0,5)	6,6 (3,3)	0,06
Postnatal				
HFO	18 (78 %)	8 (100 %)	12 (100 %)	0,09
NO inhalé à J1 (ppm)	14,0 (13,3)	17,0 (17,2)	26,0 (15,5)	0,08
Surfactant exogène	11 (48 %)	7 (88 %)	11 (92 %)	0,02
Remplissage vasculaire à J1	0,9 (0,9)	1,8 (0,9)	1,8 (1,3)	0,04
Recours aux catécholamines dès J1	2 (9 %)	3 (37,5)	8 (66,7 %)	0,001

* Les résultats sont exprimés en Nombre (%) ou moyenne (écart type).

Âge gestationnel au moment du diagnostic

Il existe une diminution du risque de mortalité par semaine d'âge gestationnel supplémentaire (OR = 0,89 [0,81-0,99], p = 0,02). Néanmoins, l'âge gestationnel au moment du diagnostic à la naissance a un faible caractère discriminant, l'aire sous la courbe ROC est égale à 0,65.

Volume pulmonaire mesuré en anténatal (fig. 1)

La mesure de volume pulmonaire n'a été effectuée que dans 14/43 cas. La surface sous la courbe ROC est à 0,82. Le seuil le plus discriminant est celui de 20 ml. Un volume de plus de 20 ml prédit la survie avec une sensibilité à 0,67, une spécificité à 0,88, une valeur prédictive négative de 0,78 et une valeur prédictive positive de 0,80.

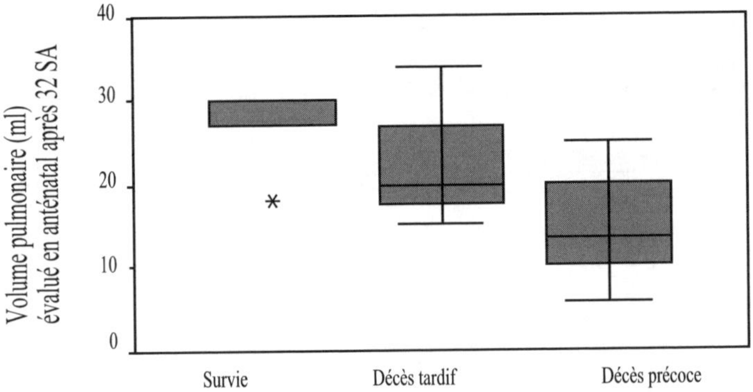

Fig. 1 – Médiane et interquartile des volumes pulmonaires mesurés en anténatal par IRM pratiqué après 30 SA, selon l'évolution.

Critères pronostiques en postnatal

L'adaptation en salle de naissance appréciée sur le score d'APGAR *(fig. 2)* à 1 et 5 minutes est corrélée au pronostic, néanmoins avec un faible pouvoir discriminant (aire sous la courbe ROC = 0,72 pour le score d'APGAR à 1 min.). Les trois éléments les plus discriminants sont la nécessité du recours aux inotropes dès J1, l'indice d'oxygénation à J2 et la persistance d'une différence de saturation entre la partie sus-ductale et sous-ductale de l'enfant à J4.

Recours aux inotropes dès J1

Parmi les 13 enfants qui ont nécessité le recours aux inotropes dès le premier jour, seul 2 ont survécu (sensibilité : 0,55, spécificité : 0,91, valeur prédictive négative de décès : 0,70, valeur prédictive positive de décès : 0,85).

Index d'oxygénation à J2 (fig. 3)

La valeur d'indice d'oxygénation la plus discriminante est à J2 et sa valeur est de 8. Un indice supérieur ou égal à 8 a une sensibilité de 1, une spécificité de 0,84, une valeur prédictive négative de 1 et une valeur prédictive positive de 0,82.

Delta de SaO_2 sus-ductal et sous-ductal à J4 (fig. 3)

Le delta de SaO_2 est le plus discriminant à J4 et sa valeur est 4. Un delta de SaO_2 supérieur à 4 à J4 a une sensibilité de 0,89, une spécificité 0,86, une valeur prédictive négative de 0,95 et une valeur prédictive positive de 0,73.

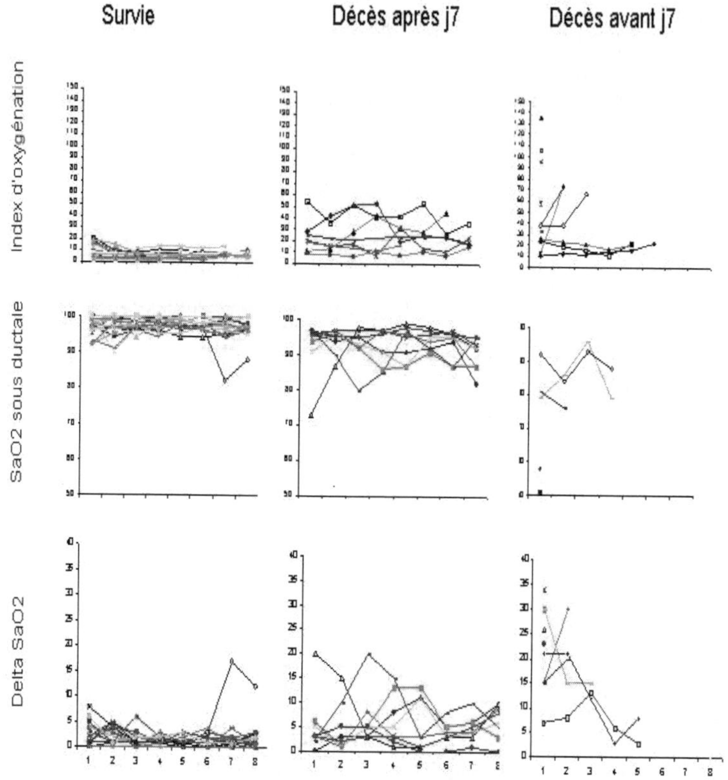

Fig. 2 – Évolution sur 8 jours de l'indice d'oxygénation, de la saturation sous-ductale et du delta de saturation sus-ductale et sous-ductale, selon le devenir.

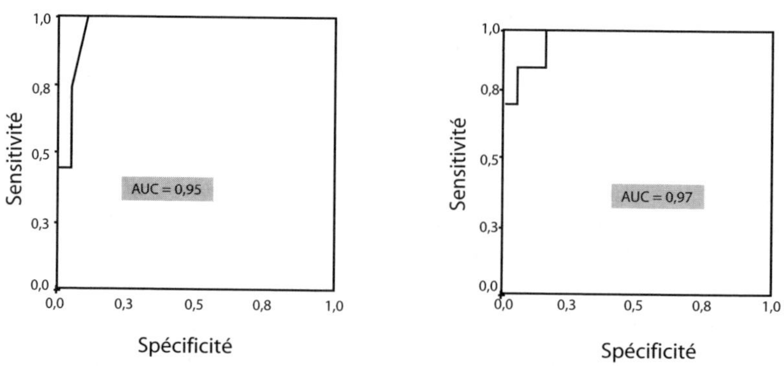

Fig. 3 – Courbes ROC de prédiction de décès pour l'indice d'oxygénation à J2 (droite) et du delta de SaO_2 entre les parties sus-ductale et sous-ductale à J4 (gauche).

Discussion

Mortalité néonatale observée

La hernie diaphragmatique congénitale reste une pathologie grevée d'une mortalité et d'une morbidité élevées. Dans cette série, nous retrouvons, comme d'autres auteurs [3-7], une amélioration du pronostic avec le nouveau protocole mis en place fin 1992 associant principalement ventilation en haute fréquence (HFO, *high frequency oscillatory*), chirurgie retardée après stabilisation et NO inhalé. La mortalité rapportée ici est de 47 %. Elle est légèrement plus élevée que celle rapportée par l'équipe de Lille (44 %), centre pratiquant l'ECMO [4].

Néanmoins, les comparaisons sont extrêmement délicates à pratiquer du fait de la mortalité cachée [8] : mortalité anténatale liée aux interruptions médicales de grossesse et mortalité postnatale immédiate liée à l'absence de diagnostic anténatal et à la naissance dans une maternité éloignée. Cette mortalité cachée est extrêmement dépendante du niveau du développement du diagnostic anténatal et de l'information donnée aux parents en période anténatale. Ceci explique très probablement les variations extrêmes de mortalité rapportée dans les publications et qui va de 25 à 75 %. Harrisson [14] estimait la mortalité à 58 % pour les hernies diaphragmatiques dont le diagnostic anténatal avait été fait avant 25 SA. La mortalité postnatale observée dans notre série pour les hernies diagnostiquées avant 25 SA était de 62 %.

Avec les progrès de la réanimation, une stabilisation est obtenue dans une majorité de cas, avec néanmoins pour certains un décès tardif, après une hospitalisation de plus de 10 à 15 jours. Nous avons essayé de trouver des critères objectifs postnatals de prédiction de décès. En fait, nous pouvons mieux prédire la survie que le décès.

Prise en charge anténatale et pernatale

Diagnostic anténatal

Le diagnostic a été réalisé en anténatal dans 34/43 cas (80 %) dans cette série. Ce type de diagnostic exige une information des parents la plus exacte possible. Aussi, après avoir éliminé des pathologies associées de mauvais pronostic [9], il convient de préciser au mieux le pronostic. De nombreuses publications ont eu pour objectif d'évaluer différents critères associés à un mauvais pronostic [10, 11] : côté droit de la hernie, présence du foie en intrathoracique, petite taille des poumons appréciée, en échographie, grâce au rapport de la surface du poumon sur l'aire thoracique totale ou au périmètre céphalique, ou, en IRM, grâce au calcul du volume pulmonaire [12, 13], apparition d'une angulation entre veine ombilicale et canal d'Arantius, diminution relative de la taille du ventricule gauche appréciée par le rapport ventricule gauche/ventricule droit. Dans cette série, nous retrouvons, pour le critère « volume pulmonaire de moins de 20 ml mesuré en IRM après

30 SA », des valeurs prédictives positives et négatives proches de celle publiées par l'équipe de Lille [13].

Néanmoins, aucun facteur pronostique évalué sur une large série n'a une valeur telle qu'il suffise à lui seul à prédire la mortalité [1, 11]. L'association de critères est probablement la meilleure des approches [11].

Thérapeutique anténatale

Des tentatives de chirurgie anténatale ont été réalisées mais se sont soldées par des échecs [14]. Une autre approche, fondée sur le fait que l'obstruction de la trachée en anténatal prévient l'hypoplasie pulmonaire [15], consiste à obstruer par différentes méthodes la trachée en anténatal [16, 17]. Ces méthodes sont dénommées PLUG *(plug the lung until it grows)*. Elles sont en cours d'évaluation.

Corticothérapie anténatale

L'administration anténatale de corticoïdes améliore la maturité pulmonaire chez le rat avec hernie diaphragmatique induite. L'intérêt d'une telle maturation anténatale a été montré en clinique humaine [18].

Lieu et modalité de naissance

Une fois décidée la décision de poursuite de la grossesse, la naissance dans un centre spécialisé de niveau III avec chirurgie néonatale est indispensable. Ce centre doit-il pouvoir recourir à l'ECMO ? Le niveau de preuve établi dans la littérature médicale reste faible [19]. Le taux de survie dans cette série n'est pas très éloigné de celui des centres qui pratiquent l'ECMO. Néanmoins, il est probable que certains des enfants du groupe « Décès tardifs », présentant essentiellement une hypertension artérielle pulmonaire, auraient pu bénéficier de l'ECMO. Le devenir à long terme de ces enfants doit être précisé, sachant que sont décrits des décès tardifs (après 6 mois) secondaires à une hypertension pulmonaire persistante.

Les modalités de naissance ici ne semblent pas avoir d'incidence sur le pronostic. Mais un protocole, appelé « EXIT technique », a été proposé et est en cours d'évaluation [1]. Il repose sur une naissance par césarienne, l'intubation et l'administration de surfactant avant la première respiration alors que le cordon n'est pas encore clampé.

L'âge gestationnel à la naissance est discuté. Dans notre série 1989-2002, nous retrouvons une mortalité différente selon cet âge mais une série importante (1 400 cas !) présentée récemment ne retrouve pas de différence significative de mortalité en fonction de l'âge gestationnel [20]. Une série traitée par ECMO trouve la relation inverse [21].

La prise en charge en salle de naissance repose sur une intubation immédiate, avec une sonde à ballonnet pour éviter des fuites vers les voies digestives. La ventilation doit y être adaptée au petit volume pulmonaire. Limiter au maximum tout barotraumatisme et volotraumatisme doit être l'objectif de cette prise en charge, en évitant tout passage d'air dans les voies digestives pour prévenir toute aggravation de la hernie.

Prise en charge postnatale

La prise en charge repose sur les trois éléments suivants : prise en charge ventilatoire, prise en charge de l'hypertension artérielle pulmonaire et chirurgie.

Chirurgie retardée après stabilisation

La mécanique respiratoire n'est pas améliorée mais, au contraire, altérée en postopératoire immédiate [22], d'où l'idée de retarder l'intervention et d'attendre une stabilisation. Certaines équipes ont observé une amélioration de leurs résultats après l'adoption d'un tel protocole [3-7, 23], mais pas d'autres [24]. Une revue de la *Cochrane database* [25] ne peut conclure sur le bien-fondé du report de l'intervention.

Stratégie ventilatoire

Dans tous les cas, la ventilation doit être « non traumatique » pour éviter de léser le poumon. Le recours à l'hypercapnie permissive semble possible. Certains auteurs ont obtenu de bons résultats en l'autorisant [26, 27]. La ventilation peut également être réalisée en haute fréquence, ce qui permet le recours à de petits volumes courants tout en assurant un recrutement le plus optimal possible [3, 5].

Traitement de l'hypertension artérielle pulmonaire

Le monoxyde d'azote est un vasodilatateur sélectif de la circulation pulmonaire du fait de son mode d'administration. Il permet de diminuer le recours à l'ECMO dans les détresses respiratoires graves du nouveau-né [28]. Dans les hernies diaphragmatiques, son efficacité est moins claire [29, 30]. En cas de persistance de l'hypertension artérielle pulmonaire sous NO inhalé, le recours aux vasodilatateurs par voie intraveineuse peut être utile. Enfin, nous essayons d'éviter le plus possible le recours aux catécholamines qui peuvent exacerber l'hypertension artérielle [31]. Leur utilisation dès le premier jour est, dans cette série, un facteur très discriminant (2/23 parmi les survivants contre 11/20 parmi les décès) et ce fait doit faire réfléchir.

Conclusion

La hernie diaphragmatique congénitale reste une pathologie grave et frustrante pour le thérapeute. De nombreuses modifications de la prise en charge ont été proposées mais très peu ont été validées, et il existe des données contradictoires dans les publications pour nombre d'entre elles. Néanmoins, des progrès en matière de mortalité à court terme ont été observés par de nombreuses équipes mais au prix d'une certaine morbidité (chylothorax, défaut de croissance, difficultés alimentaires, hypertension artérielle persistante, scoliose). Ce n'est plus la loi du « tout ou rien » des premiers jours de la période néonatale. Ceci rend d'autant plus difficile le conseil en période anténatale. Le recours à des études multicentriques devrait permettre de répondre à un certain nombre de questions et de mieux préciser le pronostic en période anténatale.

BIBLIOGRAPHIE

[1] Davis CF, Sabharwal AJ. Management of congenital diaphragmatic hernia. *Arch Dis Child Fetal Neonatal Ed* 1998 ; 79 : F1-3

[2] Jaillard SM, Pierrat V, Dubois A, Truffert P, Lequien P, Wurtz AJ *et al.* Outcome at 2 years of infants with congenital diaphragmatic hernia : a population-based study. *Ann Thorac Surg* 2003 ; 75 : 250-6.

[3] Miguet D, Claris O, Lapillonne A, Bakr A, Chappuis JP, Salle BL. Preoperative stabilization using high-frequency oscillatory ventilation in the management of congenital diaphragmatic hernia. *Crit Care Med* 1994 ; 22 : S77-82.

[4] Dubois A, Storme L, Jaillard S, Truffert P, Riou Y, Rakza T *et al.* Hernies diaphragmatiques congénitales : une étude retrospective de 123 cas observés au CHU de Lille entre 1985 et 1996. *Arch Pediatr* 2000 ; 7 : 132-42.

[5] Desfrere L, Jarreau PH, Dommergues M, Brunhes A, Hubert P, Nihoul-Fekete C *et al.* Impact of delayed repair and elective high-frequency oscillatory ventilation on survival of antenatally diagnosed congenital diaphragmatic hernia : first application of these strategies in the more « severe » subgroup of antenatally diagnosed newborns. *Intensive Care Med* 2000 ; 26 : 934-41.

[6] Cacciari A, Ruggeri G, Mordenti M, Ceccarelli PL, Baccarini E, Pigna A *et al.* High-frequency oscillatory ventilation versus conventional mechanical ventilation in congenital diaphragmatic hernia. *Eur J Pediatr Surg* 2001 ; 11 : 3-7.

[7] Reyes C, Chang LK, Waffarn F, Mir H, Warden MJ, Sills J. Delayed repair of congenital diaphragmatic hernia with early high-frequency oscillatory ventilation during preoperative stabilization. *J Pediatr Surg*, 1998 ; 1010-4.

[8] Harrison MR, Adzick NS, Estes JM, Howell LJ. A prospective study of the outcome for fetuses with diaphragmatic hernia. *JAMA* 1994 ; 271 : 382-4.

[9] Sweed Y, Puri P. Congenital diaphragmatic hernia : influence of associated malformations on survival. *Arch Dis Child* 1994 ; 70 : F159.

[10] Dommergues M, Louis-Sylvestere C, Mandelbrot L *et al.* Congenital diaphragmatic hernia : can prenatal ultrasonography predict outcome ? *Am J Obstet Gynecol* 1996 ; 174 : 1377-81.

[11] Dommergues M. Hernies diaphragmatiques congénitales : facteurs pronostics anténatals. In : *Développement pulmonaire, Séminaire Guiguoz 2000.* Paris, Guigoz, 2000 ; 497-520.

[12] Robert Y, Cuilleret V, Vaast P, Devisme L, Mestdagh P, Boyer C *et a.* Apport de l'IRM thoracique dans le bilan anténatal des hernies diaphragmatiques. In : Moriette G (ed). *Progrès en néonatalogie.* Paris : Société française de néonatalogie 2000 ; 187-98.

[13] Paek BW, Coakley FV, Lu Y, Filly RA, Lopoo JB, Qayyum A *et al.* Congenital diaphragmatic hernia : prenatal evaluation with MR lung volumetry – Preliminary experience. *Radiology* 2001 ; 220 : 63-7.

[14] Harrison MR, Adzick NS, Flake AW, Jennings RW, Mac Gillivray TE *et al.* Correction of congenital diaphragmatic hernia *in utero.* VI. Hard-earned lessons. *J Pediatr Surg* 1993 ; 28 : 1411-8.

[15] Di Fiore JW, Fauza DO, Slavin R, Wilson JM. Experimental fetal tracheal ligation reverses the structural and physiological effects of pulmonary hypoplasia in congenital diaphragmatic hernia. *J Pediatr Surg* 1994 ; 29 : 248-57.

[16] Hedrick MH, Estes JM, Sullivan KM, Berler JF, Kilterman JA, Flake AW *et al.* Plug the lung until it grows (PLUG) : a new method to treat congenital diaphragmatic hernia *in utero. J Pediatr Surg* 1994 ; 29 : 612-7.

[17] Harrison MR, Albanese CT, Hawgood SB, Farmer DL, Farrell JA, Sandberg PL *et al.* Fetoscopic temporary tracheal occlusion by means of detachable balloon for congenital diaphragmatic hernia. *Am J Obstet Gynecol* 2001 ; 185 : 730-3.
[18] Suen HC, Losty P, Donahoe PK, Schnitzer JJ. Combined antenatal thyrotropin-releasing hormone and low-dose glucocorticoid therapy improves the pulmonary biochemical immaturity in congenital diaphragmatic hernia. *J Pediatr Surg* 1994 ; 29 : 359-63.
[19] Elbourne D, Field D, Mugford M. Extracorporeal membrane oxygenation for severe respiratory failure in newborn infants (Cochrane review). In : *The Cochrane Library Issue (2).* Oxford : Update Software, 2003.
[20] The congenital diaphragmatic hernia group. Survival analysis of term infants with congenital diaphragmatic hernia. *Pediatr Res* 2003 ; 53 : 404A.
[21] Stevens TP, Chess PR, McConnochie KM, Sinkin RA, Guillet R, Maniscalco WM *et al.* Survival in early- and late-term infants with congenital diaphragmatic hernia treated with extracorporeal membrane oxygenation. *Pediatrics* 2002 ; 110 : 590-6.
[22] Sakai H, Tamura M, Hosokowa Y, Bryan AC, Barker GA, Bohn DJ. Effect of surgical repair on respiratory mechanics in congenital diaphragmatic hernia. *J Pediatr* 1987 ; 111 : 432-8 [Medline].
[23] Okuyama H, Kubota A, Oue T, Kuroda S, Ikegami R, Kamiyama M *et al.* Inhaled nitric oxide with early surgery improves the outcome of antenatally diagnosed congenital diaphragmatic hernia. *J Pediatr Surg* 2002 ; 37 : 1188-90.
[24] Kamata S, Usui N, Ishikawa S, Okuyama H, Kitayama Y, Sawai T *et al.* Prolonged preoperative stabilization using high-frequency oscillatory ventilation does not improve the outcome in neonates with congenital diaphragmatic hernia. *Pediatr Surg Int* 1998 ; 13 : 542-6.
[25] Moyer V, Moya F, Tibboel R, Losty P, Nagaya M, Lally KP. Late versus early surgical correction for congenital diaphragmatic hernia in newborn infants (Cochrane review). In : *The Cochrane Library Issue (2).* Oxford : Update Software, 2003.
[26] Boloker J, Bateman DA, Wung JT, Stolar CJH. Congenital diaphragmatic hernia in 120 infants treated consecutively with permissive hypercapnea/spontaneous respiration/ elective repair. *J Pediatr Surg* 2002 : 37 : 357-66.
[27] Wilson JM, Lund DP, Lillehei CW, Vacanti JP. Congenital diaphragmatic hernia – A tale of two cities : the Boston experience. *J Pediatr Surg* 1997 ; 32 : 401-5.
[28] Kinsella JP, Neish SR, Ivy DD, Shaffer E, Abman SH. Clinical responses to prolonged treatment of persistent pulmonary hypertension of the newborn with low doses of inhaled nitric oxide. *J Pediatr* 1993 ; 123 : 103-8.
[29] The neonatal inhaled nitric oxide study group (NINOS). Inhaled nitric oxide and hypoxic respiratory failure in infants with congenital diaphragmatic hernia. *Pediatrics* 1997 ; 99 : 838-45.
[30] Kinsella JP, Parker TA, Ivy DD, Abman SH. Noninvasive delivery of inhaled nitric oxide therapy for late pulmonary hypertension in newborn infants with congenital diaphragmatic hernia. : *J Pediatr* 2003 ; 142 : 397-401.
[31] Liet JM, Boscher C, Gras-Leguen C, Gournay V, Debillon T, Roze JC. Dopamine effects on pulmonary artery pressure in hypotensive preterm infants with patent ductus arteriosus. : *J Pediatr* 2002 ; 140 : 373-5.

Prise en charge chirurgicale de l'atrésie de coupole diaphragmatique

Y. RÉVILLON*

Résumé

Le geste chirurgical se limite à la réduction des viscères herniés, à la fermeture du défect diaphragmatique et au contrôle d'absence d'anomalies associées.
La présence du chirurgien est indispensable en prénatal pour discuter avec les parents, en préopératoire pour décider du meilleur moment pour opérer et en postopératoire pour traiter les complications et séquelles (reflux gastro-œsophagien, déformations thoraciques).
La chirurgie prénatale demeure expérimentale.

Mots clés
Hernie de coupole diaphragmatique. Chirurgie néonatale. Séquelles.

Introduction

L'acte chirurgical, la fermeture d'un défect diaphragmatique, est loin de résumer la prise en charge du chirurgien. Celui-ci doit être présent au moment du diagnostic prénatal, en période néonatale, pour choisir avec le réanimateur le moment de la chirurgie et, plus tardivement, pour la prise en charge des complications (épanchement, reflux gastro-œsophagien, déformations thoraciques).

Avant 1980, l'urgence chirurgicale était absolue ; la démonstration du bien-fondé de l'attente d'une stabilisation avant de prendre la décision d'un geste chirurgical a été largement démontrée.

* Hôpital Necker-Enfants malades, Service de chirurgie viscérale pédiatrique, 149, rue de Sèvres, 75015 Paris.

Diagnostic prénatal

Une consultation avec le chirurgien pédiatre paraît indispensable pour optimiser la prise en charge. Elle permet d'expliquer la gravité de l'affection, l'attente avant le geste chirurgical, les limites de cette attente et les complications chirurgicales [1-3].

Les facteurs pronostiques sont expliqués aux parents : la précocité du diagnostic est un élément de mauvais pronostic. La recherche d'une malformation associée avec un caryotype fœtal est indispensable. Les hernies diaphragmatiques droites sont plus graves et la mortalité est plus élevée que pour les autres. La taille du poumon est la clé du pronostic. Un volume pulmonaire insuffisant entraîne le décès de l'enfant.

La mesure par échographie ou par IRM donne une appréciation, bien que sa précision demeure insuffisante.

La mesure de la vascularisation pulmonaire par échographie-Doppler serait un moyen d'apprécier l'hypoplasie pulmonaire, mais le faible débit la rend très imprécise. Le degré de la déviation médiastinale est le témoin du volume de la hernie et de la mauvaise croissance pulmonaire. Cette déviation peut être responsable d'un hydramnios et, parfois, d'une anasarque. La position intragastrique de l'estomac est un facteur très ancien de mauvais pronostic.

L'appréciation de la respiration fœtale avec mesure du flux narinaire semble peu fiable. La compression du ventricule gauche avec diminution relative de celui-ci et baisse du rapport ventricule gauche/ventricule droit est de mauvais pronostic.

Finalement, le langage tenu aux parents est simple, même si les progrès de la réanimation ont augmenté le risque de séquelles. La survie globale est de 50 % : la moitié des enfants ont suffisamment de poumon pour vivre, l'autre pas.

L'appréciation finale du degré d'hypoplasie pulmonaire se fait dans les jours qui suivent la naissance. La stabilisation hémodynamique et la possibilité de ventiler en ventilation conventionnelle témoignent de volumes pulmonaires probablement suffisants.

Si l'enfant ne peut être, dans notre équipe, sevré d'une ventilation à haute fréquence (HFO), c'est que le volume pulmonaire est probablement insuffisant. La recherche de cette réponse ne doit pas dépasser la fin de la première semaine de vie et la constatation de l'absence de possibilité d'une ventilation conventionnelle conduit à l'arrêt de la réanimation. Les séquelles neurologiques et respiratoires doivent être mentionnées aux parents. Elles sont la rançon des progrès de la réanimation (ventilation de plus en plus sophistiquée, assistance cardio-respiratoire).

Bien entendu, la gravité impose une naissance dans un centre où l'enfant peut être immédiatement pris en charge par une équipe complète.

La chirurgie prénatale – soit cure de la hernie, soit obstruction trachéale (technique PLUG) – demeure expérimentale.

Période postnatale

L'accouchement doit être réalisé dans un centre regroupant une maternité de niveau III, une réanimation néonatale et un service de chirurgie pédiatrique. La naissance est programmée et déclenchée par voie basse.

Durant la phase de stabilisation, le défi que doit relever le néonatalogiste est d'assurer la meilleure ventilation en limitant le stress (qui augmente la consommation en oxygène et la résistance vasculaire périphérique) et l'aération digestive. La ventilation par oscillation tente d'assurer une expansion pulmonaire « suffisante » tout en limitant le barotraumatisme. La vascularisation pulmonaire est favorisée en aidant à la contraction ventriculaire (Dobutrex), en élevant la pression artérielle (remplissage Noradrénaline) et en abaissant les résistances pulmonaires (monoxyde d'azote).

La chirurgie est le plus souvent réalisée au bloc opératoire. L'âge moyen est de 3 jours, avec des écarts allant de 2 à 8 jours. L'intervention n'est réalisée dans l'unité de réanimation que lorsque le sevrage de la ventilation par oscillation n'a pas été possible ou que le nouveau-né demeure très instable. L'âge moyen de l'intervention est alors de 6 jours avec des extrêmes (de 3 à 9 jours). C'est à cette période que, dans certaines équipes, le chirurgien peut être sollicité pour la mise en place d'une assistance circulatoire (ECMO) Nous n'avons pas cette expérience dans la nôtre. Le bénéfice de l'ECMO demeure discutable.

L'intervention consiste en une fermeture directe de l'orifice postérolatéral par une série de points séparés. La voie d'abord est une incision sous-costale, transversale ou oblique. L'intervention commence par la réduction des organes herniés, par l'exploration de l'orifice à la recherche d'un éventuel sac herniaire et, enfin, on essaie d'apprécier l'hypoplasie pulmonaire. Si le défect est grand, il interdit une fermeture directe. L'utilisation d'une plaque de Gore-tex® est nécessaire et doit être facile pour éviter une traction trop importante sur la base thoracique qui gênerait la ventilation de l'enfant et pourrait être génératrice de déformations. Un traitement par voie cœlioscopique peut être envisagé dans les formes les plus favorables. La fixation de cette plaque impose parfois de « passer » le point autour d'une côte.

Nous n'avons pas d'expérience de l'utilisation de lambeaux musculaires sans ou avec anastomose nerveuse microchirurgicale, comme l'a récemment proposée l'équipe de Harrison [4]. L'intervention se terminera par une vérification de la rotation mésentérique, la situation de mésentère commun étant relativement fréquente (30 %) dans les hernies de coupole diaphragmatique.

Résultats

La stratégie conventionnelle suivie en cas d'échec de l'ECMO donne des résultats comparables à ceux de l'HFO. Aucune de ces deux techniques n'a augmenté de façon significative la survie. L'institution de l'hypercapnie permissive et une ventilation mieux adaptée aux petits poumons ont permis une amélioration significative de la survie. Le barotraumatisme est l'une des causes essentielles de décès. Les complications chirurgicales proprement dites sont rares. Il peut s'agir d'une désunion de la suture diaphragmatique ou de celle d'une plaque.

Suivi à moyen terme

Le chylothorax est une complication relativement fréquente dont la pathogénie reste incertaine. Elle peut exiger du chirurgien un drainage qui sera associé à un régime pauvre en graisse. Le risque infectieux est loin d'être négligeable et il est augmenté par le nombre de prothèses.

Suivi à long terme

L'insuffisance respiratoire résulte de l'hypoplasie pulmonaire, de la bronchodysplasie et de l'hypertension artérielle pulmonaire. Elle est présente chez 20 % des survivants avec amélioration progressive au cours des deux premières années. Il persiste une diminution de la perfusion du poumon ipsolatéral et une dysfonction du diaphragme.

Le retard staturo-pondéral est fréquent et multifactoriel : augmentation du travail respiratoire, reflux gastro-œsophagien et trouble de l'oralité. Une gastrostomie peut être discutée pour améliorer l'apport nutritionnel.

Le reflux gastro-œsophagien est fréquent et multifactoriel : traction sur le diaphragme, anomalie anatomique de la jonction gastro-œsophagienne [5].

Le traitement médical est régulier ; le traitement chirurgical est proposé par certains dès la cure de la hernie et par d'autres seulement en cas de vomissements incontrôlables, de troubles de la croissance, de pneumopathies récidivantes ou d'anémie non ou mal contrôlée par le traitement médical. Le reflux est présent chez 50 % des survivants.

Le devenir neurologique est de la responsabilité de l'ensemble de l'équipe. La recherche de troubles moteurs et cognitifs, de retard du langage et d'une surdité doit être systématique. Les troubles neurologiques semblent d'autant plus fréquents que les enfants ont été traités par ECMO.

En matière de séquelles orthopédiques, le *pectus excavatum*, les dépressions costales et la scoliose sont en rapport avec l'agénésie diaphragmatique et la traction exercée sur le squelette au moment de la réparation.

Certains éléments de la prise en charge initiale augmentent le risque de séquelles :
- réparation diaphragmatique avec patchs ;
- traitement par ECMO ;
- indice d'oxygénation élevé ;

durée de ventilation supérieure à 10 jours.

Conclusion

Les hernies de coupole diaphragmatiques décrites il y a plus de 150 ans restent un défi :

– pour l'obstétricien : quel est le meilleur critère de pronostic prénatal ;

– pour les néonatalogistes : quelle est la meilleure stratégie, notamment ventilatoire ;

– pour le chirurgien pédiatre : quel est le meilleur moment pour corriger le défect ;

– pour le pédiatre : quel est le pronostic à long terme ;

– pour le fœto-pathologiste : comment mieux comprendre cette malformation ?

La mise en place d'une nouvelle stratégie thérapeutique (HFO, ECMO, NO) n'a pas permis d'améliorer significativement la survie des nouveau-nés porteurs d'une hernie de coupole diaphragmatique. Elle reste de l'ordre de 60 %. En revanche, l'application de l'hypercapnie permissive l'a permis et la survie peut alors atteindre de 80 à 90 %.

Une meilleure compréhension des mécanismes physiopathologiques permettra d'améliorer la prise en charge. Un suivi de qualité ne peut être assuré que par une consultation multidisciplinaire.

BIBLIOGRAPHIE

[1] Dommergues M, Mahieu-Caputo D, Aubry MC, Dumez Y. Hernie diaphragmatiques congénitales : facteurs pronostiques anténatals. In : *Développement pulmonaire normal et pathologique.* Marne-la-Vallée : Guigoz, 2000 : 497-520.

[2] Mercier JC. Prise en charge postnatale de la hernie diaphragmatique congénitale : facteurs pronostiques anténatals. In : *Développement pulmonaire normal et pathologique.* Marne-la-Vallée : Guigoz, 2000 : 521-56.

[3] Jaillard S, Pierrat V, Dubois A, Truffert P, Lequien P, Wurtz A *et al.* Outcome at two years of infants with congenital diaphragmatic hernia : a population-based study. *Ann Thorac Surg* 2003 ; 75 (1) : 250-6.

[4] Sydorak RM, Hoffman W, Lee H, Yingling CD, Longaker M, Chang J *et al.* Reversed latissimus dorsi muscle flap for repair of recurrent congenital diaphragmatic hernia. *J Pediatr Surg* 2003 ; 38 (3) : 296-300.

[5] Kamiyama M, Kawahara H, Okuyama H, Oue T, Kuroda S, Kubota A *et al.* Gastroesophageal reflux after repair of congenital diaphragmatic hernia. *J Pediatr Surg* 2002 ; 37 (12) : 1681-4.

TROISIÈME TABLE RONDE

L'accouchement du siège à terme

Coordonnateurs : Guillaume MAGNIN (Poitiers),
Stéphane MARRET (Rouen)

Devenir neuropsychique des enfants nés en présentation du siège

S. MARRET*

Résumé

Une connaissance précise du devenir neuropsychique des enfants nés en présentation du siège serait importante pour poser au mieux les indications obstétricales et orienter la surveillance après la naissance. Les études de suivi à moyen et long termes sont peu nombreuses; leur interprétation est difficile compte tenu du caractère rétrospectif et de leurs petits effectifs. Néanmoins, il semble que l'augmentation de la fréquence des séquelles neuro-développementales observées à long terme ne puisse pas être attribuée à une anoxie per-partum sévère directement liée à la présentation. L'augmentation de la fréquence des malformations ou des retards de croissance intra-utérins notée chez ces enfants comparés à ceux nés en présentation céphalique pourrait expliquer que la présentation en siège soit associée à des troubles du développement cérébral anténatals et à des handicaps neuropsychiques ultérieurs plus fréquents.

Mots clés

Siège. Handicap. Encéphalopathie néonatale précoce. Infirmité motrice cérébrale. Retard de croissance intra-utérin.

Introduction

La stabilité de la prévalence des handicaps neuropsychiques de l'enfant, malgré des avancées dans la surveillance des grossesses, le dépistage

* Service de pédiatrie néonatale et réanimation, hôpital Charles-Nicolle, CHU de Rouen, 1, rue de Germont, 76031 Rouen cedex. Tél. : 02 32 88 80 97. Fax : 02 32 88 86 33. E-mail : stephane.marret@chu-rouen.fr.

« acharné » des anomalies cérébrales au cours de la vie fœtale et la réanimation des nouveau-nés, justifie de conduire des actions de recherche ou d'évaluation de nos pratiques. Elles sont indispensables pour mieux comprendre les mécanismes physiopathologiques à l'origine des handicaps neuropsychiques et espérer protéger le cerveau en développement de l'enfant.

Dans les dernières années, une controverse s'est développée dans les milieux obstétrico-pédiatriques sur les conséquences délétères pour l'enfant de sa naissance en présentation du siège et leur fréquence en fonction des modalités d'accouchement (voire le chapitre suivant de Loïc Marpeau). Le devenir neuro-sensoriel des enfants vivants nés en présentation du siège sera traité ici.

Présentation en siège, adaptation à la vie extra-utérine et asphyxie néonatale

Le score d'APGAR à la naissance et l'existence d'une acidose métabolique sur le pH au sang artériel du cordon à la naissance sont classiquement considérés comme des marqueurs d'une possible asphyxie péri-partum.

Adaptation à la vie extra-utérine

Dans la population générale, le score d'APGAR n'est en général pas considéré comme hautement prédictif de séquelles neuro-développementales [1, 2]. Néanmoins, deux études norvégiennes récentes de Moster *et al.* [3, 4] viennent contredire cette affirmation. Dans une étude en population conduite chez 235 165 nouveau-nés à terme de plus de 2 500 g et suivis jusqu'à au moins 8 ans, un score d'APGAR à 5 minutes entre 0 et 3 est constaté chez 0,1 % des enfants ; comparé à un score supérieur à 7, il augmente le risque d'infirmité motrice cérébrale (*cerebral palsy*, CP) de 81 (IC 95 % : 48-138) et de retard mental sans CP de 9,4 (IC 95 % : 3-29). Un score entre 4 et 6 est observé chez 0,6 % des enfants ; il augmente le risque de CP de 31 (IC 95 % : 22-44) et de retard mental sans CP de 4,4 (IC 95 % : 2,2-8,8). De même, en l'absence de CP, le risque de séquelles neuro-développementales à type de troubles de la motricité fine, d'épilepsie, de diminution des performances dans les apprentissages (lecture, mathématiques...) et du comportement est accru en cas de score d'APGAR inférieur à 7.

L'impact et la valeur prédictive du score d'APGAR chez les enfants nés à terme par le siège sont mal connus. Trois études rétrospectives françaises récentes analysent des cohortes de 610, 501 et 1 116 enfants nés par le siège [5-7]. Les scores d'APGAR < 7 à 5 minutes dans ces 3 populations sont respectivement de 0, 2,1 et 1,2 % des cas. Les deux premières études ne trouvent pas de différences significatives dans les scores d'APGAR < 7 à 5 minutes des enfants nés par le siège en fonction des diverses modalités de naissance (voie basse, césarienne secondaire ou programmée). Le score d'APGAR < à 7 est de 0 % dans la première étude, quelle que soit la modalité de naissance, et fluctue de façon non significative entre 1,1 et 3,1 % dans la deuxième. Par contre, dans la troisième étude, il y a une différence significative dans les scores d'adaptation à la vie extra-utérine entre l'accouchement planifié par voie basse et la césarienne programmée : 2,2 % pour la voie basse contre 0,7 % pour la césarienne programmée (3,05 [IC 95 % : 1,03-9,05]) [7].

Une étude danoise cas/témoins sur une petite série de 323 enfants nés en siège [8] montre que le risque de score d'APGAR < 7 à 5 minutes est 15 fois supérieur en cas de voie basse par rapport à la césarienne programmée. Une étude suédoise cas/témoins de 450 enfants nés avec un score d'APGAR < 7 à 5 minutes montre par contre une association significative avec la présentation en siège (11,5 [IC 95 % : 2,7-49,6], p < 0,001) [9].

Si l'on considère que le score d'APGAR peut avoir une certaine valeur prédictive de séquelles neuro-développementales, il faut constater que l'ensemble des études rétrospectives rapportées ici n'a pas montré de taux particulièrement élevés de scores d'APGAR bas chez les enfants nés en présentation du siège par rapport aux taux rapportés dans la population générale [2, 9]. Néanmoins, une discrète élévation de ces taux (environ 2 %) est notée dans trois études chez les enfants nés en siège par voie basse [6-8].

Acidose métabolique

L'acidose métabolique est rarement bien étudiée [10]. Elle est néanmoins plus fréquente chez les enfants nés en siège par voie basse que chez ceux nés par césarienne (3,05 [IC 95 % : 1,03-9,05]) [7].

Présentation en siège et encéphalopathie néonatale précoce

Une encéphalopathie néonatale précoce peut-être la conséquence d'une anoxie péri-partum sévère.

Dans un énorme essai prospectif multicentrique, le Term breech trial, dans lequel ont été inclus 2 083 enfants, le taux de ceux présentant des troubles de la conscience en rapport avec une encéphalopathie néonatale précoce modérée ou sévère est de 1 ‰ [11]. Ce taux global n'est pas anormalement élevé puisque, dans la population générale, la prévalence fluctue selon les études entre 1,8 et 7,7 ‰ [12, 13]. Il y a cependant dans cet essai, dont la méthodologie et les résultats sont controversés, un pourcentage d'enfants avec signes d'encéphalopathie significativement plus important dans le groupe « nés par voie basse » que dans celui des « césariennes programmées » (1,6 % contre 0,6 %, p < 0,02).

Dans une étude rétrospective suédoise ayant duré 7 ans (de 1985 à 1991), la prévalence de l'asphyxie sévère avec encéphalopathie est de 1,8 ‰ ; la présentation en siège n'est pas non plus un facteur de risque qui lui soit associé [9].

Dans leur très intéressante étude cas/témoins rapportant une série de 164 enfants nés à terme avec une encéphalopathie néonatale précoce, Badawi *et al.* [14] ne montrent aucune association avec la présentation du siège ou les manœuvres effectuées par voie basse lors de cette présentation. De nombreux autres facteurs de risque anté-partum ou intra-partum sont identifiés dans cette étude. L'existence d'un facteur de risque intra-partum n'est constatée isolément que dans 4 % des cas. Lorsqu'il est présent, il est le plus souvent associé à un facteur anté-partum (25 % des cas). Les deux facteurs de risque qui apparaissent de très loin les plus fréquents sont le retard de croissance intra-utérin (RCIU) inférieur au 3e percentile : *odds-ratio* (OD) ajusté : 38,23 (IC 95 % : 9,44-154,79) et la postmaturité : OD ajusté : 13,2 (IC 95 % : 5,03-34,83).

Présentation en siège et morbidité néonatale immédiate

Deux études récentes, en France, ne rapportent pas de différence significative entre la voie basse et la césarienne pour les lésions traumatiques obstétricales ou pour les taux de transferts en unité de soins intensifs (USI) [5, 6]. Mais dans une troisième étude française, des différences sont observées pour le taux de transfert en USI (5 % si naissance par voie basse contre 1,7 % si césarienne élective ; RR 3,23 [IC 95 % : 1,57-6,64]) [7].

Une association significative entre la présentation en siège et l'existence de malformations congénitales de tous types (y compris les cryptorchidies chez le garçon) a été trouvée notamment dans l'étude de Rayl *et al.* [15]. Une présentation en siège est souvent constatée chez les enfants ayant des anomalies de la glande pituitaire et des déficits en hormone de croissance ; ceci pourrait témoigner d'un dysfonctionnement cérébral et/ou d'une anoxie anténatals responsables, d'une part, de troubles à minima de la motricité fœtale et de la présentation en siège et, d'autre part, de lésions de la glande pituitaire [16]. Mais les hémorragies intracrâniennes ne sont pas plus fréquentes chez les prématurés nés en présentation du siège par voie basse que chez ceux nés par césarienne, ce qui témoignerait du fait que l'anoxie per-partum n'est pas plus fréquente par voie basse que par voie haute [17].

Présentation en siège et *cerebral palsy*

Les séries étudiant le devenir à moyen et long termes des enfants nés en présentation du siège sont rares. Le suivi de larges cohortes reste très difficile.

Danielan *et al.* [18] analysent rétrospectivement 1 645 observations d'enfants vivants nés à terme par le siège. Ils notent un taux de 1,9 % de handicaps neuro-sensoriels sévères sur 1 387 cas suivis (15,7 % de perdus de vue). Ce taux est anormalement élevé par rapport à ceux habituellement mentionnés dans la population générale, qui sont d'environ 3 à 6 ‰ [19]. Ces mêmes auteurs n'observent pas de différence en fonction des modalités d'accouchement. Seul 1 handicap sévère sur les 12 observés chez les enfants nés par voie basse est imputable à un traumatisme. Une autre étude [20] étudie la relation entre siège et CP sur une cohorte de 233 764 enfants, dont 8 076 sièges, nés entre 1979 et 1986. Il y a une tendance non significative à un risque un peu supérieur chez les enfants nés en siège par rapport à ceux nés en céphalique (OR : 1,56 [IC 95 % : 0,9-2,4]). Mais, surtout, le retard de croissance intra-utérin est plus fréquent chez les enfants avec CP comparés à ceux sans CP (OR : 4,2 [IC 95 % : 3,0-5,6]) ainsi que chez les enfants en siège par rapport aux enfants nés par voie céphalique (OR : 2,56 [IC 95 % : 2,3-2,8]). Cette étude montre donc que la CP est surtout expliquée par le RCIU plus que par la présentation en siège. De plus, le type de CP associé à la présentation en siège était essentiellement une diplégie spastique (78 % des cas), qui n'est pas le type représenté dans les conséquences d'une anoxie aiguë sévère chez le nouveau-né à terme [21]. Plusieurs auteurs avaient déjà noté que les enfants présentant un retard de croissance intra-utérin étaient plus souvent en présentation du siège que les eutrophiques à la naissance [22].

Dans une deuxième étude faite par Krebs *et al.* [8] et concernant 323 nouveau-nés sans malformations nés en siège et à terme entre 1982 et 1992, on note un taux de CP de 1,5 %, donc plus important que dans la première étude. Enfin, deux études rétrospectives d'enfants nés par le siège avant 1977 ne trouvent pas d'augmentation du taux des handicaps neurologiques sévères avec un recul de 3 à 10 ans [23, 24].

Présentation en siège et devenir cognitif

Plus encore que pour les études étudiant la fréquence des CP, les études sur le devenir cognitif à long terme des enfants nés par le siège sont rares.

Le taux de retard de langage chez les enfants indemnes de CP est de 5,2 % dans la première étude de Krebs [20], ce qui n'est pas très différent de la population générale [25]. Là encore, il n'y a pas de différence en fonction de la voie d'accouchement. Dans la deuxième étude de Krebs publiée en 2001 [8], le taux global des handicaps neuro-sensoriels modérés associant troubles de l'attention, troubles des apprentissages scolaires, troubles de la motricité fine, retard de langage, insuffisance intellectuelle ou épilepsie est important puisque seulement 73 % des enfants sont indemnes de tout handicap. Cependant, là encore comme dans la première étude de Krebs, le pourcentage d'enfants avec un retard de langage est de 5,5 %.

Une seule étude rapporte le devenir intellectuel à long terme dans une population de 4 298 conscrits nés entre 1973 et 1976. Les fonctions intellectuelles sont appréciées par la mesure du QI (coefficient intellectuel) avec la méthode de Boerge Prien. Chez ces conscrits, 164 sont nés en siège. Une différence significative de 3 points est notée avec ce test (3,3 [IC 95 % : 1,8-4,7]). L'association négative avec le QI persiste après stratification sur la voie d'accouchement et ajustement sur les facteurs confondants possibles tels que le poids de naissance et la gémellité [26].

Nature du lien entre les séquelles observées et la présentation en siège, ou quel est l'œuf, quelle est la poule ?

Y a-t-il un lien de causalité directe entre la présentation en siège et les séquelles neuro-développementales observées ? Ceci ne paraît pas évident.

L'incrimination d'une anoxie sévère secondaire à la présentation dans la genèse d'un handicap neuropsychique nécessite la mise en évidence d'une encéphalopathie néonatale précoce. L'augmentation modérée de la prévalence des scores d'APGAR faibles dans quelques études plaide pour un lien entre siège et anoxie. Mais l'absence d'association dans de nombreuses études entre encéphalopathie néonatale et siège ainsi que la plus grande fréquence des diplégies comme séquelles plaident contre un lien de causalité unique et directe.

Le risque de séquelles n'est-il pas plutôt la conséquence d'un facteur primitif à l'origine de la présentation en siège, d'une part, et des séquelles, d'autre part ? C'est le plus probable.

On sait que les maladies neuro-musculaires ou certaines maladies neurologiques à début anténatal sont à l'origine d'une hypomotilité fœtale, voire d'un immobilisme et d'une fréquente présentation du siège dans une cavité utérine volontiers distendue par un hydramnios. La présentation du siège, en l'absence d'une telle évidence, ne pourrait-elle pas être aussi le reflet d'un trouble modéré de la motricité et, donc, d'un dysfonctionnement cérébral préexistant ? L'existence fréquente d'un retard de croissance intra-utérin ou de malformations en cas de présentation du siège est en faveur de cette hypothèse.

Mais la situation pourrait être médiane : la présentation en siège favoriserait la décompensation d'un état neurologique limite préexistant en provoquant une anoxie per-partum modérée.

Conclusion

Les séquelles neuro-développementales et les handicaps neuropsychiques semblent plus fréquents chez les enfants nés en présentation du siège que chez ceux nés en présentation céphalique. Il ne semble pas que l'on puisse incriminer directement la présentation en siège ni, donc, une anoxie per-partum dans les séquelles observées mais plutôt les malformations ou l'insuffisance de croissance intra-utérine souvent associées. Ces dernières seraient à l'origine d'un état neurologique anormal ou subnormal préexistant à la naissance dont la présentation en siège ne serait que le reflet.

BIBLIOGRAPHIE

[1] Nelson KB, Ellenberg JH. APGAR scores as predictors of chronic neurologic disability. *Pediatrics* 1981 ; 68 : 36-44.

[2] Ruth VJ, Raivio OR. Perinatal brain damage : predictive value of metabolic acidosis and the APGAR score. *Br Med J* 1988 ; 297 : 24-7.
[3] Moster D, Lie RT, Irgens LM, Bjerkedal T, Markestadt T. The association of APGAR score with subsequent death and cerebral palsy : a population-based study in term infants. *J Pediatr* 2001 ; 138 : 798-803.
[4] Moster D, Lie RT, Markestadt T. Joint association of APGAR scores and early neonatal symptoms with minor disabilities at school age. *Arch Dis Child* 2002 ; 86 : F16-21.
[5] Sibony O, Luton D, Oury JF, Blot Y. Six hundred and ten breech versus 12 405 cephalic deliveries at term : is there any difference in the neonatal outcome ? *Eur J Obstet Gynecol Reprod Biol* 2003 ; 107 : 140-4.
[6] Kayem G, Goffinet F, Clément D, Hessabi M, Cabrol D. Breech presentation at term : morbidity and mortality according to the type of delivery at Port-Royal Maternity hospital from 1993 through 1999. *Eur J Obstet Gynecol Reprod Biol* 2002 ; 102 : 137-42.
[7] Golfier F, Vaudroyer F, Ecochard R, Champion F, Audra P, Raudrant D. Planned vaginal delivery versus elective caesarean section in singleton term breech presentation : a study of 1 116 cases. *Eur J Obstet Gynecol Reprod Biol* 2001 ; 98, 186-92.
[8] Krebs L, Langhoff-Roos J, Thorngren-Jerneck K. Long-term outcome in term breech infants with low APGAR score-a population-based follow-up. *Eur J Obstet Gynecol Reprod Biol* 2001 ; 100 : 5-8.
[9] Milsom I, Ladfors L, Thiringer K, Niklasson A, Odeback A, Thornberg E. Influence of maternal, obstetric and foetal risk factors on the prevalence of birth asphyxia at term in a Swedish urban population. *Acta Obstet Gynecol Scand* 2002 ; 81 : 909-17.
[10] Koo MR, Dekker GA, van Geijn HP. Perinatal outcome of singleton term breech deliveries. *Eur J Obste Gynecol Reprod Biol* 1998 ; 78 : 19-24.
[11] Hannah ME, Hannah WJ, Hewson SJ, Hodnett ED, Saigal S, Willan AR. Planned caesarean section versus planned vaginal birth for breech presentation at term : a randomised multicentre trial. *Lancet* 2000 ; 356 : 1375-83.
[12] Nelson KB, Leviton A. How much of cerebral palsy is due to birth asphyxia ? *Am J Dis Child* 1991 ; 145 : 1325-31.
[13] Hull J, Dodd KL. Falling incidence of hypoxic-ischemic encephalopathy in term infants. *Br J Obstet Gynecol* 1992 ; 99 : 386-91.
[14] Badawi N, Kurinczuk JJ, Keogh JM, Alessandri LM, O'Sullivan F, Burton PR *et al.* Intrapartum risk factors for newborn encephalopathy : the Western Australian case-control study. *Br Med J* 1998 ; 317 : 1549-53.
[15] Rayl J, Gibson PJ, Hickok DE. Fetus-placenta-newborn : a population-based case-control study of risk factors for breech presentation. *Am J Obstet Gynecol* 1996 ; 174 : 28-32.
[16] Pinto G, Adan L, Souberbielle JC, Thalassinos C, Brunelle F, Brauner R. Idiopathic growth hormone deficiency : presentation, diagnosis and treatment during childhood. *Ann Endocrinol* 1999, 60 : 224-31.
[17] Berger R, Bender S, Sefkow S, Klingmuller V, Kunzel W, Jensen A. Peri/intraventricular haemorrhage : a cranial ultrasound study on 5 286 neonates. *Eur J Obstet Gynecol Reprod Biol* 1997 ; 75 : 191-203.
[18] Danielan PJ, Wang J, Hall MH. Long term outcome by method of delivery of fetuses in breech presentation at term : population based follow up. *Br Med J* 1996 ; 312 : 1451-3.
[19] Cans C, Jouk PS, Racinet C. Fréquence des divers types de handicaps et de leurs causes. In : Marret S, Zupan V (eds). *Progrès en neurologie périnatale.* Paris : Doin, 2003 : 43-52.
[20] Krebs L, Topp M, Langhoff-Roos J. The relation of breech presentation at term to cerebral palsy. *Br J Obstet Gynecol* 1999 ; 106 : 943-7.
[21] McLennan A. A template for defining a causal relation between acute intrapartum events and cerebral palsy : international consensus statement. *Br Med J* 1999 ; 319 : 1054-9.
[22] Sherer DM, Spong CY, Minior VK, Salafia CM. Increased incidence of fetal growth restriction in association with breech presentation in preterm deliveries < 32 weeks. *Am J Perinatol* 1997 ; 14 : 35-7.
[23] Svenningsen NW, Westgren M, Ingemarsson I. Modern strategy for the term breech delivery : a study with a 4-year follow-up of the infants. *J Perinat Med* 1985 ; 13 : 117-26.
[24] Faber-Nijholt R, Huisjes HJ, Touwen BC, Fidler VJ. Neurological follow-up of 281 children born in breech presentation : a controlled study. *Br Med J* 1983 ; 286 : 9-12.

[25] Van Hout. Les troubles du langage. In: Lyon G, Evrard P (eds). *Neuropédiatrie*. Paris: Masson, 2000: 448-58.
[26] Sorensen HT, Steffensen FH, Olsen J, Sabroe S, Gillman MW, Fischer P *et al.* Long-term follow-up of cognitive outcome after breech presentation at birth. *Epidemiology* 1999; 10: 554-6.

Présentation du siège à terme : modalités d'accouchement ; analyse critique des données publiées

L. MARPEAU, E. VERSPYCK, H. ROMAN*

Résumé

Les modalités d'accouchement de la présentation du siège ont toujours été à la source de débats d'école : présentation eutocique pour les uns, dystocique pour les autres. À la suite des travaux publiés dans le *Lancet*, il semble maintenant que la polémique dépasse largement le petit problème d'une présentation dont la fréquence est d'environ 3 % des grossesses à terme : c'est tout le « raisonnement » obstétrical qui se trouve profondément questionné, et ce à trois niveaux : dans une situation obstétricale donnée (sièges mais aussi grossesses gémellaires, utérus cicatriciels, macrosomes, hypotrophes, terme dépassé, ruptures des membranes, intégrité périnéale), l'intention de voie basse est-elle plus dangereuse que l'intention de césarienne planifiée, pour l'enfant ou sa mère, à court et à moyen terme, physiquement et psychologiquement ? Si oui, faut-il donc programmer cette césarienne (comme la plupart le font déjà en cas de siège et certains dès maintenant pour d'autres raisons) ou bien peut-on encore envisager la voie basse sous certaines conditions de sécurité ? Quelles sont, dans la décision obstétricale, la part qui revient au raisonnement médical et celle qui appartient à la crainte médico-légale ?

Aucune étude évaluant les techniques de sélection des sièges à la voie basse ou les méthodes de surveillance des femmes en travail telles qu'elles sont pratiquées en France n'a pu montrer un risque significatif de la voie basse par rapport à la césarienne. Ces travaux sont en cours.

Mots clés

Présentation du siège. césarienne. Morbidité néonatale. Mortalité périnatale.

* Clinique gynécologique et obstétricale, CHU Charles-Nicolle, 1, rue de Germont, 76031 Rouen cedex. E-mail : loic.marpeau@chu-rouen.fr.

Introduction

L'article publié par Mary Hannah [1] dans le *Lancet* en octobre 2000 est venu alimenter une polémique déjà ancienne sur la façon la moins dangereuse d'accoucher, quand le fœtus est en présentation du siège. Trois questions sont à poser qui commencent à trouver des réponses : existe-t-il effectivement une élévation du risque périnatal quand on accepte une voie basse en cas de présentation du siège par rapport à une césarienne réglée ? Si la réponse est oui, cela justifie-t-il l'abandon pur et simple de la voie basse au bénéfice de la césarienne systématique ? Si la réponse est encore oui, a-t-on mesuré les conséquences d'une telle mesure à court et à long terme, pour l'enfant et sa mère ?

Avant-propos

On sait maintenant parfaitement que la présentation du siège à terme peut être l'expression d'une pathologie fœtale préexistante à l'accouchement telle qu'une malformation, un retard de croissance *in utero* ou autre [2-7]. Il n'est donc pas juste de comparer le devenir des enfants en présentation du siège à celui des enfants qui sont nés en présentation céphalique.

L'étude rétrospective du devenir des enfants nés en siège en fonction du mode d'accouchement (voie haute systématique, voie haute en cours de travail ou voie basse) doit être très prudente et veiller à ce qu'ils soient comparables pour le terme, le poids, les anomalies morphologiques et chromosomiques [8, 9].

Quand on évalue le caractère dangereux ou non d'un accouchement par les voies naturelles, on évalue aussi les conditions de l'accouchement, les modalités de transport, la qualité de la prise en charge et les capacités de l'équipe d'accueil à résoudre un problème urgent. Ceci est vrai pour toutes les présentations, mais peut-être encore plus pour la présentation du siège : dans certaines équipes, en effet, les quelques sièges qui échappent à la césarienne sont l'apanage des grossesses non suivies ou des accouchements inopinés.

Enfin, quand on fait un essai prospectif randomisé voie haute de principe contre intention de voie basse, on mesure non seulement les risques inhérents à l'accouchement mais aussi ceux de la prolongation de la grossesse spécifiques de l'intention de voie basse, comme l'hématome rétro-placentaire, la rupture prématurée des membranes, la chorio-amniotite, le terme dépassé, certaines complications funiculaires. Ceci est toujours vrai quelle que soit la présentation. En d'autres termes, la césarienne de principe protège contre les méfaits supposés de l'accouchement mais aussi contre ceux des dernières semaines de la grossesse.

Ce qui se disait avant Mary Hannah

Grandes enquêtes rétrospectives de mortalité et de morbidité

On se perd dans le maquis des publications concernant la présentation du siège. Roman [10], Lee [11], Krebs [9], Brown [12], Gifford [13] et Hofmeyr [14] sont les auteurs les plus cités, avec plus ou moins de bonheur et d'objectivité. On ne saurait trop conseiller aux lecteurs courageux de ne pas se contenter du survol des conclusions et des résumés de ces articles.

Roman (n = 15 818 sièges à terme : 37,3 % de voies basses) évalue ses résultats en terme de mortalité infantile (0-12 mois de vie). Celle-ci est égale à 3,1 ‰ pour les voies basses et de 1,5 ‰ pour les césariennes. Les causes des décès et l'âge de leur survenue ne sont pas détaillés, les traumatismes obstétricaux non plus ; les critères de sélection à l'accouchement ne sont pas précisés mais on remarque que seulement 41 % des sièges de plus de 4 000 grammes ont pu bénéficier d'une césarienne réglée. L'auteur précise lui-même que sa base de données ne lui permet pas de comparer les césariennes de principe aux intentions de voie basse [10].

Lee (n = 316 238 sièges de poids supérieur ou égal à 2 500 grammes) décrit une série colossale sur une période déjà ancienne allant de 1989 à 1991 : elle est à prendre avec de nombreuses réserves comme nous y invite l'auteur lui-même dans sa propre conclusion. Le taux de voies basses est égal à 13,7 %, soit l'un des plus bas de la littérature médicale [11]. La mortalité néonatale est de 5,3 ‰ surtout dans les premières heures postnatales, taux parmi les plus élevés de la littérature médicale, supérieur à celui de Roman exprimé pourtant en mortalité infantile. La mortalité néonatale après césarienne itérative (n = 37 365) est égale à 4,2 ‰, supérieure à celle des premières césariennes (3,2 ‰). On peut donc légitimement se poser deux questions à propos de ce travail. Que sont ces voies basses : des césariennes que l'on n'a pas eu le temps de faire, des grossesses non suivies, des accouchements inopinés à domicile ? Que sont ces césariennes itératives qui, en majorité, sont programmées, du moins peut-on l'espérer, et qui affichent une mortalité néonatale si élevée ?

Brown (n = 21 380 sièges, 44 % de voie basse) conclut que le mode d'accouchement pour les sièges de plus de 1 500 grammes n'influence pas le pronostic néonatal [12].

Krebs (n = 19 476 sièges) affirme que le risque de constater un score d'APGAR < 7 à 5 minutes est 15 fois plus élevé en intention de voie basse [9]... Gifford en trouve au contraire 2 fois moins [13].

Méta-analyses

Deux méta-analyses ont été publiées : celle de Hofmeyr [14], qui ne retient que 2 études randomisées, et celle de Gifford [13], qui cumule ces 2 mêmes études randomisées et 7 études de cohorte dont les critères de sélection pour la voie basse sont différents d'un auteur à l'autre : les taux d'accouchement par les voies naturelles de ces 7 études sont les suivants : 28, 28, 41, 45, 45, 52 et 80 %.

Pour Hofmeyr (n = 313, 30 % de voies basses), une politique de césarienne systématique conduit à une diminution significative de la morbidité néonatale à court terme (risque relatif : 0,26 : IC 95 % 0,08-0,88). Par contre, les effectifs sont insuffisants pour détecter une différence en termes de faibles scores d'APGAR, de lésions du plexus brachial ou de mortalité périnatale.

Pour Gifford (n = 3 056, 44 % de voies basses), l'intention de voie basse par rapport à la césarienne systématique est grevée d'un sur-risque de mortalité néonatale égal à 3 ‰ présentations du siège, de lésions du plexus brachial, de fracture de la clavicule et de paralysie faciale respectivement égales à 1 ‰. Aucun de ces résultats n'est significatif. Cet auteur ne retrouve une différence statistique ($p < 0,05$) que lorsqu'il additionne toutes les lésions traumatiques ou bien lorsqu'il regroupe les traumatismes et la mortalité néonatale. À noter que cette méta-analyse ne met pas en évidence de différences en ce qui concerne les risques d'hémorragies intracrâniennes (1 ‰ dans les 2 groupes). Enfin et curieusement, il y a moins d'APGAR < 7 à 5 minutes dans le groupe intention de voie basse (1,2 %) que dans le groupe césariennes réglées (2,4 %).

Score d'APGAR

Sur une série danoise de 19 476 sièges, Krebs [9] conclut que les sièges à terme en intention de voie basse ont un risque d'avoir un APGAR < 7 à 5 minutes 15 fois plus élevé que lorsqu'une césarienne a été décidée avant tout travail. Ces résultats sont indépendants du poids de naissance et sont confirmés par Obwegeser [15]. Ceci n'est par contre pas retrouvé par Tatum [16], à propos de 580 sièges à terme dont 30 % sont nés par voie basse, ni par Irion [17], à propos de 705 sièges à terme dont 38 % sont également nés par voie basse. Ce dernier ne trouve pas non plus de différence en ce qui concerne les pH < 7 à l'artère ombilicale.

Il est possible que ces discordances entre les uns et les autres soient liées aux différentes politiques en usage lors de la phase d'expulsion : résolument interventionnistes pour certains afin d'éviter la compression funiculaire, plus contemplatives pour d'autres [18] afin d'éviter le relèvement des bras.

Traumatismes inhérents à la voie basse

Ces traumatismes sont dans tous les esprits et nourrissent les cauchemars de tous les obstétriciens. On apprend dans les écoles d'obstétrique que peuvent survenir de façon inopinée un relèvement des bras, une déflexion puis une rétention de tête dernière : on apprend aussi que ces accidents sont difficiles à résoudre par des manœuvres aléatoires et qu'ils sont à l'origine de fractures, d'élongation du plexus brachial, de lésions médullaires et d'asphyxie aiguë.

Pourtant, ces traumatismes de la phase de dégagement par les voies naturelles ne sont souvent pas détaillés dans les grandes séries publiées, ce qui est dommage quand on cherche à comprendre les mécanismes de cet éventuel excès de mortalité et de morbidité néonatales lié à la présentation du siège. Ils sont résumés dans le *tableau I* et sont en fait peu nombreux.

Tableau I

Synthèse des accidents traumatiques au cours des accouchements par voie basse en cas de présentation du siège.

Auteur	**Nombre total de sièges**	**Voie basse (%)**	**Mort per-partum à l'expulsion**	**Lésions traumatiques**
Diro [19]	1 021	13,0	1	?
Gimovsky [20]	105	29,0	1	0
Sevelda [21]	338 primipares	53,0	0	1 plexus brachial
Danielan [22]	1 645	37,5	?	1 handicap après extraction difficile
Jaffa [13]	321	80,0	0	1 plexus brachial
Watson [13]	151	45,0	0	0
Barlov [13]	226	45,0	0	1 plexus brachial
Flanagan [13]	623	28,0	0	1 paralysie faciale
Songane [23]	899	52,0	6	1 paralysie faciale
Bingham [13]	313	28,0	0	0
Mahomed [24]	213	41,0	0	0
Collea [25]	208	28,0	0	2 plexus brachiaux
Irion [17]	705	38,0	0	1 fracture humérale 1 plexus brachial
Albrechtsen [18]	1 212	52,7	0	1 paralysie faciale 3 fractures sans précision

Les conclusions du 7e rapport du CESDI *(Confidential enquiry into still-births and deaths in infancy)* vont également dans ce sens [19] : il s'agit de constatations rétrospectives d'un groupe d'experts à propos des 56 décès survenus au Royaume-Uni en 1994 et 1995 sur présentation du siège, chez des enfants vivants en début de travail, non mal formés et pesant plus de 1 500 grammes. Cette enquête est exhaustive et d'une précision remarquable. Les enquêteurs concluent que la cause la plus fréquente de la mort est l'hypoxie, que la raison en est le plus souvent une mauvaise prise en charge au cours du travail et que la difficulté d'extraction comme cause unique de la mort est un phénomène rare.

Accidents cérébraux et devenir à long terme

Les travaux de plus en plus nombreux dans ce domaine sont rassurants.

L'incidence des hémorragies périventriculaires et intraventriculaires [20] est la même entre les sièges césarisés (2,1 %) et ceux qui sont nés par les voies naturelles (0,8 %). Le mode d'accouchement n'explique pas l'excès d'anomalies neuromotrices retrouvé dans la population des sièges par rapport à une population de présentations céphaliques appariées sur le sexe, le poids et les conditions de naissance.

Après stratification pour le poids de naissance, la présentation du siège ne paraît pas offrir plus de risques d'infirmité motrice cérébrale *(cerebral palsy)* que la présentation céphalique. De même, le mode d'accouchement ne semble pas intervenir. C'est le retard de croissance *in utero*, 2 fois plus fréquent chez les sièges, qui fait la différence.

Le suivi au long cours (âge scolaire) des enfants nés à terme en présentation du siège a été bien étudié par Danielan en 1996 [21]. Il ne prend en compte que les enfants survivant au-delà de la première semaine (n = 1 645, total voie basse = 37,1 %). Dans cette population, 35,9 % des enfants sont nés par césarienne de principe et 64,1 % en intention de voie basse. Parmi ces derniers, le taux de succès voie basse est égal à 57 %. Il n'y a pas de différence en termes de handicap sévère entre ces groupes. Il est par ailleurs intéressant de constater que sur les 12 handicaps sévères du groupe intention de voie basse, il n'y a qu'un accident traumatique imputable à la présentation, les 11 autres étant inexpliqués ou secondaires à 1 hématome rétro-placentaire, 1 procidence avant l'arrivée et 2 anomalies du rythme cardiaque fœtal négligées.

Croughan (n = 1 250 sièges, poids > 1 000 grammes, 35 % de voies basses) confirme ces résultats [8]. Sorensen [22], enfin, trouve que les jeunes conscrits danois ont les mêmes capacités cognitives, qu'ils soient nés en présentation du siège par voie basse ou par césarienne.

Travail de Marie Hannah [1]

Avant de discuter les résultats de ce travail, il importe de bien connaître la population étudiée et les techniques obstétricales utilisées :

– il s'agit d'une étude multicentrique portant sur 121 centres dans 26 pays différents ;

– 40 % des randomisations ont été effectuées au cours du travail, ce qui laisse planer un doute sur la qualité du suivi de la fin de la grossesse, période pourtant très sensible en cas de présentation du siège ;

– 40 % des estimations du volume fœtal ne reposent que sur l'examen clinique, ce qui paraît insuffisant comme en témoigne le taux élevé de macrosomes dans le bras intention de voie basse (5,8 % contre 3,1 % en intention de voie haute) ;

– la recherche d'une déflexion du pôle céphalique est exclusivement clinique dans 30 % des cas. Certes, la déflexion primitive est un événement rare, mais il est grave d'accepter une voie basse dans de telles conditions ;

– 8 % des patientes ont une radiopelvimétrie. On sait que cet examen complémentaire est controversé mais, pour la plupart des auteurs, il doit être fait ;

– 15 % des intentions de voie basse ont été déclenchées par ocytociques ou prostaglandines sans précisions sur l'indication et les conditions locales initiales ;

– la direction du travail était justifiée par ocytociques ou... prostaglandines ;

– l'auscultation intermittente était autorisée et a été pratiquée chez plus de 60 % des intentions de voie basse.

Les résultats sont irréfutables quand on les prend dans leur globalité. La démonstration est faite que, dans la population étudiée, avec les critères de sélection choisis et en utilisant les conduites obstétricales décrites précédemment, l'intention de voie basse est globalement grevée d'un sur-risque de mortalité périnatale ou néonatale ($p = 0{,}01$ ou bien... 0,03 si on exclut 2 enfants « probablement décédés avant la randomisation ») et de morbidité néonatale sérieuse ($p = 0{,}000\ 3$). On remarque immédiatement, dans ce travail, sans que cela ne soit commenté par l'auteur, que la mortalité périnatale ou néonatale en intention de voie basse est très élevée (1,3 %), la plus élevée de toutes les séries publiées.

Par ailleurs, les résultats dépendent du lieu d'accouchement. Ainsi, en pays à risque élevé de mortalité périnatale, l'intention de voie basse n'est pas plus dangereuse que celle de voie haute pour la mortalité périnatale ou néonatale ou pour la morbidité néonatale sérieuse. Cette constatation reste vraie pour la morbidité néonatale sérieuse considérée isolement. Curieusement enfin, dans ces pays, la morbidité néonatale sérieuse est moindre en intention de voie basse que dans les pays à mortalité périnatale basse alors que le taux de voies basses effectives y est supérieur (55,3 % contre 31,7 %). Il vaudrait donc mieux, en intention de voie basse, naître en pays à risque de mortalité périnatale élevé : les risques de césarienne et de morbidité néonatale y seraient plus faibles...

Les pathologies avant le travail sont plus fréquentes en intention de voie basse, ce qui paraît logique :

– 6 hématomes rétro-placentaires contre 0 ;

– 2 procidences contre 0 ;

– 11 chorio-amniotites contre 3.

– termes dépassés probablement plus nombreux (terme significativement plus avancé pour l'intention de voie basse : $p < 0{,}000\ 1$), bien que cela ne soit pas détaillé :

– retards de croissance peut être plus nombreux en intention de voie basse et l'on regrette que les auteurs n'aient pas stratifié pour le poids de naissance rapporté au terme de l'accouchement.

Les accidents en cours de travail sont plus fréquents en intention de voie basse et cela relève encore une fois de la pure logique (12 procidences contre 0). On peut à ce propos souligner que cet essai a été conduit pour 65 % des intentions de voie basse dans des maternités où la césarienne était impossible dans les 10 minutes.

Les traumatismes obstétricaux sont rares dans les 2 groupes et s'y retrouvent en proportion équivalente (5 accidents pour la voie haute contre 9 pour la voie basse).

Finalement, dans le groupe des intentions de voie basse, si on exclut les hypotrophes, les termes dépassés, les retards à la césarienne sur anomalie du rythme cardiaque fœtal, les dysmorphies, les morts *in utero* précédant la randomisation et les morts au domicile après la sortie, il reste 1 décès pour extraction difficile et 2 décès pour « problèmes respiratoires » sans précision.

Les conclusions de ce travail, qui apporte un niveau de preuve I, auraient pu être les suivantes :

– les accidents purement traumatiques, lors de l'accouchement par voie basse, d'une présentation du siège sont rares et ne sont pas plus fréquents que lorsqu'une césarienne est pratiquée :

– il est important de surveiller avec attention la fin de la grossesse et le travail ;

– le pronostic obstétrical n'est pas influencé par l'intention du mode d'accouchement dans les pays à mortalité périnatale élevée ;

– l'excès de mortalité périnatale ou néonatale retrouvé dans le groupe intention de voie basse dans des proportions très alarmantes doit faire remettre en cause les attitudes obstétricales décrites (terme dépassé, déclenchement difficile, monitorage discontinu, bloc opératoire éloigné, sélection approximative des candidates à l'intention de voie basse).

Ce qui est nouveau depuis le travail de Marie Hannah

L'impact de ce travail randomisé publié dans le *Lancet* a été considérable dans nos pays. La majorité des équipes a suivi les instructions de l'équipe de Toronto relayées par le Collège canadien de gynécologie obstétrique. Ainsi, au Royaume-Uni, 88 % des sièges à terme ont été césarisés en 2001 : en France, les données de la banque Audipog affichent la même tendance (72,4 %).

Partant du principe que la césarienne est la seule réponse à toute situation obstétricale potentiellement à risque, déjà il se discute le mode d'accouchement si la grossesse est gémellaire ou l'utérus cicatriciel [23].

Cependant, la polémique n'est pas éteinte et de nombreux travaux rétrospectifs présentant le résultat d'expériences diverses sont encore publiés. La plupart contestent les recommandations d'Hannah, ne se reconnaissant pas dans les pratiques obstétricales détaillées dans son essai. Giuliani [24] en Autriche (699 sièges à terme), de Leeuw [25] en Hollande (268 sièges consécutifs), Cabrol [26] (501 sièges à terme), Blot [27] (610 sièges à terme) et Marpeau [28] (146 sièges chez des primipares à terme) en France donnent leurs résultats qui sont bons, insistant sur les critères de sélection et les modalités du travail.

L'expérience de Lashen [29] est intéressante : elle montre que l'élévation progressive en 10 ans du taux de césariennes sur siège à terme à Sheffield (Royaume-Uni) n'a modifié ni la morbidité néonatale ni la mortalité périnatale dans les présentations du siège.

À l'inverse il est vrai, une récente étude lyonnaise (1 116 sièges à terme dont 30,6 % sont nés par les voies naturelles) vient conforter l'idée que la voie basse est dangereuse [30]. Elle est intéressante dans la mesure où elle reflète les résultats d'une équipe française respectant les recommandations habituelles en termes de sélection à la voie basse et de surveillance du travail. Il y a 2 morts néonatales précoces dans le groupe voie basse contre 0 dans celui des intentions de voie haute : la première est survenue au décours d'une procidence du cordon à l'entrée en travail, la seconde après une grande extraction, manœuvre actuellement déconseillée. La différence, en termes de mortalité périnatale, n'est pas significative. Par rapport aux résultats du *Lancet* (mortalité périnatale = 1,3 %), la mortalité néonatale, égale à 0,48 %, vient rassurer sur nos pratiques. En ce qui concerne les traumatismes obstétricaux, les fractures et lésions du plexus brachial sont en nombre identique et ce ne sont que les hématomes qui font la différence entre la césarienne et la voie basse. Enfin, le risque de convulsions néonatales est le même. Ces résultats plaident-ils vraiment en faveur de la césarienne systématique ?

Marie Hannah [31] elle-même, tout récemment, a pu isoler des facteurs de risque à la voie basse, ébauchant ainsi la possibilité d'une sélection potentielle (âge maternel, type de présentation, déflexion de la tête [32], poids de l'enfant, durée du travail, expérience de l'opérateur).

Conclusion

De nombreux arguments font penser qu'une attitude soigneuse de sélection des sièges candidats à la voie basse associée à une prise en charge prudente et continue du travail reste une solution de rechange raisonnable à la césarienne systématique.

À la lumière de tous ces chiffres, on ne comprendrait vraiment pas que les partisans de la voie haute systématique sur siège s'autorisent la voie basse sur utérus cicatriciel, les déclenchements difficiles, les extractions par forceps à la partie haute, le travail sur les grossesses gémellaires, les hypotrophes ou les macrosomes : toutes ces situations courantes en obstétrique sont en effet elles aussi à risque de césarienne en urgence, de manœuvres, de traumatismes, de morbidité et de mortalité périnatales accentuées.

Une politique très large de césarienne devrait être évaluée à distance (rupture utérine, fécondité, localisation placentaire, équilibre psychique) avant d'être conseillée [33].

BIBLIOGRAPHIE

[1] Hannah ME, Hannah WJ, Hewson SA, Hodnett ED, Saigal S, Willan AR. Planned caesarean section versus planned vaginal birth for breech presentation at term : a randomised multicentre trial. Term Breech Trial Collaborative Group. *Lancet* 2000 ; 356 (9239) : 1375-83.

[2] Bartlett DJ, Okun NB, Byrne PJ, Watt JM, Piper MC. Early motor development of breech and cephalic presenting. *Obstet Gynecol* 2000 ; 95 : 425-32.

[3] Haruka M, Sacki N, Naka Y, Funato T, Ohrsukhi Y. Umbilical blood gas status at cesarean section for breech. presentation : a comparison with vertex. *Acta Obstet Gynaecol* 1989 ; 41 (10) : 1530-6.

[4] Roberts CL, Algert CS, Peat B, Henderson-Smart D. Small fœtal size : a risk factor for breech birth at term. *Int J Gynaecol Obstet* 1999 ; 67 : 1-8.

[5] Schutte MF, Van Hemel OJS, Van de Berg C, Van de Pol A. Perinatal mortality in breech presentation as compared to vertex presentation in singleton pregnancies : an analysis based upon 57 819 computer-registered pregnancies in The Netherlands. *Eur J Obstet Gynecol Reprod Biol* 1985 ; 19 : 391-400.

[6] Krebs L, Langhoff-Ross J. Breech delivery at term in Denmark : a population-based case-control study. *Paed Perin Epidem* 1999 ; 13 (4) : 431- 44.

[7] Kean LH, Suwanrath C, Gargari SS, Sahota DS, James DK. A comparison of fetal behaviour in breech and cephalic presentation at term. *Br J Obstet Gynecol* 1999 ; 106 (11) : 1209-13.

[8] Croughan-Minihane MS, Petitti DB, Gordis L, Golditch I. Morbidity among breech infants according to method of delivery. *Obstet Gynecol* 1990 ; 75 (5) : 821-5.

[9] Krebs L, Topp M, Langhoff-Ross J. The relation of breech presentation at term to cerebral palsy. *Br J Obstet Gynaecol* 1999 ; 106 : 943-7.

[10] Roman J, Bakos O, Cnattingius S. Pregnancy outcomes by mode of delivery among term breech births : Swedish experience 1987-1993. *Obstet Gynecol* 1998 ; 92 : 945-50.

[11] Lee KS, Khoshnood B, Srinam S, Hsieh HL, Singh J, Mittendorf R. Relationship of cesarean delivery to lower birth weight-specific neonatal mortality in singleton breech infants in the United States. *Obstet Gynecol* 1998 ; 92 (5) : 769-74.

[12] Cibils LA, Karrison T, Brown L. Mode of delivery and perinatal results in breech presentation. *Am J Obstet Gynecol* 1994 ; 171 : 28-34.

[13] Gifford DS, Morton SC, Fiske M, Kahn K. A meta-analysis of infant outcomes after breech delivery. *Obstet Gynecol* 1995 ; 85 : 1047-54.

[14] Hofmeyr GJ, Hannah ME. Planned caesarean section for term breech delivery. *The Cochrane Library Volume* 2000 ; 1 : 1-8.

[15] Obwegeser R, Ulm M, Simon M, Ploeckinger B, Gruber W. Breech infants : vaginal or cesarean delivery ? *Acta Obstet Gynecol Scand* 1996 ; 75 (10) : 912-6.

[16] Tatum RK, Orr JW, Soong S, Huddleston JF. Vaginal breech delivery of selected infants weighing more than 2 000 grams. A retrospective analysis of seven years'experience. *Am J Obstet Gynecol* 1985 ; 152 (2) : 145-55.

[17] Irion O, Hirsbrumner P, Morabia A. Planned vaginal delivery versus elective caesarean section : a study of 705 singleton term breech presentations. *Br J Obstet Gynecol* 1998 ; 105 : 710-7.

[18] Albrechtsen S, Rasmussen S, Reigstad H, Markestad T, Irgens LM, Dalaker K. Evaluation of a protocol for selecting fetuses in breech presentation for vaginal delivery or cesarean section. *Am J Obstet Gynecol* 1997 ; 177 : 586-92.

[19] Diro M, Puangsricharern A, Royer L, O'Sullivan M, Burkett G. Singleton term breech deliveries in nulliparous and multiparous women : a five years experience at the university of Miami/Jackson Memorial Hospital. *Am J Obstet Gynecol* 1999 ; 181 (2) : 247-52.

[20] Gimovsky ML, Wallace RL, Schiffrin BS, Paul RH. Randomized management of the non frank breech. *Am J Obstet Gynecol* 1983 ; 146 : 34-40.

[21] Sevelda P, Stilglbauer M, Vavra N, Weniger M, Sterniste W, Wagenbichler P. Breech presentation in nulliparous women vaginal delivery or indications for primary section ? *Geburtshilfe und Frauenheilkunde* 1993 ; 53 : 400-5.

[22] Danielan PJ, Wang J, Hall MH. Long-term outcome by method of delivery of fetuses in breech presentation at term: population based follow up. *Br Med J* 1996; 312 (7044): 1451-3.
[23] Songane FF, Thobani S, Malik H, Bingham P, Lilford RJ. Balancing the risks of planned cesarean section and trial of vaginal delivery for the mature, selected, singleton breech presentation. *J Perinat Med* 1987; 15 (6): 531-43.
[24] Mahomed K. Breech delivery: a critical evaluation of the mode of delivery and outcome of labor. *Int J Gynaecol Obstet* 1988; 27 (1): 17-20.
[25] Collea JV, Chein C, Ouilligan EJ. The randomized management of term frank breech presentation: a study of 208 cases. *Am J Obstet Gynecol* 1980; 137 (2): 235-44.
[26] CESDI. 7th annual report, 2000; 3: 25-39.
[27] Berger R, Beurder S, Sofkov S, Klingmuller V, Limizel W, Jensen A. Peri/intraventricular haemorrhage: a cranial ultrasound study on 5 286 neonates. *Eur J Obstet Gynecol* 1997; 75 (2): 191-201.
[28] Sorensen HT, Steffensen HS, Olsen J, Sabroe S, Gilman M, Fisher P *et al.* Long term follow-up of cognitive outcome after breech presentation at birth. *Epidemiology* 1999; 10: 554-6.
[29] Lydon-Rochelle M, Holt V, Easterling T. Risk of uterine rupture during labor among women with a prior cesarean delivery. *N Engl J Med* 2001; 345: 3-8.
[30] Giuliani A, Scholl WM, Basver A, Tamussino KF. Mode of delivery and outcome of 699 singleton breech deliveries at a single center. *Am J Obstet Gynecol* 2002; 187 (6): 1694-8.
[31] De Leeuw JP, De Haan J, Derom R, Thiery M, Martens G, Van Maele G. Mortality and early neonatal morbidity in vaginal and abdominal deliveries in breech presentation. *J Obstet Gynaecol* 2002; 22 (2): 127-39.
[32] Kayem G, Goffinet F, Clément D, Hessabi M, Cabrol D. Breech presentation at term: morbidity and mortality according to the type of delivery at Port-Royal Maternity hospital from 1993 through 1999. *Eur J Obstet Gynecol Biol Reprod* 2002; 102: 137-42.
[33] Sibony O, Luton D, Oury JF, Blot P. Six hundred and ten breech versus12 405 cephalic deliveries at term: is there any difference in the neonatal outcome? *Eur J Obstet Gynecol Biol Reprod* 2003; 107: 140-4.
[34] Descargues G, Doucet S, Mauger F, Gravier A, Lemoine JP, Marpeau L. Influence of the type of breech presentation on delivery in selected primiparous women at term. *J Gynecol Obstet Biol Reprod* 2001; 30: 664-73.
[35] Lashen H, Fear K, Sturdee D. Trends in the management of the breech presentation at term: experience in a district general hospital over a 10-year period. *Acta Obstet Gynecol Scand* 2002; 81 (12): 1116-22.
[36] Golfier F, Vaudoyer F, Ecochard R. Planned vaginal delivery versus elective caesarean section in singleton term breech presentation: a study of 1 116 cases. *Eur J Obstet Gynecol Reprod Biol* 2001; 3944: 1-7.
[37] Tunde-Byass MO, Hannah ME. Breech vaginal delivery at or near term. *Semin Perinatol* 2003; 27 (1): 34-45.
[38] Caterini H, Langer A, Sama J, Devanesan M, Pelosi M. Fetal risk in hyperextension of the fetal head in breech presentation. *Am J Obstet Gynecol* 1975; 15: 632-6.
[39] Subtil D, Vaast P, Dufour P. Conséquences maternelles de la césarienne par rapport à la voie basse. *J Gynecol Obstet Biol Reprod (Paris)* 2000; 29: 10-6.

Les pratiques obstétricales d'après l'étude française « Voie d'accouchement et morbidité en cas de présentation du siège à terme[1] »

M. CARAYOL*, F. GOFFINET**

Résumé

Cette communication a pour objectif de décrire le mode de début de travail et d'accouchement ainsi que les pratiques d'acceptation de la voie basse, de suivi du travail et d'accouchement en cas de présentation du siège à terme dans 143 maternités françaises.

La population de l'étude prospective observationnelle « Voie d'accouchement et morbidité en cas de présentation du siège à terme » regroupe actuellement 16 754 accouchements inclus dont 6 888 avec une présentation du siège à terme.

Le taux des césariennes avant travail est de 58,2 %, celui des accouchements par voie basse de 23,7 % et celui des césariennes pendant le travail de 18,1 %. La première cause de césarienne avant le travail est la césarienne

1. Comité scientifique : F. Goffinet (INSERM U149 et maternité de Port-Royal, Paris), G. Bréart (INSERM U149 et hôpital Tenon, Paris), S. Uzan (hôpital Tenon, Paris), D. Subtil (hôpital Jeanne-de-Flandre, Lille).

Comité de pilotage : M. Carayol et F. Goffinet (INSERM U149 et maternité de Port-Royal, Paris), G. Bréart.

Support financier : Direction de la recherche clinique de l'AP-HP (PHRC 2001), INSERM U149 (Recherches épidémiologiques en santé périnatale et santé des femmes), Collège national des gynécologues et obstétriciens français, Société française de médecine périnatale.

Liste des maternités participantes et des investigateurs : voir l'annexe.

* INSERM U149, hôpital Tenon, 4, rue de la Chine, 75020 Paris, et maternité de Port-Royal, 123, boulevard de Port-Royal, 75014 Paris.

** INSERM U149 et Service de gynécologie obstétrique, hôpital Tenon, 4, rue de la Chine, 75020 Paris.

de principe pour siège (40 %) et, pendant le travail, il s'agit de la césarienne programmée faite pendant le travail (n = 548, 45,5 %). Après exclusion de ces 548 femmes, la fréquence des tentatives d'accouchement par voie basse sur l'ensemble de la population est de 33,8 % (n = 2 325) avec, parmi elles, 70 % (n = 1 628) d'accouchements par voie basse. La recherche de la déflexion de la tête fœtale et la réalisation d'une radiopelvimétrie ont été effectuées dans respectivement 65,1 % et 83,7 % des cas lors des tentatives d'accouchement par voie basse. Dans la majorité des cas (88,9 %), le mode d'accouchement a été discuté avec la patiente, majoritairement par l'obstétricien seul (65,2 %). La décision du mode d'accouchement est notée dans le dossier dans 94,4 % des cas.
Pour 82,6 % des femmes, la durée des efforts expulsifs a été inférieure à 20 minutes.
Ces premiers résultats, encore préliminaires, semblent montrer une augmentation du taux des césariennes en cas de présentation du siège à terme, des pratiques obstétricales françaises proches des recommandations professionnelles et des différences entre les pratiques obstétricales décrites par Hannah *et al.* et les pratiques françaises.

Mots clés
Siège. Grossesse à terme. Voie d'accouchement.

Introduction

Le mode d'accouchement en cas de présentation du siège à terme est controversé. Celui par voie basse serait associé à une augmentation du risque de morbidité et de mortalité néonatale de 3 à 4 fois plus importante que par césarienne [1]. C'est pourquoi certains recommandent de réaliser systématiquement une césarienne programmée. Des travaux retrouvent en effet une différence de morbidité et de mortalité néonatales liée à la voie d'accouchement [1-4] alors que d'autres n'en montrent pas [5, 6]. Cependant, la plupart de ces études sont réalisées à partir de données rétrospectives, voire de registres de naissance, avec possibilité de biais.

En France, l'accouchement du siège par voie basse est une pratique courante. En 1998, la proportion de tentatives de ce type d'accouchement était de 51,2 % avec, parmi elles, 65,1 % d'accouchements par voie basse [7]. En 2000, dans le cadre des recommandations sur la pratique de la césarienne du Collège des gynécologues et obstétriciens français, des critères optimaux d'acceptabilité de la voie basse ont été définis par des comités d'experts [8].

En octobre 2000, Hannah *et al.* ont relancé le débat en publiant les résultats d'un essai randomisé multicentrique en faveur de la césarienne programmée [9]. À la lecture de la conclusion de cet essai, il semble que tous les praticiens devraient modifier leurs pratiques. La méthodologie de cet essai ne peut être mise en cause, contrairement aux conditions obstétricales dans lesquelles ont été réalisées ces tentatives d'accouchement par voie basse.

C'est pourquoi des praticiens du Collège national des gynécologues et obstétriciens français ont décidé d'engager, en collaboration avec l'INSERM U 149 et la Société française de médecine périnatale, une évaluation prospective des pratiques françaises pour la prise en charge de l'accouchement du siège et de leurs conséquences sur la morbidité et la mortalité périnatales. Les objectifs de cette étude sont les suivants :

– objectif principal : comparer la morbidité et la mortalité néonatales dans le groupe « tentative d'accouchement par voie basse » à celles du groupe « césarienne programmée » en cas de présentation du siège à terme ;

– objectifs secondaires :
  - comparer la morbidité et la mortalité néonatales dans le groupe « tentative d'accouchement par voie basse » à celles du groupe « césarienne programmée » en cas de présentation du sommet à terme,
  - comparer l'éventuel excès de risque néonatal des présentations du siège à celui éventuellement observé dans un groupe témoin de présentations céphaliques,
  - mesurer la morbidité maternelle qui accompagne chacune des voies d'accouchement, pour chacune des présentations,
  - mesurer les situations dans lesquelles l'accouchement par voie basse est accepté dans notre pays,
  - mesurer les pratiques concernant l'acceptation de la voie basse, le suivi du travail et l'accouchement dans notre pays,
  - éventuellement, redéfinir les patientes pour lesquelles les risques néonatals/les risques maternels sont les plus élevés ou, à l'inverse, les plus faibles.

Matériel et méthode

Objectifs

Au moment où nous écrivons ce texte, les questionnaires de Belgique ne sont pas encore tous saisis et le travail de vérification des données et de recherche des données manquantes est en cours sur le fichier français. Par exemple, pour garantir un codage précis de la pathologie, les comptes rendus d'hospitalisation des nouveau-nés en réanimation ou en médecine néonatale devaient être joints aux questionnaires. Tous ne nous sont pas encore parvenus. De plus, afin de vérifier l'exhaustivité et la qualité des données, un membre du Comité de pilotage se déplace actuellement dans une ou deux maternités tirées au sort par région. Les résultats ne peuvent être communiqués qu'après toutes ces vérifications, indispensables dans toute étude épidémiologique d'envergure comprenant autant d'intervenants. C'est pourquoi les résultats principaux de l'étude sur la morbidité et la mortalité néonatales en fonction du mode d'accouchement, présentés lors de ces journées, ne sont pas inclus dans ce document écrit en avril 2003. Les résultats présentés ici correspondent donc aux points 4 et 5 des objectifs secondaires cités dans l'introduction.

Type d'étude

L'essai randomisé évalue une intervention particulière souvent dans un contexte particulier (critères d'inclusions restrictifs). Dans le contexte actuel, un essai randomisé sur le mode d'accouchement en cas de présentation du siège serait difficile. Beaucoup de médecins et de patientes n'accepteraient pas le tirage au sort. La faisabilité en termes de nombre de sujets nécessaires est donc questionnable. De plus, pour les patientes incluses, l'essai imposerait probablement une stratégie avec des pratiques parfois éloignées de celles existant actuellement. C'est pourquoi le groupe de travail a choisi de mettre en place une étude prospective observationnelle qui permet d'évaluer la morbidité et la mortalité néonatales selon les pratiques actuelles et de déterminer les facteurs de mauvais pronostic en incluant toutes les présentations du siège à terme sur la période de l'étude. Celle-ci a donc été réalisée dans des centres avec un taux élevé aussi bien de tentatives d'accouchement par voie basse que de césariennes programmées.

Critères d'inclusion des patientes

Pour être incluses dans l'étude, les patientes devaient répondre aux critères d'inclusion suivants :

– terme de la grossesse $\geqslant$ 37 semaines d'aménorrhée (SA) ;

– grossesse unique ;

– présentation du siège ;

– présentation céphalique avec un numéro d'accouchement multiple de 20 pour constituer un groupe témoin représentant environ 5 % des naissances,

– naissance vivante, mort fœtale *in utero* et interruption médicale de grossesse.

Suivi des patientes

La prise en charge des patientes devait être établie selon les habitudes de l'équipe obstétricale et ne devait pas être modifiée par l'inclusion de la patiente dans l'étude. Pendant la période de l'étude, toutes les femmes avec une présentation du siège à terme accouchant dans une des maternités participant à l'étude ont été incluses.

Nombre de sujets

Le nombre de sujets nécessaires pour répondre aux objectifs de l'étude était de 12 000 femmes (4 000 grossesses en présentation du siège et 8 000 en présentation céphalique).

Recueil des données

Le recueil des données, en France, a eu lieu du 1er juin 2001 au 31 mai 2002 dans 16 régions hors Paris et 6 réseaux périnatals en région parisienne.

Pour présenter les résultats selon la situation géographique, les différentes régions ont été regroupées en 5 interrégions :

– l'Île-de-France, qui regroupe les 6 réseaux périnatals de la région parisienne ;

– le Nord-Ouest, qui regroupe la Basse-Normandie, la Bretagne, le Centre, la Haute-Normandie et les Pays de Loire ;

– le Nord-Est, qui regroupe la Lorraine, la Picardie, l'Alsace, la Franche-Comté et le Nord-Pas-de-Calais ;

– le Sud-Est, qui regroupe Provence-Alpes-Côte d'Azur et Rhône-Alpes ;

– le Sud-Ouest, qui regroupe la région Poitou-Charentes.

La participation de 143 maternités a permis d'inclure environ 17 000 femmes, soit presque 50 % de plus que le nombre prévu.

L'étude a aussi été réalisée en Belgique. La participation de 40 maternités a permis d'inclure environ 2 600 femmes.

Analyse des données

L'objectif est de décrire les résultats correspondants aux objectifs secondaires 4 et 5, c'est volontairement qu'aucun test statistique n'a été réalisé.

Résultats

Caractéristiques générales de la population

La fréquence des nullipares est plus importante dans le groupe des présentations du siège que dans celui des présentations céphaliques. La fréquence de l'accouchement à un terme $\geqslant$ 41 SA est 2 fois plus élevée pour les présentations céphaliques que pour les présentations du siège (16,6 % contre 8,3 %). La fréquence des nouveau-nés avec un poids de naissance inférieur à 2 500 g est 2 fois moins importante pour les présentations céphaliques que pour celles du siège *(Tab. I)*.

Répartition des sujets inclus par interrégion

Les résultats du *tableau II* indiquent la répartition du nombre de cas inclus par interrégion

Population des femmes avec une présentation du siège

Mode de début de travail et d'accouchement par région

Au total, pour les présentations du siège à terme, le taux de césariennes avant travail est de 58,2 %. Des différences de pratiques entre interrégions sont observées puisque ce taux varie de 53,4 % pour l'Île-de-France à 63,6 % pour le Sud-Est *(Tab. III)*. Le taux d'accouchements par voie basse est de 23,7 %. Des différences de pratiques entre interrégions sont confirmées puisque ce taux varie de 20,6 % pour le Sud-Est à 27,1 % pour le Nord-Ouest *(Tab. IV)*.

Tableau I

*Caractéristiques générales de la population**.

	Présentation du siège N = 6 881 (%)	Présentation céphalique N = 9 873 (%)
Âge maternel :		
– < 20 ans	142 (2,1)	271 (2,8)
– 20-34 ans	5 529 (81,1)	7 979 (81,6)
– ⩾ 35 ans	1 148 (16,8)	1 523 (15,6)
Origine géographique :		
– France métropolitaine	5 414 (79,4)	7 304 (74,8)
– Europe du Nord	106 (1,6)	151 (1,6)
– Europe du Sud	167 (2,4)	253 (2,6)
– Afrique du Nord	417 (6,1)	792 (8,2)
– Afrique	160 (2,3)	354 (3,6)
– DOM-TOM	59 (0,9)	92 (0,9)
– Asie	98 (1,4)	168 (1,7)
– Autres	76 (1,1)	143 (1,5)
– Non précisée	321 (4,8)	502 (5,1)
Niveau d'étude :		
– non scolarisée	75 (1,1)	127 (1,4)
– primaire	144 (2,2)	295 (3,1)
– collège (6-3e), CAP, BEP	1 189 (18,1)	1 813 (19,4)
– lycée (ens. gén. et tech.)	1 044 (15,9)	1 389 (14,9)
– enseignement supérieur (> bac)	2 382 (36,3)	3 005 (32,3)
– non précisé	1 729 (26,4)	2 701 (28,9)
Nullipares	3 803 (55,7)	4 181 (42,6)
Terme de l'accouchement ⩾ 41 SA	571 (8,3)	1 935 (16,6)
Utérus cicatriciel	815 (11,9)	927 (9,5)
Poids de naissance des nouveau-nés :		
– < 2 500 g	367 (5,4)	238 (2,4)
– ⩾ 2 500 g et < 4 000 g	6 242 (90,9)	8 857 (89,9)
– ⩾ 4 000 g	255 (3,7)	753 (7,7)

* La fréquence des données manquantes est inférieure à 5 %.

Tableau II

Répartition du nombre de cas inclus par interrégion.

Interrégion	Présentation du siège N = 6 881 (%)	Présentation céphalique N = 9 873 (%)
Île-de-France	1 519 (22,1)	2 234 (22,6)
Nord-Ouest	1 893 (27,5)	2 769 (28,1)
Nord-Est	1 948 (28,4)	2 728 (27,6)
Sud-Est	1 200 (17,4)	1 665 (16,9)
Sud-Ouest	321 (4,6)	477 (4,8)

Tableau III

Mode de début de travail par région des femmes avec une présentation du siège.

Interrégion	Spontané	Déclenchement	Césarienne avant travail
Île-de-France, n = 1 519 (%)	645 (42,5)	62 (4,1)	812 (53,4)
Nord-Ouest, n = 1 893 (%)	822 (43,5)	51 (2,6)	1 020 (53,9)
Nord-Est, n = 1 948 (%)	700 (35,9)	35 (1,8)	1 213 (62,3)
Sud-Est, n = 1 200 (%)	411 (34,2)	26 (2,2)	763 (63,6)
Sud-Ouest, n = 321 (%)	113 (35,3)	8 (2,4)	200 (62,3)
Total, n = 6 881 (%)	2 691 (39,2)	182 (2,6)	4 008 (58,2)

Tableau IV

Mode d'accouchement par région des femmes avec une présentation du siège.

Interrégion	Voie basse	Césarienne pendant travail	Césarienne avant travail
Île-de-France, n = 1 519 (%)	392 (25,8)	315 (20,8)	812 (53,4)
Nord-Ouest, n = 1 893 (%)	513 (27,1)	360 (19,0)	1 020 (53,9)
Nord-Est, n = 1 948 (%)	405 (20,8)	330 (16,9)	1 213 (62,3)
Sud-Est, n = 1 200 (%)	248 (20,6)	189 (15,8)	763 (63,6)
Sud-Ouest, n = 321 (%)	70 (21,8)	51 (15,9)	200 (62,3)
Total, n = 6 881	1 628 (23,7)	1 245 (18,1)	4 008 (58,2)

Motifs des césariennes

Parmi les césariennes avant travail, 39,5 % sont réalisées de principe en raison de la présentation du siège et 10,5 % pour désir de la patiente *(Tab. V)*. Pour 45,5 % (548) des femmes césarisées pendant le travail, il s'agissait en fait de femmes en travail avant la date prévue de la césarienne programmée. Le taux de césariennes programmées sur l'ensemble de la population est donc sous-estimé. En additionnant ces 548 patientes aux femmes avec une césarienne avant travail, le taux de césariennes programmées serait alors de 66,2 %. D'un autre côté, en enlevant ces 548 femmes du groupe « tentative d'accouchement par voie basse », la fréquence de ces tentatives dans la population totale est alors de 33,8 % (n = 2 325) avec, parmi elles, 70,0 % (n = 1 628) d'accouchements par voie basse *(Tab. VI)*.

Tableau V

Motifs de césarienne avant travail.

Motif*	Fréquence N = 3 942 (%)
De principe pour siège	1 558 (39,5)
Disproportion fœto-pelvienne	845 (21,4)
Utérus cicatriciel	486 (12,3)
Pathologie maternelle	156 (3,9)
Pathologie fœtale	158 (4,0)
Désir de la patiente	412 (10,5)
Autres	327 (8,4)

* La fréquence des données manquantes est inférieure à 5 %.

Tableau VI

Motifs de césarienne pendant le travail.

Motif*	Fréquence N = 1 205 (%)
Stagnation	154 (12,8)
Stagnation et anomalies du rythme cardiaque fœtal	68 (5,6)
Anomalies isolées du rythme cardiaque fœtal	93 (7,7)
Césarienne programmée faite pendant le travail	548 (45,5)
Autres	342 (28,4)

* La fréquence des données manquantes est inférieure à 5 %

Mode d'accouchement selon certaines caractéristiques obstétricales

La fréquence du mode d'accouchement varie selon la parité. Le taux des césariennes avant travail semble plus important parmi les nullipares que parmi les multipares (62,0 % contre 53,4 %). Pour le taux d'accouchements par voie basse, c'est l'inverse (18,1 % contre 30,7 %) *(Tab. VII).*

Pratique obstétricale concernant la décision du mode d'accouchement avant l'entrée en travail

Une version par manœuvre externe a été tentée dans 29,7 % des cas. La recherche de la déflexion de la tête fœtale et la réalisation d'une radiopelvimétrie ont été effectuées dans respectivement 65,1 et 83,7 % des cas lors des tentatives d'accouchement par voie basse. Les 548 patientes césarisées pendant le travail pour césarienne programmée ont été exclues dans le calcul de ces deux derniers pourcentages *(Tab. VIII).*

Tableau VII

Mode de d'accouchement des femmes avec une présentation du siège selon la parité, la présence d'un utérus cicatriciel et le type de siège.

	Voie basse	Césarienne pendant travail***	Césarienne avant travail
Parité* :			
– nullipares, n = 3 803 (%)	687 (18,1)	757 (19,9)	2 359 (62,0)
– multipares, n = 3 030 (%)	931 (30,7)	481 (15,9)	1 618 (53,4)
Utérus* :			
– cicatriciel, n = 815 (%)	24 (2,9)	95 (11,7)	696 (85,4)
– non cicatriciel, n = 5 993 (%)	1 586 (26,5)	1 134 (18,9)	3 273 (54,6)
Type de siège** :			
– complet, n = 1 664 (%)	383 (23,0)	344 (20,7)	937 (56,3)
– décomplété, n = 4 136 (%)	1 131 (27,4)	759 (18,3)	2 246 (54,3)
– semi-décomplété, n = 217 (%)	66 (30,4)	46 (21,2)	105 (48,4)

* La fréquence des données manquantes est inférieure à 5 %.
** La fréquence des données manquantes est de 12,6 %.
*** Ce groupe comprend 45,5 % de femmes dont la césarienne était programmée.

Tableau VIII

Fréquence de la tentative de version par manœuvre externe et de la recherche de certains critères optimaux d'acceptabilité de la voie basse.

	Présentation du siège
Tentative de version par manœuvre externe*, n = 6 748 (%)	2 007 (29,7)
Recherche de la déflexion de la tête fœtale si tentative d'accouchement voie basse*, n = 2 239 (%)	1 457 (65,1)
Radiopelvimétrie effectuée si tentative d'accouchement voie basse*, n = 1 928 (%)	2 239 (83,7)

* La fréquence des données manquantes est inférieure à 5 %.

En plus de ces critères obstétricaux, deux autres questions ont recherché la manière dont le mode d'accouchement a été défini en anténatal. La première question a permis de connaître l'éventualité d'une discussion anténatale sur le mode d'accouchement et, si c'était le cas, d'en définir le cadre : lors d'une réunion ou d'un staff, lors de discussions informelles entre membres de l'équipe obstétricale ou par un obstétricien seul. La deuxième question a permis de savoir si la décision du mode d'accouchement a été notée dans le dossier médical de la patiente. Dans la majorité des cas (88,9 %), le mode d'accouchement a été discuté avec la patiente, majoritairement par l'obstétricien seul (65,2 %). Par ailleurs, la décision du mode d'accouchement est notée dans le dossier dans 94,4 % des cas. L'absence de décision inscrite dans le dossier médical semble principalement liée à l'absence de discussion (76,2 %) *(Tab. IX)*.

Tableau IX

Discussion anténatale sur le mode d'accouchement et décision notée dans le dossier.

	Pas de décision notée N = 377 (%)	Voie basse acceptée N = 2 094 (%)	Césarienne programmée N = 4 196 (%)	Total N = 6 667 (%)
Pas de discussion	287 (76,2)	120 (5,7)	332 (7,9)	739 (11,1)
Lors d'une réunion, staff	6 (1,6)	471 (22,5)	709 (16,9)	1 186 (17,8)
Lors de discussions informelles	10 (2,6)	141 (6,7)	245 (5,8)	396 (5,9)
Par un obstétricien seul	74 (19,6)	1 362 (65,1)	2 910 (69,4)	4 346 (65,2)

La fréquence des données manquantes est inférieure à 5 %.

Pratiques pendant le travail et l'accouchement

Les critères suivants sont relatifs au suivi du travail et à l'accouchement par voie basse, la population est donc constituée uniquement de femmes ayant accouché par voie basse. Parmi elles, 74,9 % ont reçu des ocytociques. Pour 87,4 % d'entre elles, il n'y a pas eu de stagnation de la dilatation. L'accouchement par voie basse sans manœuvre obstétricale a été effectué dans 32,8 % des cas et, pour 33,5 % d'entre elles, une manœuvre a été réalisée de manière systématique. La fréquence des efforts expulsifs inférieure à 20 minutes est de 82,6 % *(Tab. X).*

Tableau X

Pratiques pendant le travail et l'accouchement.

	Fréquence N = 1 628 (%)
Ocytociques pendant le travail*	974 (74,9)
Stagnation de la dilatation* : – aucune – au moins 1 stagnation ⩾ 1 heure – au moins 1 stagnation ⩾ 2 heures – au moins 2 épisodes de stagnation ⩾ 1 heure	 1 363 (87,4) 135 (8,6) 50 (3,2) 12 (0,8)
Manœuvres lors de l'accouchement* : – Aucune – Pour relèvement des bras – Pour rétention de tête dernière – Pour relèvement des bras et rétention de tête dernière – Autres – Manœuvres et forceps sur tête dernière – Systématiques	 524 (32,8) 195 (12,2) 60 (3,8) 91 (5,7) 138 (8,6) 54 (3,4) 533 (33,5)
Durée des efforts expulsifs* – < 20 minutes – ⩾ 20 minutes et < 40 minutes – ⩾ 40 minutes	 1 306 (82,6) 247 (15,6) 28 (1,8)

* La fréquence des données manquantes est inférieure à 5 %.

Discussion

Certaines données concernant les pratiques à propos de la présentation du siège ont déjà été publiées. Cependant, les études sont sensiblement différentes sur le plan méthodologique.

Les enquêtes périnatales de 1995 et 1998 [7, 10] portent sur la totalité des naissances (enfants nés vivants ou mort-nés) survenues pendant 1 semaine. Ainsi, l'enquête de 1995 a inclus 423 femmes avec une présentation du siège à terme, celle de 1998 en a inclus 462. Le réseau Audipog regroupe les données des accouchements, effectués pendant 1 mois chaque année, d'une centaine de maternités volontaires publiques et privées. Concernant l'étude publiée sur le siège, 2 095 femmes ont été incluses entre 1994 et 2000 [11]. Les études de séries hospitalières françaises sont rétrospectives et ont, généralement, exclu les femmes avec une pathologie maternelle ou fœtale. Le nombre de patientes incluses varie entre 501 et 1 116 avec des périodes d'étude de 4 à 6 ans entre 1991 et 1999 [12-14]. Ces populations étudiées sont issues d'un seul centre et, donc, représentent un seul type de pratique obstétricale. Les études non françaises les plus citées sont, elles aussi, rétrospectives. Certaines, réalisées à partir de registres des naissances sur une période de 6 à 8 ans entre 1982 et 1990, regroupent environ 15 800 patientes [3, 4]. D'autres sont réalisées à partir d'études de service (705 patientes incluses entre 1984 et 1996) ou de méta-analyses (3 056 patientes entre 1975 et 1985) [2, 6].

La fréquence des nullipares parmi les femmes avec une présentation du siège (55,7 %), est semblable à celle des autres séries françaises où elle varie entre 53,4 et 64,7 % [11, 12, 14]. La fréquence des accouchement en cas de présentation du siège à un terme ⩾ 41 SA est de 8,3 %. À titre de comparaison, Audipog retrouve un taux de 10,7 % [11] et Hannah *et al.*, dans son essai multicentrique randomisé, en retrouve un de 6,3 % [9]. La fréquence des nouveau-nés avec un poids de naissance < 2 500 g semble plus importante parmi les fœtus en présentation du siège que parmi ceux en présentation céphalique (5,4 % contre 2,4 %). Sibony *et al.* retrouvent le même rapport avec des nouveau-nés de poids de naissance < 2 700 g dans leur population (11 % contre 5 %) [13]. Pour Hannah *et al.*, la fréquence des nouveau-nés avec un poids de naissance < 2 500 g est de 4,7 %, mais beaucoup de patientes n'ont probablement pas été incluses dans cet essai puisque l'hypotrophie faisait partie des critères d'exclusion [9].

Pour les présentations du siège à terme, le taux des césariennes avant travail retrouvé est de 58,2 %, voire de 66,2 % (si les 548 femmes avec une césarienne programmée faites pendant le travail sont incluses dans ce groupe). À titre de comparaison, les enquêtes périnatales de 1995 et 1998 retrouvent des taux de 45,3 % [10] et de 48,8 % [7], Audipog un taux de 41,2 % [11] et les séries hospitalières françaises des taux variant entre 15,7 et 62,9 % [12-14]. En ce qui concerne les études non françaises ce taux est compris entre 40 et 45 % [2-6].

Puisque le taux de césariennes a augmenté, il est logique que celui des accouchements par voie basse ait diminué. Dans notre étude, ce taux est de

23,7 %. À titre de comparaison, ceux des enquêtes périnatales de 1995 et 1998 sont respectivement de 35,9 % [10] et de 33,5 % [7], celui d'Audipog est de 37,4 % [11] et ceux des séries hospitalières françaises varient de 30,6 à 66,7 % [12-14]. Les études non françaises retrouvent un taux d'accouchements par voie basse compris entre 20 et 38 % [3, 4, 6]. Si on considère le taux d'accouchements par voie basse parmi les tentatives d'accouchement voie basse, il est supérieur à celui d'Hannah *et al.* (70 % contre 56,7 %), alors que 50,7 % de la population de cet essai randomisé est issue de pays en développement où la voie basse est privilégiée [9].

Cependant, avec un taux de césariennes avant travail de 58,2 % et un taux d'accouchements par voie basse de 23,7 %, il semblerait qu'à la suite de la publication de l'article d'Hannah *et al.*, les pratiques françaises se soient déjà modifiées.

Toutes les pratiques obstétricales relatives à la prise en charge des présentations du siège à terme n'ont pas été analysées (voir « Matériel et méthode »). Cependant parmi celles rapportées ici, on peut constater quelques différences avec celles décrites dans l'article d'Hannah *et al.*

La déflexion de la tête fœtale semble avoir été recherchée dans 65,1 % des cas et une radiopelvimétrie semble avoir été effectuée pour 83,7 % des tentatives d'accouchement par voie basse, alors qu'il est recommandé d'effectuer ces deux examens [8, 15]. Bien qu'il s'agisse d'une étude prospective, si ces informations n'ont pas été inscrites dans le dossier de la patiente, elles n'ont pas été codées sur le questionnaire. La radiopelvimétrie a pu être interprétée en consultation ou en salle de naissance sans que le résultat soit inscrit dans le dossier. De même, la déflexion de la tête fœtale a pu être recherchée par échographie en salle de naissance et non notée sur le dossier. À titre de comparaison, dans l'étude d'Hannah *et al.*, elle a été recherchée dans 68,7 % des cas et 9,8 % des femmes ont eu une radiopelvimétrie [9].

Pour 88,9 % des femmes, le mode d'accouchement a été discuté en anténatal, dans 94,4 % des cas la décision du mode d'accouchement a été notée dans le dossier. Pour l'étude d'Hannah *et al.*, ces taux sont probablement bien plus faibles car 43 % des femmes étaient en travail au moment de la randomisation.

Parmi les règles de conduite du travail en cas de présentation du siège, on recommande en général de ne pas déclencher le travail sauf si le col est très favorable. Dans notre étude, le taux de déclenchement du travail est 6 fois inférieur à celui retrouvé dans celle d'Hannah *et al.* (2,6 % contre 14,9 %) alors que les pathologies fœto-maternelles étaient souvent des critères d'exclusion dans cet essai [9].

Il est aussi recommandé de fixer une vitesse optimale de dilatation du col de 1 cm/h alors que la limite indiquée dans l'étude d'Hannah *et al.* est de 0,5 cm/h. Cette variable n'a pas été recherchée dans l'étude, néanmoins la faible fréquence des patientes avec une stagnation $\geqslant$ 2 heures (3,2 %) ou avec au moins 2 épisodes de stagnation $\geqslant$ 1 heure (0,8 %) semble confirmer les différences de pratique. Enfin, la durée des efforts expulsifs est inférieure à 20 minutes pour 82,6 % des femmes alors que pour Hannah *et al.*, 1 heure d'efforts expulsifs était autorisée [9].

Au total, ces premiers résultats semblent montrer :

– une augmentation du taux de césariennes programmées en cas de présentation du siège à terme et des pratiques différentes selon les régions ;

– des pratiques obstétricales françaises proches des recommandations professionnelles en cas de présentation du siège à terme ;

– des différences entre les pratiques obstétricales décrites par Hannah *et al.* et les pratiques françaises sur le peu de variables étudiées.

Ces premiers résultats nous apportent des informations sur les pratiques obstétricales françaises en attendant de connaître le résultat principal de cette étude sur la morbidité et la mortalité néonatales selon la voie d'accouchement en cas de présentation du siège à terme.

BIBLIOGRAPHIE

[1] Cheng M, Hannah M. Breech delivery at term : a critical review of the literature. *Obstet Gynecol* 1993 ; 82 : 605-18.

[2] Gifford DS, Morton SC, Fiske M, Kahn K. A meta-analysis of infant outcomes after breech delivery. *Obstet Gynecol* 1995 ; 85 : 1047-54.

[3] Roman J, Bakos O, Cnattingius S. Pregnancy outcomes by mode of delivery among term breech births : Swedish experience 1987-1993. *Obstet Gynecol* 1998 ; 92 : 945-50.

[4] Krebs L, Langhoff-Roos J. Breech delivery at term in Denmark, 1982-1992 : a population-based case-control study. *Paediatr Perinat Epidemiol* 199 ; 13 : 431-41.

[5] Lindqvist A, Norden-Lindeberg S, Hanson U. Perinatal mortality and route of delivery in term breech presentations. *Br J Obstet Gynaecol* 1997 ; 104 : 1288-91.

[6] Irion O, Hirsbrunner Almagbaly P, Morabia A. Planned vaginal delivery versus elective caesarean section : a study of 705 singleton term breech presentations. *Br J Obstet Gynaecol* 1998 ; 105 : 710-7.

[7] Blondel B, Norton J, du Mazaubrun C, Bréart G. *Enquête nationale périnatale 1998*. Paris : INSERM, 1999.

[8] Collège national des gynécologues et obstétriciens français. Recommandation pour la pratique clinique : la césarienne. *J Gynecol Obstet Biol Reprod* 2000 ; 29 (suppl. 2) 9-20.

[9] Hannah ME, Hannah WJ, Hewson SA, Hodnett ED, Saigal S, Willan AR, for the Term Breech Trial Collaborative Group. Planned caesarean section versus planned vaginal birth for breech presentation at term : a randomised multicentre trial. *Lancet* 2000 ; 356 : 1375-83.

[10] Vendittelli F, Roche S, Pons JC, Mamelle N et les obstétriciens du réseau sentinelle Audipog. La présentation du siège à terme : évolution des pratiques en France et analyse des résultats néonatals en fonction des pratiques obstétricales, à partir du réseau Sentinelle Audipog. *J Gynecol Obstet Biol Reprod (Paris)* 2002 ; 31 : 577-88.

[11] Golfier F, Vaudoyer F, Ecochard R, Champion F, Audra P, Raudrant D. Planned vaginal delivery versus elective caesarean section in singleton term breech presentation : a study of 1 116 cases. *Eur J Obstet Gynecol Reprod Biol* 2001 ; 98 : 186-92.

[12] Kayem G, Goffinet F, Clement D, Hessabi M, Cabrol D. Breech presentation at term : morbidity and mortality according to the type of delivery at Port-Royal Maternity hospital from 1993 through 1999. *Eur J Obstet Gynecol Reprod Biol* 2002 ; 102 : 137-42.

[13] Sibony O, Luton D, Oury JF, Blot P. Six hundred and ten breech versus 12 405 cephalic deliveries at term : is there any difference in the neonatal outcome ? *Eur J Obstet Gynecol Reprod Biol* 2003 ; 107 : 140-4.

[14] Blondel B, du Mazaubrun C, Bréart G. *Enquête nationale périnatale 1995.* Paris : INSERM, 1996.

[15] Benifla JL, Pons JC. Présentation du siège. In : Papiernik E, Cabrol D, Pons JC (eds). *Obstétrique.* Paris : Flammarion médecine-Sciences, 1995 : 1173-89.

Annexe

Liste des maternités participantes et des investigateurs

Région Alsace. Coordonnateur : Pr Langer. CHU Hautepierre (Pr Langer), CHU CMCO (Dr Vayssiere), CHR Haguenau (Dr Collin), CHR Colmar Le Parc (Dr Kutnahorsky), CHR Mulhouse Hasenrain A (Dr Wiedemann), clinique Sainte-Anne Strasbourg (Dr Jeanmougin), clinique Diaconat Mulhouse (Dr Blum) – **Basse-Normandie. Coordonnateur :** Pr Dreyfus. CHU Caen (Pr Dreyfus, Dr Denoual-Ziad), CH Cherbourg (Dr Ulmann), CH Lisieux (Dr Zerger), CH Saint-Lô (Dr Refahi), CH Flers (Dr André), CH La Ferté-Macé (Dr Nelle) – **Région Bretagne. Coordonnateur :** Pr Grall. CHU Morvan-Brest (Pr Collet), CHU Hôtel-Dieu/Rennes (Pr Poulain), CHU Hôpital Sud/Rennes (Mme Pérrigot), CH Lorient (Dr Getin), clinique mutualiste de la Sagesse Rennes (Dr Aussel), CH Saint-Brieuc (Dr Giono-Renaud), CH Saint-Malo (Dr Weyl), CH Vannes (Mme Pierson), CH de Cornouaille (Dr Germain) – **Région Centre. Coordonnateur :** Pr Lansac. CHU Bretonneau Tours (Dr Alonso), CHU Beffroi Tours (Dr Rapp), CH Blois (Dr Montmasson), CHR d'Orléans (Dr Ceccaldi), CHG Chartres (Dr Guilbaud) – **Région Franche-Comté. Coordonnateur :** Pr Schall. CHU Besançon (Dr Riethmuller), CHG Montbéliard (Dr Zurlinden), CHG Belfort (Dr Terzibachian) – **Région Haute-Normandie. Coordonnateur :** Pr Verspyck. CHU Rouen (Pr Verspyck), CH du Belvédère (Dr Fournet), CH du Havre (Dr Degré), CH d'Elbeuf-les-Feugrais (Dr Paquet), CH Dieppe (Dr Gandour), clinique saint-Romain Rouen (Dr Thobois) – **Région Île-de-France. Réseau Sud-Ouest francilien. Coordonnateur :** Dr Audibert. CH Antoine-Béclère (Dr Audibert), clinique des Vallées de Châtenay-Malabry (Dr Proust), clinique de Meudon-la-Forêt (Dr Chene), CH de Dourdan (Dr Lambert), CH Sud-Francilien site d'Évry (Mme Lose), CH Fontainebleau (Dr Fillippini), CH Orsay (Dr Devianne). **Réseau Île-de-France Port-Royal. Coordonnateur :** Dr Harvey. CHU Port-Royal (Dr Kayem), CHU Saint-Vincent-de-Paul (Dr Lepercq), CHU Saint-Antoine (Pr Carbonne), CH Notre-Dame-de-Bonsecours (Dr Grovangrandi), CHU Beaujon (Mme Grapin), CHU Louis-Mourier (Dr Crenn-Hebert), CHR Neuilly (Dr Galimard), CHR Saint-Cloud (Mme Pecourt), hôpital militaire Bégin (Dr Ponties), clinique Armand-Brillard (Dr Helvin), CH des Diaconesses (Dr Harvey). **Réseau de Poissy. Coordonnateur :** Dr Rozenberg. CHI de Poissy-Saint-Germain (Dr Rozenberg). **Réseau intermaternités de Saint-Denis. Coordonnateur :** Pr Uzan. CH Jean-Verdier (Dr Seince), CHI André-Grégoire de Montreuil (Dr Chitrit), CHI Robert-Ballanger (Dr Debièvre), clinique Vauban (Dr Kamoun), clinique du Bois-d'amour Drancy (Dr Masson), CH de Montfermeil (Dr Ropert), CHG Delafontaine de Saint-Denis (Dr Ekoukou), clinique de l'Estrée (Dr Franche). **Réseau Tenon. Coordonnateurs :** Pr Uzan et Dr Berkane. CH de Tenon (Dr Berkane), CH de Bichat (Dr Mandelbrot) ; CHI de Créteil (Pr Haddad et Dr Toboul), CHR Esquirol de Saint-Maurice (Dr Bardou) –

Région Limousin. Coordonnateur : Pr Philippe. CH de Brive (Mme Peron), CH de Tulle (Mme Barbé), CHU de Limoges (Dr Eyraud), CH d'Ussel (Mme Leclerc) – **Région Lorraine. Coordonnateurs :** Pr Boutroy, Dr Thiebaugeorges. CHU de Nancy (Dr Thiebaugeorges), CH d'Épinal (Dr Scotton), CHR de Metz (Dr Lemarié), CH de Thionville (Dr Szwarcberg), maternité de l'hôpital Sainte-Croix (Dr Ragage), polyclinique Majorelle Nancy (Dr Cledat), clinique Arc-en-Ciel Épinal (Dr Gaillet-Schiochet), clinique Claude-Bernard de Metz (Dr Adami) – **Région Nord-Pas-de-Calais. Coordonnateur :** Pr Subtil. CH d'Arras (Dr Doutrelant), CH de Béthune (Dr Hay), CH de Boulogne (Dr Churlet), clinique de la Côte-d'Opale (Dr Renault), CH Douai (Dr Doguin), clinique Saint-Amé (Dr Doutrelant), clinique Villette (Mme Gosselin), CH de Maubeuge (Dr Hubert), CH de Roubaix (Dr Le Goueff), CH de Séclin (Dr Biausque), CH de Valenciennes (Dr Massoni), CHU de Lille (Pr Subtil), clinique Cotteel (Mme Derdaele) – **Région Pays de Loire. Coordonnateur :** Dr Winer. CHD La Roche-sur-Yon (Dr Barreteau), CH de Saint-Nazaire (Dr Gérard), clinique du Jardin-des-plantes (Dr Rousseau), CH de Cholet (Dr Aireau), CHU de Nantes (Dr Winer), maison de naissance de Saint-Sébastien-sur-Loire (Dr Berlivet), CHU d'Angers (Dr Gilard) – **Région Picardie**. *Coordonnateur :* Pr Gondry. CHU Amiens (Pr Gondry), clinique Sainte-Claire d'Amiens (Dr Degroote), CHG de Beauvais (Dr Manela), CHG de Creil (Dr Cesbron), CHG de Laon (Dr Boury), CHG de Saint-Quentin (Dr Closset), CHG Soissons (Dr Abboud) – **Région Poitou-Charentes. Coordonnateur :** Pr Pierre, CHU Poitiers (Pr Pierre), clinique du Fief-de-Grimoire (Dr Bascou), CHG Niort (Dr Breheret), CHG d'Angoulême (Dr Tariel), CHG La Rochelle (Dr Quentin), clinique Sainte-Anne Châtellerault (Dr Boisselier), CHG Châtellerault (Dr Godard), CHG Bressuire (Dr Villemonteix), CHG de Saintes (Dr Trousselle) – **Région Provence-Alpes-Côtes-d'Azur. Coordonnateur :** Pr d'Ercole. CHU de la Conception Marseille (Dr Agostini), CHR de Draguignan (Dr Diquelou), CHR de Hyères (Dr Eymery), CHR de La Ciotat (Dr Pechikof), CHU Nord de Marseille (Pr d'Ercole), CHR de Salon-de-Provence (Dr Maldiney), CHR de la Seyne-sur-Mer (Dr Joly) – **Région Rhône-Alpes (Lyon). Coordonnateur :** Dr Vaudoyer. CHU de l'Hôtel-Dieu (Dr Vaudoyer), CHU de la Croix-Rousse (Pr Gaucherand), CHU Lyon-Sud (Dr Rhiurre) – **Région Rhône-Alpes (Grenoble). Coordonnateur :** Dr Venditelli. CHU de Grenoble Nord et Sud (Dr Venditelli), clinique Belledonne de Grenoble (Dr Benbassa), clinique des Cèdres de Grenoble (Dr Boschetto), clinique mutualiste de Grenoble (Dr Leger), CHU de Saint-Étienne (Dr Collet), CH de Bourg-en-Bresse (Dr Frobert), CH d'Alberville (Dr Dardenne), CH de Chambéry (Dr Houman), CH d'Annecy (Dr Bernardi), CH de Valence (Dr Broussard), CH de Roanne (Dr Gaja), CH d'Évian (Dr Thery), CH du Sud-Léman (Dr Tognelli), CH de Firminy (Dr Albersammer), CH de Thonon (Dr Thery).

Belgique : Pr Foidart, Dr Alexander, Mme Gerday, Mme Balteau.

Accouchement du siège à terme : les pratiques actuelles dans les pays industrialisés

S. ALEXANDER, W. ZHANG*

Résumé

L'objectif est de décrire l'effet de la publication de l'essai d'Hannah sur la prise en charge des sièges dans les pays industrialisés.
Les informations sont obtenues à partir de quatre sources : revue des articles publiés, déclarations officielles des collèges et sociétés nationaux, statistiques de pratiques et questionnaires *ad hoc*.
En termes de déclaration de principe, on observe des différences très fortes entre les pays. Certains d'entre eux, telles la France et la Hollande, ont clairement affirmé leur malaise par rapport aux conclusions de l'essai d'Hannah, d'autres ont plutôt entériné ses conclusions : c'est le cas du Royaume-Uni et des États-Unis. En termes de pratique réelle, ce clivage est sans doute moins clair.
Trois ans après la publication de l'essai d'Hannah, l'effet réel qu'il a pu avoir sur la pratique de l'obstétrique est encore mal connu. Il n'est sans doute pas étranger au nombre croissant de césariennes dans tous les pays. Il est impossible de savoir avec certitude si cette tendance est destinée à s'inverser et dans quel délai. Une enquête de pratique plus approfondie ou un simple monitorage des données de routine permettra de répondre à cette question.

Mots clés

Siège. Pratiques. Épidémiologie.

* Unité santé reproductive et épidémiologie périnatale, École de santé publique, Université libre de Bruxelles, Campus Érasme, CP 597, route de Lennik 808, B-1070 Bruxelles, Belgique. Fax : 32 2 5554049. E-mail : salexand@ulb.ac.be.

Introduction

En ce qui concerne l'accouchement du siège à terme, on peut diviser l'obstétrique en « avant et après Hannah » ou avant et après la publication dans le *Lancet*, le 21 octobre 2000, du Term Breech Trial (TBT) [1] et de l'éditorial *« Any room left for disagreement about assisting breech births at term ? »* [2]. Avant, sans doute, y avait-il des adeptes de la voie basse et des non-adeptes, maintenant il y a des « Hannah adhérents » et des « Hannah non-adhérents ».

Mon propos n'est pas de savoir si Hannah a raison ou pas – globalement, et en l'absence de règles strictes de prise en charge du siège, il paraît évident qu'elle ne peut avoir tort –, ni quel est le prix à payer pour ce million de césariennes supplémentaires dans le monde pour siège chaque année. On peut faire une rapide estimation pour les pays de l'OCDE : 1 milliard de personnes, soit 10 millions de naissances par an et, donc, 300 000 césariennes pour siège au lieu des 150 000 qui étaient pratiquées quand la moitié des sièges se faisait par voie basse. Si l'on considère ces 150 000 césariennes supplémentaires et qu'on accepte que la césarienne double à peu près la mortalité maternelle, la faisant passer de 10 à 20 pour 100 000 naissances [3], on obtient 15 décès supplémentaires par an pour 1 milliard de personnes, ce qui ne sera quasiment pas détectable.

Mon propos est presque anecdotique. Il est de voir si nous pouvons observer, au niveau des pays industrialisés et plus particulièrement des pays européens, quelles ont été les réactions à la publication d'Hannah.

Matériel et méthode

Quatre sources possibles d'information ont été utilisées : la revue de la littérature, les déclarations officielles des collèges et sociétés nationaux, des statistiques de pratique et un questionnaire *ad hoc*.

La première source utilisée a été la revue de la littérature sur Medline. La syntaxe suivante a été utilisée : « Breech-Presentation/all subheadings in MIME, MJME. » La sélection s'est ensuite faite sur l'année et sur le fait que, à une exception près, l'article citait et discutait l'article d'Hannah [1] ou l'éditorial de Lumley [2] qui l'accompagnait. De fait, tous les articles identifiés ont été publiés entre le 1er janvier 2001 et le 15 mai 2003. Cette stratégie a trouvé 168 articles.

Seuls les articles émanant de pays appartenant au groupe des mortalités périnatales basses telles que définies dans l'article d'Hannah ont été retenus. Pratiquement, cela revenait aux pays de l'OCDE et à inclure en plus un article du Mexique et un d'Arabie saoudite. Les articles étaient en français, anglais, néerlandais, allemand, espagnol, danois, norvégien et finnois. Ceux dans ces trois dernières langues n'ont pas été demandés et les renseignements ont été extraits du résumé seulement.

De manière à éviter les biais d'accès et de sélection, les articles, résumés et chapitres de livres parus hors de revues reprises dans Medline n'ont pas été retenus.

Les articles ont ensuite été classés par thème. Seuls ceux qui avaient trait à une des deux catégories suivantes ont été retenus.

– enquêtes *ad hoc* et analyses rétrospectives de données de routine ; ces articles devaient contenir des données originales et un commentaire récusant ou appuyant la philosophie du TBT. De fait, c'était le cas pour tous les articles sauf deux ;

– articles et lettres de discussion et d'opinion concernant le TBT.

N'ont pas été repris les articles de revue générale, les articles techniques concernant la meilleure manière de prendre en charge le siège par voie basse, ni les enquêtes de pratique et d'opinion des femmes concernant le mode d'accouchement souhaité. N'ont pas été retenus les articles de pays industrialisés non européens publiés dans des journaux locaux, ni les articles de journaux spécialisés pour sages-femmes. Ces deux dernières exclusions ont été liées à la difficulté d'obtention de ces revues.

Pour s'assurer qu'aucune publication européenne n'avait échappé à notre vigilance, une deuxième recherche a été effectuée avec la syntaxe suivante : « explode "Europe-"/all subheadings in MIME, MJME » (500 444 publications) and « explode "Breech-Presentation" /all subheadings in MIME, MJME » (1 549 publications). Aucune nouvelle publication n'a été identifiée de cette manière.

La deuxième source d'information utilisée a été constituée par les déclarations des collèges, des groupements de gynécologues et des sociétés professionnelles concernant la voie d'accouchement du siège. Ceci s'est fait par le bouche à oreille et en explorant les sites Internet. Cet item est très fragmentaire.

Quant à la troisième information qui a été recherchée, il s'agit des données de rapports ou de publications concernant les voies d'accouchement utilisées pour les présentations du siège dans différents pays. Cet item est aussi très fragmentaire.

Finalement, un questionnaire de pratique *(Annexe 1)* a été envoyé, pour compléter l'information, de manière sélective par e-mail à des collègues. Ceux-ci ont été « choisis » de la manière suivante : soit ils appartenaient à un réseau de recherche de l'Union européenne connu des auteurs, soit ils étaient membres du réseau EPEN (European Perinatal Epidemiology Network) et étaient inscrits sur la liste de distribution e-mail de ce groupe (renseignements sur le site http://www.jiscmail.ac.uk/lists/PERINATAL-EPIDEMIOLOGY.html).

Un problème incontournable surgit dès que l'on tente de faire des comparaisons internationales, c'est celui des définitions, du vocabulaire et parfois même des concepts sous-jacents. Les définitions suivantes ont été établies.

– siège : présentation à l'entrée en salle de naissance ;

– césarienne programmée (CsP) : décision de césarienne avant l'entrée en salle de naissance (qu'elle ait, de fait, été exécutée avant le travail ou pas) ;

– planification de (tentative de) voie basse (PVB) ;
– siège voie basse (VB) ;
– césarienne après échec de planification de voie basse (CSPVB) ;
– voie basse inévitable (VBI) (accouchement imminent) ;
– siège méconnu (SM) : la présentation du siège n'a pas été reconnue avant le travail, ou un sommet documenté s'est tourné en siège, ou la grossesse n'a pas été suivie ;
– siège non planifié (SNP) : le siège a été identifié (reconnu), mais aucune décision n'a été prise durant le travail.

Résultats

Revue de la littérature

Études originales

Depuis la parution de l'article d'Hannah, 22 articles ont été identifiés présentant des données originales ; il s'agit d'enquêtes et d'analyses rétrospectives de données de routine totalisant plus de 10 000 accouchements du siège par voie basse. Dans tous les cas, la mortalité périnatale est inférieure à ce qui est rapporté dans le TBT.

Trois articles endossent les conclusions d'Hannah et concluent à un excédent de risque pour l'enfant par voie basse. Ils proviennent de France (Lyon) [4], de Norvège [5] et de Suède [6]. Les mortalités périnatales rapportées sont respectivement de 0,5, 0,5 et 0,2 %, c'est-à-dire bien en dessous du bras voie basse dans l'essai d'Hannah.

Deux articles explorent le risque maternel lié à la césarienne et après voie basse. Tous deux concluent que l'excédent de morbidité maternelle est négligeable. Un de ces articles provient de l'équipe TBT qui a fait un suivi à 3 mois et n'a pas trouvé d'excès de morbidité maternelle dans le bras césarienne [7]. L'autre provient du Danemark [8] et est repris dans le *tableau I.*

Les 17 autres articles et celui de Krebs *et al.* déjà cité [8] sont présentés dans le *tableau I.* Ils comportent tous dans leur discussion des éléments montrant que les auteurs considèrent que les sièges bien sélectionnés peuvent raisonnablement passer par voie basse. Plusieurs études rapportent des gazométries au cordon ou des scores d'APGAR moins bons dans les voies basses que dans les césariennes mais concluent qu'il s'agit d'incidents généralement sans grande conséquence. Les études suffisamment puissantes confirment la surmortalité trouvée dans le TBT, mais avec un risque relatif minime par comparaison. La dialectique relève de deux types de raisonnements : le premier est que même s'il existe une morbidité réelle liée au siège par voie basse, l'ordre de grandeur de celui-ci est très inférieur à celui observé dans le TBT Le deuxième argument est que la sélection et le respect des règles permettent d'éviter la vaste majorité des désastres. Les articles de Descargues *et al.* [9] et de Krebs *et al.* [8] ne concluent pas clairement par un plaidoyer pour le maintien de la voie basse, mais tous les autres le font.

Tableau I

Études publiées après octobre 2000 et qui remettent en cause les conclusions du TBT.

Pays	Référence	Méthodologie	Résultats	Commentaire de l'auteur
Allemagne	Munstedt *et al.*, 2001 [10]	Suivi à l'âge de 6-10 ans ; 154 enfants siège VB vs Cs	pH cordon en faveur de CS, mais tests psychométriques les mêmes	« Aucune différence à long terme »
Arabie saoudite	Sobande *et al.*, 2003 [11]	Série rétrospective hospitalière 1994-2000 755 sièges dont 33 % VB	Évolution au cours de 7 ans ; augmentation des Cs sans diminution de la morbidité néonatale	« Traumatismes néonatals malgré les Cs »
Autriche (Graz)	Giuliani *et al.*, 2002 [12]	Série rétrospective hospitalière 1993-1999 699 sièges	Mortalité = 0 Suivi à 3 ans : pas de spasticité Retard modéré = 1,9 pour VB et 0,5 pour CSE (ns)	« La planification d'une voie basse reste une option dans les cas bien sélectionnés »
Belgique et Pays-Bas	De Leeuw *et al.*, 2002 [13]	Série rétrospective 2 hôpitaux 1984-1986 268 sièges à terme dont 66 % VB	Mortalité VB = 0 ? 8 %	« La prise en charge des sièges peut être modifiée pour enrayer l'augmentation des césariennes »
Danemark	Krebs *et al.*, 2001 [14]	Enquête sièges exposés/non exposés 105 APGAR < 7 et 218 $\geqslant 7$	APGAR < 7 : IMC = 4 % (multiplié par 8), modeste augmentation trouble du langage Le reste : pas de $\neq$	« Même dans les bas APGAR, la vaste majorité ne présente pas de problèmes »
Danemark	Krebs *et al.*, 2002 [15]	Revue (audit) aveugle de 36 sièges 12 décès et 24 vivants	Risque relatif de soins suboptimaux multiplié par 6 dans les décès	« Décès largement évitables »

Pays	Reférence	Méthodologie	Résultats	Commentaire de l'auteur
Danemark	Krebs *et al.*, 2003 [8]	Registre national	15 441 sièges 2 363 VB MPN = 0,8 %	« Conseiller la césarienne aux femmes qui considèrent les complications médicales plus importantes que l'expérience gratifiante d'un accouchement normal »
France	Descargues *et al.*, 2001 [9]	Série rétrospective 1993-1999 251 sièges primipare dont 58 % VB	Pas de différences d'issue entre complet et décompleté	« Aucun score d'APGAR < 7 à 5 minutes... »
France	Kayem *et al.*, 2002 [16]	Série rétrospective 1993-1999 501 sièges à terme bas risque dont 39 % VB	Morbidité traumatique TVB 0 ? 9 % versus CsP 1/179, soit 0,06 %	« Aucune raison de changer les pratiques »
France	Sibony *et al.*, 2003 [17]	Série rétrospective 1992-1998 610 sièges à terme dont 63 % VB	Comparaison sièges/vertex ; Admission CNN 2,7 % sièges vs 0,3 % vertex, mais réanimation néonatale et mortalité identiques	« Ceci justifie notre politique obstétricale »
France (AUDIPOG)	Venditelli *et al.*, 2002 [18]	Analyse secondaire données de routine	2 136 sièges Complications néonatales : 2,3 % pour VB et 1,9 % pour Cs	« En l'absence de randomisation, pas de différence significative entre Cs et VB »
France (AUDIPOG)	Venditelli *et al.*, 2002 [19]	Enquête de pratique, établissement de « critères de consensualité », résultats néonatals en fonction du critère	85 % de 175 maternités OR pour complications néonatales si « consensualité » = 0,27 [0,09-0,85]	« Homogénéité d'attitudes associée à un moindre risque néonatal »
Irlande	Alarab *et al.*, 2002 [20]	Série rétrospective hospitalière	1997-2000 641 sièges 298 TVB 146 VB	« Mortalité = 0 ; morbidité sévère = 0 »

Pays	Reférence	Méthodologie	Résultats	Commentaire de l'auteur
Mexique	Vazquez *et al.*, 2001 [21]	Série rétrospective hospitalière 343 sièges à terme VB	Prédicteur de l'APGAR bas : poids de naissance	« Le devenir périnatal des sièges n'est pas différent entre les CsP et les VB »
Pays-Bas	Brouwer *et al.*, 2001 [22]	Analyse IIaire données de routine régionales 1995-1999 516 sièges	Mortalité VB = 0,2 %	« Voie basse si sélection appropriée »
Pays-Bas	Reijners et Roumen, 2001 [23]	Série rétrospective hospitalière comprenant 35 cas inclus dans TBT et 201 autres sièges	Mortalité 0 ; morbidité sévère non différente entre VB et Cs	« Les résultats de l'étude TBT ne sont pas confirmés par notre étude »
Royaume-Uni	Lashen *et al.*, 2002 [24]	Série rétrospective hospitalière, 1988-1997 841 sièges dont 30 % VB	Mortalité = 0 APGAR et admission CNN pas de différences	« La TVB devrait être proposée dans des cas sélectionnés »
États-Unis	Sanchez-Ramos *et al.*, 2001 [25]	Série rétrospective hospitalière 1986-1997 848 sièges à terme dont 23 % VB	Morbi-mortalité néonatale identique et morbidité maternelle augmentée dans les Cs	« La césarienne élective dans les sièges augmente la morbidité maternelle sans bénéfice pour le nouveau-né »

CNN : Centre néonatal ; Cs : césarienne ; CSE : Césarienne élective ; CsP : césarienne programmée ; IMC : Infirme moteur cérébral ; MPN :Mortalité périnatale ; TBT : Term breech trial ; TVB : tentative de voie basse ; VB : siège voie basse.

Articles d'opinion

Revue de la littérature : déclarations de principe et d'opinion, billets d'humeur, droits de réponse, lettres à l'éditeur. Quarante-sept commentaires répondant à cette définition ont été identifiés. Ils ne sont pas tous repris dans les références mais peuvent facilement être retrouvés par Medline. La vaste majorité d'entre eux remet en cause les conclusions d'Hannah [1] et ou le commentaire joint de Lumley [2]. On observe trois périodes qui se sont succédé dans le temps : la première, de remise en question ou d'adhésion ferme aux résultats de l'étude d'Hannah, la deuxième, au cours de laquelle quelques personnalités continuent de s'exprimer ou de publier des articles avec des données qui questionnent le TBT et, plus récemment, la troisième, de compromis bilatéral. Au départ, la plupart des commentaires ont trait aux circonstances dans lesquelles ont été pratiqués les sièges voie basse dans TBT : manque d'évaluation du bassin, du fœtus, etc. La plupart des arguments sont déjà présents dans le droit de réponse du *Lancet* du 20 janvier 2001 : 8 réponses émanent de Singapour, de Hongkong, de Slovénie, du Japon, d'Italie, du Brésil, de Gambie et du Royaume-Uni. Seul le commentaire italien approuve sans réserve l'article d'Hannah.

La première période, s'étendant essentiellement sur 2001, est celle des réactions véhémentes suivies des premiers grands éditoriaux nuancés. Rien que pour la France, on trouve 10 articles d'opinion ! Le *J Gynecol Obstet Biol Reprod* en publie 6, tous dès 2001 et tous contestant plus ou moins fortement l'oukase de la voie haute [26-31]. Le débat est rouvert dans la revue *Gynécologie, Obstétrique, Fertilité* qui présente 3 opinions. La *Presse médicale* se fait aussi l'écho du débat avec 1 article. Aux Pays-Bas de même, la réaction est vive. La revue néerlandaise généraliste publie aussi 6 billets d'opinion en 1991, représentant un large éventail d'opinions. Dans les pays nordiques également, la réplique est importante : 6 articles au total dont 1 éditorial très nuancé [32] et 5 articles en danois, norvégien ou finnois. Pour le monde germanophone, on trouve 1 article de position en langue allemande, lui aussi très nuancé [33], ainsi que 1 enquête en Suisse alémanique, Allemagne et Autriche auprès des sages-femmes [34]. Pour le Royaume-Uni, outre le *Lancet*, qui n'est jamais revenu sur le thème, le *British Medical Journal* publie un éditorial nuancé de Shennan et Bewley [35]. Ces auteurs rappellent la morbidité liée à la césarienne, pour la mère et pour l'enfant, mais le sous-titre qu'ils ont choisi les positionne clairement : *« Avoid breech deliveries but offer external cephalic version. »* Cet éditorial a entraîné 2 réponses quant à la césarienne de principe, toutes deux issues du Royaume-Uni. Quant au *British Journal of Obstetrics and Gynecology*, il a confié le thème à deux Hollandais, van Roosmalen et Rosendaal, ce qui est sans doute révélateur en soi [36]. Leur éditorial, qui se place clairement dans le camp des sceptiques au « tout césarienne », n'a pas entraîné de courrier du tout. On peut dire qu'on ne trouve pas, au Royaume-Uni, de leader ou de ténor favorable au siège par voie basse. Dans ce pays, la position qui se dégage est le mieux reflétée par la réponse de Sheenan et Bewley [37] au courrier reçu pour leur éditorial : « Il n'est pas illogique, ayant été informée que le risque de mortalité ou de morbidité sévère est de 1,6 % par césarienne et de 5 % par voie basse, que [la future mère] opte pour la césarienne. »

La deuxième période est celle du positionnement dans le respect de l'autre. On peut la faire débuter lorsque la revue américaine *Obstetrics and Gynecology*, publie 6 billets d'opinion en réaction à la ligne de conduite de l'*American College of Obstetrics and Gynecology* (ACOG) qui recommandait la césarienne de principe : 2 « pour » [38, 39] et 4 « contre » [40-43]. Simultanément, le journal de l'Association européenne de médecine périnatale publie aussi 2 points de vue contradictoires [44, 45]. C'est une période qui se caractérise par des déclarations, souvent nuancées ; les articles en général pèsent le pour et le contre des deux points de vue. Ils sont dus à quelques leaders d'opinion, dont certains n'hésitent pas à publier plusieurs fois, dans des journaux différents, pour atteindre le plus grand nombre. Ainsi, dans le camp « tout césarienne », Lockwood s'exprime 2 fois et, dans le camp du « maintien de la voie basse », on retrouve Appuzio 2 fois, van Roosmalen 2 fois et Marpeau 3 fois. Marc Keirse [46] publie dans *Birth* un article polémique, demandant pourquoi seuls les sièges devraient bénéficier de la médecine fondée sur l'évidence. Il s'agit là de personnalités connues et qui, habituellement, ne remettent pas en cause les résultats et les conséquences des essais randomisés. Keirse, par exemple, est avec Enkin et Chalmers l'un des éditeurs d'*Effective Care and Pregnancy and Childbirth*, le précurseur papier de la librairie Cochrane. Le poids de ces adeptes habituels de la médecine fondée sur l'évidence, qui se retrouvent dans le camp des sceptiques, est très important.

Finalement, dans un troisième temps, on trouve en 2003 un article dont Hannah elle-même est coauteur et qui insiste sur la nécessité pour les cliniciens de garder la compétence de la voie basse [47].

Déclarations officielles des collèges et associations professionnels

Parmi les positions officielles que nous avons pu identifier, quatre cas de figure nous paraissent possibles :

– de nouvelles lignes de conduite (ou *guidelines*) paraissent faisant état des résultats d'Hannah et prônant le « tout césarienne » ;

– les anciennes lignes de conduite sont maintenues, avec éventuelle diffusion locale de commentaires du président du collège professionnel confirmant qu'il est trop tôt pour adhérer sans nuance au « tout césarienne » ;

– aucune réaction n'est identifiée ;

– le collège fait une déclaration formelle en faveur de la voie basse pour des sièges bien sélectionnés.

La première position se retrouve aux États-Unis [48] et au Royaume-Uni (http://www.rcog.org.uk/guidelines). Ces lignes de conduite officielles entérinent le « tout césarienne ».

La deuxième position est celle de la France [27] et des Pays-Bas. C'est aussi celle de l'*European Board and College of Obstetrics and Gynecology* (EBCOG), le collège européen, qui n'a pas démenti la position de la Fédération Internationale des Gynécologues Obstétriciens (FIGO) [49].

La quatrième et dernière position est sans doute la plus intéressante, puisqu'elle peut être considérée comme « proactive ». On la retrouve en Flandres et en Norvège. La déclaration flamande se termine par la phrase :

« Het is geen professioneele fout vaginale stuitligging te uitvoeren » (« Ce n'est pas une faute professionnelle de programmer un siège par voie basse »). Une position similaire se retrouve dans la déclaration norvégienne (www.sintef.no/smm) qui affirme clairement qu'au vu des données des registres, la morbi-mortalité des sièges voie basse en Norvège est beaucoup plus faible que celle rapportée par Hannah et que, dans ce contexte, envisager un deuxième essai n'est pas pertinent. Par contre, l'académie norvégienne rappelle qu'il reste indispensable de continuer à mettre en place une structure de surveillance interactive des résultats (en terme de morbidité / mortalité) dans les accouchements du siège, quelle que soit la voie d'accouchement.

Enquêtes de pratique

Peu de données sont disponibles au niveau international en population actuellement, toutefois on peut espérer que, à relativement brève échéance, elles le deviennent dans le cadre du groupe de travail PERISTAT (http://europeristat.aphp.fr/). Ce qui a pu être identifié correspond essentiellement à des données hospitalières, souvent antérieures au TBT. Le *tableau II* en donne quelques chiffres. Les résultats remontent essentiellement à l'« avant-TBT » et confirment que, déjà, de grandes variations existaient. Ce sont les pays méditerranéens qui font le moins de voies basses.

Tableau II

Taux de voies basses (VB) dans quelques hôpitaux et régions ou pays

Pays et site	Année, auteur	VB
Paris (R. Debré)	1998, Alran *et al.* [50]	70,0 %
Barcelone (Dexeus)	1998, Alran *et al.* [50]	12,0 %
Berlin (La Charité)	1998, Alran *et al.* [50]	22,0 %
Liège (Citadelle)	1998, Alran *et al.* [50]	33,0 %
Amsterdam (Vrije Universiteit)	1998, Alran *et al.* [50]	27,0 %
Upsala	1998, Alran *et al.* [50]	25,0 %
Dublin (Nat Mat)	1998, Alran *et al.* [50]	35,0 %
Athènes (Alexandra)	1998, Alran *et al.* [50]	12,0 %
Pérouse	1998, Alran *et al.* [50]	0,0 % (?)
Flandres (en population)	1997, SPE [51]	30,0 %
Flandres (en population)	2001, SPE [51]	13,5 %
Monde (hôpitaux du TBT)	2003, Hogle *et al.* [52]	92,0 % des centres participant à TBT ont mis en place après une politique de CsP systématique
Canada, Hamilton	2002, Hutton *et al.* [53]	920 gynécologues 84,0 % faisaient des TVB avant, 16,0 % après

Questionnaire de pratique

Les questionnaires *(Annexe)* ont été envoyés dans 25 pays et des réponses sont revenues de 18 d'entre eux. Certains ont renvoyé plus d'un questionnaire rempli de sorte que le nombre total de ceux qui ont été reçus s'élève à 30. À de très rares exceptions près, lorsqu'un pays renvoie plusieurs questionnaires, les réponses concordent. Seuls nos collègues britanniques et thaïlandais déclarent ne plus faire de voies basses. Parmi les autres, tous ont des conditions d'acceptation stricte pour la voie basse : radiopelvimétrie (83 %), flexion de la tête (50 %), estimation de poids fœtal (80 %), siège décomplété mode des fesses (80 %), discussion formelle avec les futurs parents (100 %). La version par manœuvres externes est tentée dans 82 % des cas.

La dernière question avait trait à l'effet Hannah dans le pays de la personne interrogée. Les réponses sont résumées dans le *tableau III.* Ces données concordent assez bien avec l'information obtenue par les autres canaux. On observe ainsi qu'avant le TBT, 13/18 pays déclaraient faire des voies basses pour les sièges et que, 3 ans plus tard, il ne reste plus que 4 « résistants » : la France, la Belgique, la Hongrie et la Suisse.

Tableau III

Attitude dans le pays, selon le questionnaire.

	Cette question ne s'applique pas, parce que nous avons déjà répondu que nous évitions les TVB	**C'est tout à fait juste**	**Ce n'est ni juste, ni faux**	**C'est tout à fait faux**
Déjà avant l'essai d'Hannah, le siège planifié par VB était exceptionnel	–	Danemark, Portugal, Australie, Canada, États-Unis	Allemagne, Autriche, Hongrie, Suisse, Royaume-Uni, Amérique latine, Thaïlande*	Belgique, Espagne, Finlande, France, Pays-Bas, Afrique du Sud
Avant l'essai d'Hannah, on planifiait des sièges par VB mais, depuis, cela ne se fait quasiment plus	Danemark, Portugal, Australie, Canada, États-Unis	Autriche, Espagne, Royaume-Uni, Thaïlande	Allemagne, Belgique, Finlande, France, Hongrie, Suisse, Pays-Bas, Afrique du Sud, Amérique latine	
Actuellement, 3 ans après le TBT, même dans des cas bien sélectionnés nous ne planifions quasiment plus de sièges par VB	Danemark, Portugal, Australie, Canada, États-Unis, Autriche, Espagne, Royaume-Uni, Thaïlande	–	Allemagne, Finlande, Pays-Bas, Afrique du Sud, Amérique latine	Belgique, France, Hongrie, Suisse

* Réponse uniquement valable pour 1 hôpital.

Discussion

Nous avons cherché à répondre à la question posée, qui était : comment font les autres et y a-t-il un changement ? Il s'agit d'un exercice difficile et susceptible de comporter de nombreux biais. Fatalement, la même phrase peut s'interpréter de diverses manières et les classifications tranchées auxquelles nous avons procédé pourraient sans doute être rediscutées dans un nombre limité de cas. Quoi qu'il en soit, il semble que l'on puisse dresser une carte géographique de la position des pays du monde industrialisé concernant l'accouchement du siège à la suite de l'essai d'Hannah *(Fig. 1)*.

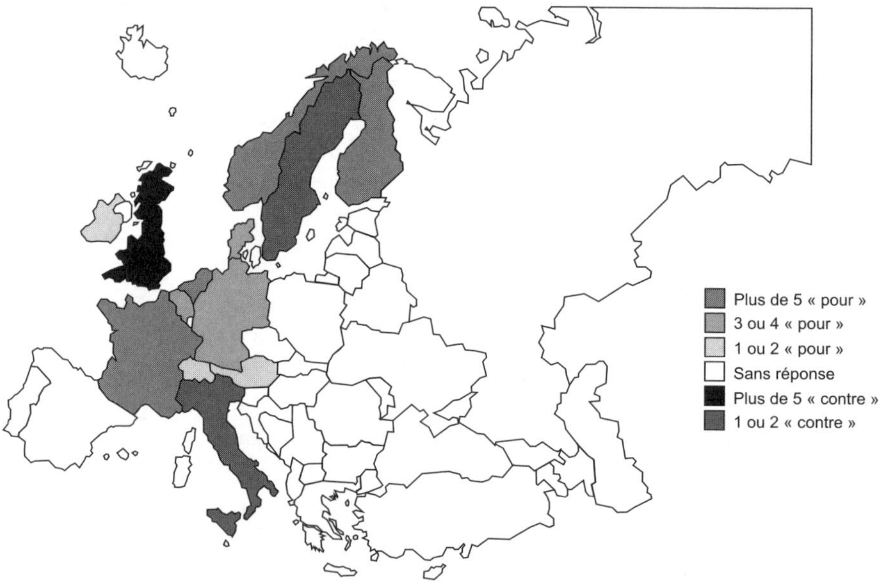

Fig. 1 – Positionnement des pays en faveur ou en défaveur du siège par voie basse.

Les « Hannah-adhérents inconditionnels » appartiennent tous au monde anglo-saxon : Australie, États-Unis, Canada (malgré sa province francophone) et Royaume-Uni. Les « Hannah-sceptiques » se retrouvent dans un nombre limité de pays : pays nordiques, germanophones, néerlandophones et francophones. Il s'agit là, globalement, de pays qui se distinguent par deux caractéristiques : leur faible mortalité infantile et leur adhésion de longue date aux principes généraux de la médecine fondée sur l'évidence. Par ailleurs, ils diffèrent fortement entre eux en termes d'organisation des soins de santé, de risque médico-légal et système de sécurité sociale. Il semble donc qu'on soit en face d'un clivage culturel obstétrical. Ceci n'est pas un phénomène nouveau. Nous le savions déjà pour le toucher vaginal de routine en prénatal, pour l'utilisation de l'ergométrine prophylactique ou même pour la symphisiotomie [54].

L'essai d'Hannah est important aussi par ce qu'il a déclenché. Il devient plus clair que les résultats d'un essai randomisé ne sont qu'un des éléments contextuels pour la décision médicale. Ceci avait déjà été pressenti par Bréart [55] pour la cardiotocographie. Plus récemment, plusieurs auteurs adeptes par ailleurs de la médecine fondée sur l'évidence ont rappelé les complexités et les difficultés des choix cliniques [56, 57].

En ce qui concerne le choix de procéder à l'accouchement du siège par voie basse, les déterminants ne sont pas seulement la « préférence nationale ». Au moins deux autres déterminants socio-comportementaux sont rapportés pour les États-Unis. Le premier est le type de population soigné par l'hôpital. Gregory *et al.* [58] rapportent que les voies basses sont plus fréquentes dans les hôpitaux qui soignent les économiquement faibles. On peut facilement imaginer que, plutôt que de réserver la voie basse aux « pauvres », les gynécologues américains optent pour le « tout césarienne ». Un autre déterminant semble être l'expérience récente de l'obstétricien : celui qui a vécu une situation difficile pratique un nombre croissant de césariennes [59].

L'avenir seul nous dira, si comme beaucoup le pensent [60], nous vivons la fin de l'art de l'obstétrique ou si ce n'est qu'une éclipse.

BIBLIOGRAPHIE

[1] Hannah ME, Hannah WJ, Hewson SA, Hodnett ED, Saigal S, Willan AR. Planned caesarean section versus planned vaginal birth for breech presentation at term : a randomised multicentre trial. Term Breech Trial Collaborative Group. *Lancet* 2000 ; 356 (9239) : 1375-83.

[2] Lumley J. Any room left for disagreement about assisting breech births at term? *Lancet* 2000 ; 356 (9239) : 1369-70.

[3] Hall MH, Bewley S. Maternal mortality and mode of delivery. *Lancet* 1999 ; 354 (9180) : 776.

[4] Golfier F, Vaudoyer F, Ecochard R, Champion F, Audra P, Raudrant D. Planned vaginal delivery versus elective caesarean section in singleton term breech presentation : a study of 1 116 cases. *Eur J Obstet Gynecol Reprod Biol* 2001 ; 98 (2) : 186-92.

[5] Belfrage P, Gjessing L. The term breech presentation. A retrospective study with regard to the planned mode of delivery. *Acta Obstet Gynecol Scand* 2002 ; 81 (6) : 544-50.

[6] Herbst A, Thorngren-Jerneck K. Mode of delivery in breech presentation at term : increased neonatal morbidity with vaginal delivery. *Acta Obstet Gynecol Scand* 2001 ; 80 (8) : 731-7.

[7] Hannah ME, Hannah WJ, Hodnett ED, Chalmers B, Kung R, Willan A *et al.* Outcomes at 3 months after planned cesarean vs planned vaginal delivery for breech presentation at term : the international randomized Term Breech Trial. *JAMA* 2002 ; 287 (14) : 1822-31.

[8] Krebs L, Langhoff-Roos J. Elective cesarean delivery for term breech. *Obstet Gynecol* 2003 ; 101 (4) : 690-6.

[9] Descargues G, Doucet S, Mauger-Tinlot F, Gravier A, Lemoine JP, Marpeau L. Influence of the type of breech presentation on delivery in selected primiparous women at term. *J Gynecol Obstet Biol Reprod (Paris)* 2001 ; 30 (7 Pt 1) : 664-73.

[10] Munstedt K, von Georgi R, Reucher S, Zygmunt M, Lang U. Term breech and long-term morbidity -Cesarean section versus vaginal breech delivery. *Eur J Obstet Gynecol Reprod Biol* 2001 ; 96 (2) : 163-7.

[11] Sobande AA, Archibong EI, Abdelmoneim I, Albar HM. Changing patterns in the management and outcome of breech presentation over a 7-year period. Review from a referral hospital in Saudi Arabia. *J Obstet Gynaecol* 2003 ; 23 (1) : 34-7.

[12] Giuliani A, Scholl WM, Basver A, Tamussino KF. Mode of delivery and outcome of 699 term singleton breech deliveries at a single center. *Am J Obstet Gynecol* 2002 ; 187 (6) : 1694-8.

[13] de Leeuw JP, de Haan J, Derom R, Thiery M, Martens G, van Maele G. Mortality and early neonatal morbidity in vaginal and abdominal deliveries in breech presentation. *J Obstet Gynaecol* 2002 ; 22 (2) : 127-39.

[14] Krebs L, Langhoff-Roos J, Thorngren-Jerneck K. Long-term outcome in term breech infants with low APGAR score – A population-based follow-up. *Eur J Obstet Gynecol Reprod Biol* 2001 ; 100 (1) : 5-8.

[15] Krebs L, Langhoff-Roos J, Bodker B. Are intrapartum and neonatal deaths in breech delivery at term potentially avoidable ? A blinded controlled audit. *J Perinat Med* 2002 ; 30 (3) : 220-4.

[16] Kayem G, Goffinet F, Clement D, Hessabi M, Cabrol D. Breech presentation at term : morbidity and mortality according to the type of delivery at Port-Royal Maternity hospital from 1993 through 1999. *Eur J Obstet Gynecol Reprod Biol* 2002 ; 102 (2) : 137-42.

[17] Sibony O, Luton D, Oury JF, Blot P. Six hundred and ten breech versus 12 405 cephalic deliveries at term : is there any difference in the neonatal outcome ? *Eur J Obstet Gynecol Reprod Biol* 2003 ; 107 (2) : 140-4.

[18] Vendittelli F, Riviere O, Pons JC, Mamelle N. Breech presentation at term : evolution of French practices and an analysis of neonatal results in regards to obstetrical management of breech presentation, from AUDIPOG Database. *J Gynecol Obstet Biol Reprod (Paris)* 2002 ; 31 (3) : 261-72.

[19] Vendittelli F, Roche S, Pons JC, Mamelle N. Breech presentation at term : a survey on obstetrical practice in France and a search for a homogeneous attitude associated with lower neonatal risk. *J Gynecol Obstet Biol Reprod (Paris)* 2002 ; 31 (6) : 577-88.

[20] Alarab M, Foley M, O'Connell M, Keane D, O'Herlihy C. Safe selection before and during labor for vaginal breech delivery at term. *Am J Obstet Gynecol* 2002 ; 187 (suppl. 6) : S101.

[21] Vazquez JA, Villanueva LA, Lara-Figueroa G, Martinez-Ayala H, Garcia-Lara E. Association between gestational age, weight, and APGAR score in newborns extracted in pelvic presentation. *Ginecol Obstet Mex* 2001 ; 69 : 122-5.

[22] Brouwer WK, Veenstra van Nieuwenhoven AL, Santema JG. Neonatal outcome after a planned vaginal breech birth : no association with parity or birth weight, but more birth injuries than in planned cesarean section. *Ned Tijdschr Geneeskd* 2001 ; 145 (32) : 1554-7.

[23] Reijners EP, Roumen FJ. More moderate neonatal morbidity in the case of non-randomized vaginal delivery of term breech pregnancies. *Ned Tijdschr Geneeskd* 2001 ; 145 (32) : 1558-61.

[24] Lashen H, Fear K, Sturdee D. Trends in the management of the breech presentation at term ; experience in a district general hospital over a 10-year period. *Acta Obstet Gynecol Scand* 2002 ; 81 (12) : 1116-22.

[25] Sanchez-Ramos L, Wells TL, Adair CD, Arcelin G, Kaunitz AM, Wells DS. Route of breech delivery and maternal and neonatal outcomes. *Int J Gynaecol Obstet* 2001 ; 73 (1) : 7-14.

[26] Goffinet F, Blondel B, Bréart G. Breach presentation : questions raised by the controlled trial by Hannah *et al.* on systematic use of cesarean section for breach presentations. *J Gynecol Obstet Biol Reprod (Paris)* 2001 ; 30 (2) : 187-90.

[27] Carbonne B, Goffinet F, Breart G, Frydman R, Maria B, Uzan S. (The debate on breach presentation : delivery of breach presentations : the position of the National College of French Gynecologists. *J Gynecol Obstet Biol Reprod (Paris)* 2001 ; 30 (2) : 191-2.

[28] Marpeau L, Verspyck E. Breech delivery or cesarean ? Must breech delivery be condemned in the case of breech presentation at term ? *Gynecol Obstet Fertil* 2001 ; 29 (10) : 723-8.

[29] Rozenberg P. The question of breach presentation delivery, the answer lies up front. *J Gynecol Obstet Biol Reprod (Paris)* 2001 ; 30 (2) : 196-9.

[30] Boog G. The debate on breach presentation. *J Gynecol Obstet Biol Reprod (Paris)* 2001 ; 30 (4) : 362-3.

[31] Mamelle N. Apropos of the debate on breech presentation. What is the position does France face in the debate of delivery practices in the case of breech presentation at term? *J Gynecol Obstet Biol Reprod (Paris)* 2001 ; 30 (6) : 604-7.
[32] Halmesmaki E. Vaginal term breech delivery – A time for reappraisal? *Acta Obstet Gynecol Scand* 2001 ; 80 (3) : 187-90.
[33] Krause M, Feige A. Breech presentation in obstetrics in Germany – An assessment of current status. *Ther Umsch* 2002 ; 59 (12) : 677-81.
[34] Harder U, Reutter R, Luyben A, Gross MM. German-speaking midwifes prefer vaginal mode of delivery to elective caesarean. *Z Geburtshilfe Neonatol* 2002 ; 206 (2) : 72-4.
[35] Shennan A, Bewley S. How to manage term breech deliveries. *Br Med J* 2001 ; 323 (7307) : 244-5.
[36] Van Roosmalen J, Rosendaal F. There is still room for disagreement about vaginal delivery of breech infants at term. *Br J Obstet Gynecol* 2002 ; 109 (9) : 967-9.
[37] Varma R, Horwell D, Ikomi A, Kunde D, Somerset D, Shennan A *et al.* Managing term breech deliveries. *Br Med J* 2002 ; 324 (7328) : 49.
[38] Greene MF. Vaginal breech delivery is no longer justified. *Obstet Gynecol* 2002 ; 99 (6) : 1113-5.
[39] Burkman RT. Vaginal breech delivery is no longer justified. *Obstet Gynecol* 2002 ; 100 (5 Pt 1) : 1038-40.
[40] Vidaeff AC, Yeomans ER. Vaginal breech delivery is no longer justified. *Obstet Gynecol* 2002 ; 100 (5 Pt 1) : 1038-40.
[41] Hauth JC, Cunningham FG. Vaginal breech delivery is still justified. *Obstet Gynecol* 2002 ; 99 (6) : 1115-6.
[42] Apuzzio J, Iffy L, Weiss G. Mode of term singleton breech delivery. *Obstet Gynecol* 2002 ; 99 (6) : 1131-3.
[43] Gimovsky MI. A breach with a breech. *Obstet Gynecol* 2002 ; 100 (3) : 613-4.
[44] Lockwood CJ. The term, singleton, vaginal breech delivery controversy. *J Matern Fetal Neonatal Med* 2002 ; 12 (2) : 75-7.
[45] Parekh C, Patole SK. Elective cesarean section for breech presentation : a reminder about true lies. *J Matern Fetal Neonatal Med* 2002 ; 12 (1) : 67.
[46] Keirse MJ. Evidence-based childbirth only for breech babies? *Birth* 2002 ; 29 (1) : 55-9.
[47] Tunde-Byass MO, Hannah ME. Breech vaginal delivery at or near term. *Semin Perinatol* 2003 ; 27 (1) : 34-45.
[48] ACOG committee opinion : number 265, December 2001. Mode of term single breech delivery. *Obstet Gynecol* 2001 ; 98 (6) : 1189-90.
[49] Recommendations of the FIGO Committee on perinatal health on guidelines for the management of breech delivery. *Eur J Obstet Gynecol Reprod Biol* 1995 ; 58 (1) : 89-92.
[50] Alran S, Sibony O, Oury JF, Luton D, Blot P. Differences in management and results in term-delivery in nine European referral hospitals : descriptive study. *Eur J Obstet Gynecol Reprod Biol* 2002 ; 103 (1) : 4-13.
[51] Cammu H, Martens G, Bakaert A, Devlieger H, Defoort P. Perinatal activities in Flanders 2001. SPE Editeur. Studiecentrum voor Perinatal Epidemiologie, 2001.
[52] Hogle KL, Kilburn L, Hewson S, Gafni A, Wall R, Hannah ME. Impact of the international term breech trial on clinical practice and concerns : a survey of centre collaborators. *J Obstet Gynaecol Can* 2003 ; 25 (1) : 14-6.
[53] Hutton EK, Hannah ME, Barrett J. Use of external cephalic version for breech pregnancy and mode of delivery for breech and twin pregnancy : a survey of Canadian practitioners. *J Obstet Gynaecol Can* 2002 ; 24 (10) : 804-10.
[54] Alexander-Karlin S. *Cross-cultural approach to risk in obstetrics.* Thèse d'agrégation. Bruxelles : Université libre de Bruxelles, 1995.
[55] Br2art G. A decision problem in perinatology : continuous monitoring of the fetal heart during labor. R*ev Epidemiol Sante Publique* 1984 ; 32 (1) : 34-9.
[56] Berard V. Term breech trial. *Birth* 2003 ; 30 (1) : 72-3.
[57] Lilford RJ. Ethics of clinical trials from a Bayesian and decision analytic perspective : whose equipoise is it anyway? *Br Med J* 2003 ; 326 (7396) : 980-1.
[58] Gregory KD, Korst LM, Krychman M, Cane P, Platt LD. Variation in vaginal breech delivery rates by hospital type. *Obstet Gynecol* 2001 ; 97 (3) : 385-90.

[59] Turrentine MA, Ramirez MM. Adverse perinatal events and subsequent cesarean rate. *Obstet Gynecol* 1999 ; 94 (2) : 185-8.
[60] Robinson JN, Norwitz ER. The end of the art of obstetrics. Introduction. *Semin Perinatol* 2003 ; 27 (1) : 1-2.

Annexe

After Hannah
Survey to selected obstetricians
Spring 2003

Country:

Part A: Present practice

1. Vaginal delivery

1.1 Is intentional (deliberate) vaginal breech performed in your maternity? **Yes** **No**
What are your fixed criteria to accept attempted VB? ______________________

If no, go to question 2
If yes, do you require?

1.2 Xray / scanner / IRM pelvimetry? **Yes** **No**
What are your fixed criteria to accept attempted VB? ______________________

1.3 Xray or ultrasound evaluation of flexion of the head? **Yes** **No**
What are your fixed criteria to accept attempted VB? ______________________

1.4 Ultrasound evaluation of the baby's size? Xray / scanner / IRM pelvimetry? **Yes** **No**
What are your fixed criteria to accept attempted VB? ______________________

1.5 Frank breech? **Yes** **No**
What are your fixed criteria to accept attempted VB? ______________________

1.6 Full discussion with mother? **Yes** **No**
What are your fixed criteria to accept attempted VB? ______________________

1.7 Do you have any other requirements? **Yes** **No**
If yes,
please state:

2. Caesarean section

2.1 Do you have a rule regarding the gestational age at which planned CS for breech should be performed? **Yes** **No**

If yes, please state **GA** ***Other criteria***
to ______________________

3. External Cephalic Version (ECV), acupuncture and maternal posture

3.1 Do you routinely attempt ECV on breech presentations? **Yes** **No**

If yes, at what GA? **GA** ***Other criteria***
to ______________________

3 2 Do you consider acupuncture (moxibustion on BL67 point before ECV? **Yes** **No**
If yes,
please state if this is routine or somewhat exceptionnal:

3 3 Do you consider maternal postural management (knee chest, "pont indien"...) before ECV? **Yes** **No**
If yes,
please state if this is routine or somewhat exceptionnal:

Part B: Effect of tha Hannah trial

4.1 Please give your own personal attitude?
Please tick which apply

	Correct	*Half and half*	*Incorrect*
Even before the Hannah trial, I was sectionning nearly all breeches I was responsible for			
Before the Hannah trial, I delivered vaginal breeches, but now I have almost stopped			
Despite the Hannah trial, I am still doing VB in well selected cases			

4.2 And in your maternity unit, which do you believe the attitude to be?
Please tick which apply, feel free not to answer this question if you prefer

	Correct	*Half and half*	*Incorrect*
Even before the Hannah trial, we were sectionning nearly all breeches			
Before the Hannah trial, we delivered vaginal breeches, but now we have virtually stopped			
Despite the Hannah trial, we are still doing VB in well selected cases			

4.3 And in your country, what is the attitude?
Please tick which apply; feel free not to answer this question if you prefer

	Correct	*Half and half*	*Incorrect*
Even before the Hannah trial, we were sectionning nearly all breeches			
Before the Hannah trial, we delivered vaginal breeches, but now we have almost stopped			
Despite the Hannah trial, we are still doing VB in well selected cases			

Part C: Activity in your unit or practice in 2002

If you do not have the figures available, please write "Not known"

	Numbers in 2002
5.1 Number of women delivering	_______
5.2 Numbers of women having caesarean sections	_______
5.4 Number of women caesareans for breech	_______
5.5 Number of vaginal breeches	_______

La césarienne résout-elle tous les problèmes ?

C. D'ERCOLE, R. SHOJAI, R. DESBRIÈRE, F. BRETELLE, L. BOUBLI*

Résumé

L'analyse de la littérature médicale montre que la pratique systématique d'une césarienne en cas de présentation du siège à terme ne permet pas d'éviter tous les problèmes liés à cette présentation et comporte également une élévation de certains risques pour la mère et son enfant.

Un excès de morbidité des enfants nés en présentation du siège est observé par rapport au nouveau-né en présentation céphalique quel que soit le mode d'accouchement. De plus, la pratique systématique d'une césarienne en dehors du travail expose le nouveau-né à des risques accrus de détresse respiratoire. Enfin, l'extraction pas césarienne n'exclut pas tout risque de traumatisme fœtal.

Le taux de complications maternelles à court terme est le plus élevé en cas de césarienne en cours de travail et le plus faible en cas du succès de la voie basse, la césarienne programmée représentant une situation de risque intermédiaire. Le taux de complications sera donc d'autant plus bas qu'une sélection rigoureuse des patientes pouvant accoucher par voie basse sera effectuée.

La pratique d'une césarienne aura également des répercussions sur l'avenir obstétrical de la patiente. Parmi les complications des utérus cicatriciels, les plus fréquentes sont le risque de rupture utérine et d'anomalies placentaires (placenta *praevia*, placenta *accreta* et hématome rétro-placentaire).

Enfin, l'absence de formation des obstétriciens vis-à-vis de l'accouchement du siège pose le problème de la compétence de l'accoucheur en cas de naissance imprévue et inévitable par le siège ou lors de l'accouchement d'une grossesse gémellaire, étant donné la fréquence élevée de présentation du siège d'un des jumeaux.

Mots clés

Siège. Grossesse. Césarienne. Utérus cicatriciel.

* Hôpital Nord, Service de gynécologie-obstétrique (PUGME), chemin des Bourrelys, 13015 Marseille.

Introduction

La présentation du siège concerne actuellement de 3 à 4 % des grossesses à terme. Le manuel d'obstétrique de Merger, Levy et Melchior [1] précise que « la présentation du siège ne peut être considérée comme une présentation tout à fait normale : l'accouchement comporte un risque certain que l'on a tendance à exagérer » et conclut le chapitre sur le siège par la phrase suivante : « La plupart des présentations du siège sont eutociques et une césarienne inutile chez une primipare la laisse diminuée dans son avenir obstétrical. »

La tendance en France au cours de ces dernières années était de réaliser une sélection draconienne des accouchements par le siège, avec un taux de césariennes programmées variant de 41,2 à 58,2 % et un taux d'accouchements par voie basse variant de 23,7 % à 37,4 % *(Tab. I)*. Certains éléments sont venus modifier cet équilibre :

– le risque médico-légal ;

– la diminution du risque lié à la césarienne, bien que le risque estimé ne soit le plus souvent que celui à court terme ;

– les politiques de version par manœuvres externes (29,7 % de tentatives dans une étude prospective française [5]), rendant la pratique de l'accouchement par le siège plus rare qu'auparavant ;

– les publications récentes, en particulier celle de Hannah *et al.* [6], tendant à affirmer que l'accouchement par le siège est délétère pour le fœtus alors que la césarienne systématique ne fait pas courir plus de risque à la mère que la tentative de voie basse.

Tableau I

Modalités d'accouchement en cas de présentation caudale en France (%).

	Audipog [2] 1994-2000	Enquête périnatale [3] 1995	Enquête périnatale [4] 1998	Étude prospective française [5] 2001-2002
Césarienne avant le travail	41,2	45,3	48,8	58,2*
Césarienne pendant le travail	21,4	18,8	17,7	18,1
Voie basse	37,4	35,9	33,5	23,7

* 66,2 % des cısariennes étaient programmées ; 12,2 % des césariennes programmées ont été effectuées en cours de travail.

Face à cette nouvelle attitude, il est justifié de se demander si l'accouchement par voie basse du siège est un combat obsolète et perdu d'avance ou s'il reste encore une place pour ce type de pratique obstétricale. La question spécifique des pratiques françaises ainsi que des risques fœtaux vis-à-vis de l'accouchement par voie haute ou basse est détaillée par les autres intervenants de cette table ronde. Notre propos sera de mettre en évidence les répercussions d'une politique systématique de césarienne en cas de présentation du siège à terme. Si une telle attitude était envisagée, certaines questions mériteraient d'être éclaircies au préalable :

– l'excès de morbidité rencontré chez les enfants nés par le siège est-il toujours expliqué par le mode d'accouchement ;

– l'accouchement par césarienne programmée est-il sans danger pour le fœtus ;

– quels sont les risques immédiats et futurs (en particulier sur le plan obstétrical) pour la mère d'une telle politique ;

– quelles vont être les conséquences de l'absence de formation des futurs accoucheurs ?

Il est clair que l'information donnée aux patientes devra tenir compte de l'ensemble des répercussions possibles d'une césarienne si elle veut être objective.

La césarienne évite-t-elle les problèmes de l'enfant à naître ?

Morbidité intrinsèque des enfants nés par le siège (Le « siège » est-il un fœtus comme les autres ?)

D'après Merger [1], il n'y a pas de présentation du siège sans cause. Plusieurs travaux montrent que le fœtus en présentation caudale présente une morbidité intrinsèque supérieure au fœtus en présentation céphalique et préexistante à l'accouchement.

La prévalence de l'hypotrophie fœtale et néonatale est plus importante en cas de présentation du siège. Dans l'étude prospective française [5] qui porte sur les accouchements à terme d'enfants seuls, le pourcentage de nouveau-nés dont le poids de naissance était < 2 500 g était de 5,4 % en cas de siège et de 2,4 % en cas de présentation céphalique. Une autre étude française [7] retrouve 11 % d'enfants pesant moins de 2 700 g à la naissance en cas de présentation du siège contre 5 % en cas de présentation céphalique. Krebs *et al.*, en 1999 [8], ont réalisé une étude cas/contrôle au Danemark pour évaluer les relations entre la présentation du siège à terme et le risque de handicap cérébral. L'incidence du retard de croissance *in utero* lorsque l'enfant était en siège à terme était de 6,5 % contre 3,9 % en cas de présentation céphalique *(Tab. II)*. La conclusion de l'étude était que le risque de handicap d'origine cérébrale observé en cas de présentation du siège ne paraissait pas lié au mode d'accouchement mais semblait plutôt être corrélé au taux accru d'hypotrophie fœtale dans cette population. Le lien entre retard de croissance intra-utérin et présentation du siège a également été relevé dans d'autres études [9]. Bartlett *et al.* [10] ont retrouvé un excès d'anomalies neuromotrices chez les sièges morphologiquement normaux et dont le poids était > 2 500 g, indépendant du mode d'accouchement. Sorensen *et al.* [11] ont étudié, à partir de 4 298 conscrits (164 sièges), la relation entre le QI, la présentation en fin de grossesse et le mode d'accouchement. Il existait une corrélation négative entre le QI et la présentation, cette liaison persistant après stratification par mode d'accouchement. Le taux de malformations fœtales serait plus élevé en cas de présentation du siège. Au cours d'une étude cas/témoin (3 588 sièges contre 8 183 témoins), Rayl *et al.* [12] ont montré une association entre la présentation du siège et la présence de malformations congénitales, hydrocéphalie en particulier.

Tableau II

Incidence du retard de croissance in utero *à terme en fonction de la présentation (%) (d'après Krebs* et al. *[8]).*

	Sièges (n = 8 076)	Céphaliques (n = 218 344)
Retard de croissance	6,5	3,9
Poids < 2 500 g	4,7	1,9

L'accouchement par césarienne est-il un accouchement sans risque pour l'enfant ?

Césarienne et traumatismes fœtaux

Plaies du fœtus

La survenue d'une plaie fœtale au cours d'une césarienne n'est pas rare. Les données publiées sont cependant peu abondantes et seules 4 études rétrospectives ont estimé de manière spécifique la fréquence des plaies fœtales au cours de la césarienne [13-16]. Elle serait comprise entre 0,74 et 1,90 %, mais ce taux est probablement sous-évalué car il s'agit la plupart du temps d'une plaie minime. Dans l'étude de Morini *et al.* [16], 12 % des plaies secondaires au bistouri ont été jugées comme sévères avec nécessité d'un traitement spécifique parmi les 58 (1,8 %) cas colligés.

Parmi les facteurs de risque de plaie fœtale, la rupture des membranes et le sexe masculin du fœtus ont été retrouvés dans une étude récente [14]. La responsabilité d'une présentation non céphalique est controversée. Dans la série de Smith *et al.* [15], près d'un tiers (5/17) des plaies fœtales sont survenues au cours de césariennes pour siège (OR : 3,8 ; IC 95 % : 1,3-11,3, par rapport aux présentations céphaliques), mais ces données n'ont pas été confirmées dans une étude récente [13]. La survenue d'une plaie fœtale ne semble pas liée au type d'incision au cours de l'hystérotomie [13, 14] et il n'existe pas de données sur le degré d'urgence des césariennes.

La plaie du fœtus en cours de césarienne n'est donc pas un événement exceptionnel.

Lésions traumatiques

Il existe peu de données dans la littérature sur la survenue des lésions traumatiques néonatales au cours de la césarienne. Towner *et al.* [17] ont étudié la morbidité néonatale secondaire à la césarienne à partir d'une base de données de 585 345 enfants non jumeaux pesant entre 2 500 et 4 000 g et nés de mères primipares. Les sièges par voie basse avaient été exclus. L'incidence de la morbidité neurologique (hémorragie intracrânienne) lors d'une césarienne programmée en dehors du travail était de 4,8 ‰ sans différence significative par rapport aux voies basses spontanées. De même, les incidences des lésions du nerf facial et du plexus brachial étaient comparables au cours de la césarienne programmée et de la voie basse spontanée. Les enfants nés par césarienne programmée présentaient toutefois plus de difficultés alimentaires (OR : 1,4 ; IC 95 % : 1,4-1,8) et de souffrance du système nerveux central (OR : 2,2 ; IC 95 % : 1,3-3,6) par rapport à la voie basse spontanée. Les nouveau-nés issus d'une césarienne réalisée en cours de travail présentaient de façon significative un risque d'hémorragie intracrânienne plus élevé que ceux nés par voie basse (OR : 2,7 ; IC 95 % : 1,8-3,4).

Il serait par ailleurs illusoire de croire que toutes les césariennes programmées auront lieu en dehors du travail. Dans l'étude prospective française [5], 45,5 % de celles réalisées en cours du travail étaient en fait initialement programmées (soit 12,2 % des césariennes programmées).

Césarienne et risque de détresse respiratoire

La césarienne à terme est responsable en tant que telle d'une morbidité néonatale respiratoire accrue [18-20]. Cliniquement, les nouveau-nés peuvent présenter une tachypnée transitoire, une maladie des membranes hyalines nécessitant une hospitalisation en unité de soins intensifs ou une hypertension artérielle pulmonaire avec nécessité de recourir à l'assistance respiratoire extracorporelle [21]. Le mécanisme invoqué fait intervenir le retard de résorption du liquide alvéolaire. Cette évacuation est facilitée par la compression thoracique au cours du passage de la filière génitale ; elle est également sous la dépendance de la sécrétion de catécholamines induites par le travail [22].

Hales *et al.* [23] ont comparé la fréquence de la pathologie respiratoire chez des nouveau-nés de plus de 37 semaines d'aménorrhée (SA), en fonction de trois modes d'accouchement : césarienne programmée, césarienne en cours de travail et accouchement par voie basse. Dans le groupe « césarienne », l'incidence de la morbidité respiratoire était de 9,1 % (33/363) par rapport à 0,6 % (2/239) dans le groupe voie basse (OR : 16,3 ; IC 95 % : 3,9-68,7). La morbidité respiratoire était plus importante dans le groupe « césarienne programmée » par rapport au groupe « césarienne après échec du travail » (12,3 % contre 5,6 % ; OR : 2,35 ; IC 95 % : 1,08-5,10). De même, la pathologie respiratoire était plus fréquente dans le groupe « césarienne en cours de travail » par rapport à la voie basse (5,6 % contre 0,6 % ; OR : 9,7 ; IC 95 % : 2,2-45,2).

Dans une étude rétrospective de 29 969 naissances survenues entre 1992 et 1999 [24], l'incidence de l'hypertension artérielle pulmonaire persistant après césarienne était de 0,4 %, près de 5 fois supérieure au groupe voie basse (OR : 4,9 ; IC 95 % : 2,2-8,8). L'incidence combinée de morbidité respiratoire du nouveau-né était de 4,5 % contre 1,4 % pour les voies basses (OR : 3,3 ; IC 95 % : 2,7-4,0).

Parilla *et al.* [25] ont déterminé l'incidence du syndrome de détresse respiratoire (SDR) transitoire iatrogène après une césarienne itérative entre 1986 et 1991 dans un hôpital universitaire de Chicago. Au cours de cette période, il y a eu 1 207 césariennes électives prophylactiques parmi les 23 125 accouchements. Dix-huit (1,49 %) nouveau-nés de plus de 37 SA ou pesant plus de 2 500 g ont été admis en réanimation néonatale pour difficultés respiratoires. Cinq d'entre eux (0,41 %) présentaient des critères de SDR, soit 1 cas de SDR toutes les 241 césariennes itératives en dehors du travail, et 4/5 avaient eu besoin d'une ventilation assistée pour une durée moyenne de 6,8 jours. La durée moyenne de séjour en soins intensifs était de 11,2 jours. Un cas de pneumothorax et un autre d'hémorragie pulmonaire ont été rapportés.

Le terme de la naissance influe également sur la morbidité respiratoire. Morrison *et al.* [26] ont étudié l'influence de l'âge gestationnel entre 37 et 42 SA ainsi que du mode d'accouchement sur l'issue respiratoire néonatale. Dans cette étude réalisée à Cambridge sur une période de 9 ans et incluant 33 289 accouchements après 37 SA, l'incidence du syndrome de détresse respiratoire était de 2,2 ‰ (IC 95 % : 1,7-2,7). Celle de la polypnée transitoire était de 5,7/1 000 accouchements (IC 95 % : 4,9-6,5). La morbidité respiratoire était significativement plus importante dans le groupe césarienne avant travail (35,5 ‰) que dans le groupe césarienne en cours de travail (12,2 ‰, OR : 2,9 ; IC 95 % : 1,9-4,4) et accouchement par voie basse (5,3 ‰, OR : 6,8 ; IC 95 % : 5,2-8,9). Le risque relatif de morbidité néonatale respiratoire en cas de césarienne en dehors du travail pendant la semaine 37 + 0 à 37 + 6 était de 1,7 (IC 95 % : 1,1-2,8) par rapport à la semaine 38 + 0 à 38 + 6. Ce risque pendant la semaine 38 + 0 à 38 + 6 était de 2,4 (IC 95 % : 1,2-4,8) par rapport à la semaine 39 + 0 à 39 + 6 *(Tab. III)*.

Tableau III

Incidence de la morbidité respiratoire du nouveau-né en fonction du mode d'accouchement et de l'âge gestationnel (d'après Morrison et al. *[26])*.

Terme (SA)	Mode de naissance	Nombre de femmes	Nombre de nouveau-nés avec une morbidité respiratoire	Taux (‰) et (IC 95 %)
37	Césarienne élective Voie basse	366 1 507	27 19	74 (49-106) 13 (8-20)
38	Césarienne élective Voie basse	1 063 3 728	45 26	42 (31-56) 7 (5-10)
39	Césarienne élective Voie basse	505 6 955	9 22	18 (8-34) 3 (2-5)
40	Césarienne élective Voie basse	243 10 299	1 53	4 (0-23) 5 (4-7)
41	Césarienne élective Voie basse	164 6 089	1 30	6 (0-34) 5 (3-7)

On peut conclure, au vu de ces données, qu'une politique de césarienne systématique à terme est responsable d'une morbidité respiratoire néonatale accrue. La pathologie respiratoire est moins fréquente lorsque la césarienne est réalisée en cours de travail par rapport à une césarienne programmée. En cas de naissance programmée par césarienne, il est recommandé de ne la réaliser qu'à partir de 39 SA.

Césarienne et allaitement

Perez-Escamilla *et al.* [27] ont évalué l'influence de la césarienne sur le déclenchement et la durée de l'allaitement parmi 2 517 mères mexicaines. Après analyse multivariée, il apparaît qu'elle est un facteur de risque pour ne pas commencer un allaitement (OR : 0,64 ; IC 95 % : 0,50-0,82) et de ne pas allaiter plus de 1 mois (OR : 0,58 ; IC 95 % : 0,37-0,91). Par contre, il n'y a pas de lien entre la césarienne et la durée de l'allaitement chez des femmes qui allaitent pendant plus de 1 mois (OR : 0,97 ; IC 95 % : 0,86-1,11).

Dans l'étude d'Hannah *et al.* sur le devenir à 3 mois du Breech Term Trial [28], la fréquence des mères qui allaitaient dans les heures suivant une césarienne programmée pour siège était moindre que dans le groupe voie basse, mais à la limite de la significativité (571 / 779 [73,3 %] contre 602 / 776 [77,6 %] ; RR : 0,94 ; IC 95 % : 0,89-1,00). Trois mois après l'accouchement, il n'y avait par contre pas de différence entre les groupes « voie basse » et « césarienne ».

Une revue de la littérature médicale avec méta-analyse [29] a examiné la relation entre le mode d'accouchement et l'interaction mère-enfant. La fréquence de l'allaitement était réduite en cas de naissance par césarienne. Le premier contact avec l'enfant et l'instauration de l'attachement maternel était retardé avec un vécu maternel moins satisfaisant à court et à long terme.

Répercussions d'une politique de césarienne systématique sur la santé maternelle

Les essais portant spécifiquement sur le siège incluent un nombre de patientes insuffisant pour mettre en évidence un risque rare tel que la mortalité maternelle. Il est donc nécessaire d'analyser les autres travaux réalisés en dehors du contexte du siège pour définir ce type de risque.

Mortalité maternelle

L'étude des morts maternelles anglaises montre que la mortalité obstétricale est 6 fois plus élevée pour les accouchements par césarienne que pour les accouchements par voir basse *(Tab. IV)*. Ce risque est cependant beaucoup moins important pour les césariennes réalisées avant le travail (risque multiplié par 3 environ) que pour les césariennes en cours de travail (risque multiplié par 9 environ) [30], et il est essentiellement lié aux possibilités de thrombose et d'hémorragie *(Tab. V)*.

Tableau IV

Décès maternels directs selon le mode d'accouchement au Royaume-Uni, 1994-1996 (d'après [30-32]).

	Décès directs pour 100 000 grossesses	RR	IC 95 %
Toute grossesse	3,8	–	–
Voie basse	2,1	1,0	1,7-4,7
Césarienne avant travail	5,9	2,8	5,6-13,9
Césarienne en cours de travail	18,2	8,8	3,9-9,9
Césarienne en général	12,8	6,2	–

Tableau V

Étiologie des décès maternels directs dont l'origine peut être éventuellement liée au type d'accouchement au Royaume-Uni, 1994-1996 (d'après [30, 31]).

Cause du décès	RR de décès en cas de césarienne	IC
Thromboembolie	7,90	3,3-18,8
Hémorragie utérine	21,00	2,3-18,8
Sepsis	0,95	0,2-4,3
Total	5,20	2,8-9,8

Morbidité à court terme

Études portant sur le siège (études randomisées)

Gimovsky *et al.* [33] ont publié une étude prospective randomisée comparant la césarienne prophylactique à l'essai de voie basse en cas de présentation caudale décomplétée à terme. L'essai portait sur 115 grossesses. Le tirage au sort avait désigné 70 (67 %) essais de voie basse et 35 (33 %) césariennes systématiques. Dans le groupe « essai de voie basse », 39 (56 %) césariennes ont été pratiquées. La morbidité maternelle était supérieure dans le groupe césarienne.

Homfrey et Hannah [34] publient dans la *Cochrane Database* une méta-analyse portant sur les essais randomisés réalisés jusqu'en novembre 2000 testant l'acceptation de la voie basse contre la césarienne prophylactique en cas de présentation du siège. Parmi 1 227 essais de voie basse, 550 césariennes (45 %) ont été réalisées. La morbidité maternelle est augmentée en cas de césarienne programmée (RR : 1,29 ; IC 95 % : 1,03-1,61).

Autres travaux en dehors de la situation spécifique du siège

Au cours d'un travail rétrospectif portant sur une période d'étude de 10 ans, Van Ham *et al.* [35] montraient que 4,5 % des patientes césarisées présentaient au moins une des complications suivantes : hémorragie de la délivrance > 1 500 ml (2,4 %), laparotomie itérative (1,6 %), infection pelvienne (1,5 %), thrombose profonde (1,5 %), sepsis (0,3 %), pneumonie (0,3 %) et troubles de la coagulation (0,1 %). Ces complications étaient plus fréquentes lorsque la césarienne avait lieu en cours de travail (5,2 %) par rapport à une césarienne en cours de travail (2,6 %). Les complications étaient également plus fréquentes en cas de césarienne, quel qu'ait été son type, qu'après accouchement par voie basse [30].

Le risque lié à la tentative de voie basse ou à la césarienne programmée a bien été étudié en cas d'utérus cicatriciel, avec cependant des résultats discordants.

McMahon *et al.* [36], au cours d'une étude prospective multicentrique réalisée au Canada (1986-1992), ont comparé 2 889 patientes (47,1 %) césarisées avant le travail à 3 249 femmes (52,9 %) chez qui une voie basse était tentée. Le taux de succès de la voie basse était de 60,1 % et celui de ruptures utérines de 0,3 %. La mortalité maternelle était nulle. Le taux global de complication ne montrait pas de différence entre les deux groupes ; par contre, celui de complications majeures était plus élevé dans le groupe tentative de voie basse (1,6 % contre 0,8 % ; OR : 1,8 [IC 95 % : 1,1-3,3]) ; cette différence existait encore après exclusion des ruptures utérines (1,4 contre 0,8 ; OR : 1,7 [IC 95 % : 1,0-2,9]). Les différences provenaient essentiellement des échecs de la voie basse.

Flamm *et al.* [37] ont réalisé une étude prospective multicentrique en Californie sur 7 229 patientes antérieurement césarisées et ont comparé l'issue et les suites des 2 207 patientes subissant une césarienne itérative en dehors du travail à celles de 5 022 patientes tentant un accouchement par voie basse. La tentative de voie basse après césarienne concernait 69 % des patientes et le taux de succès était de 75 %. Le taux de rupture utérine était de 0,8 % sans mort maternelle consécutive à cette rupture. La durée d'hospitalisation, le taux de transfusion et le taux de fièvre dans la période puerpérale étaient significativement moins élevés dans le groupe épreuve de cicatrice *(Tab. VI)*.

Tableau VI

Essai de voie basse et césarienne itérative en dehors du travail (d'après Flamm et al. *[37]).*

	Tentative de voie basse	Césarienne avant le travail	p
Durée du séjour (h)	57,2	84,9	0,0 001
Transfusion (%)	0,72	1,72	0,0 001
Fièvre (%)	12,7	16,4	0,0 001
Hystérectomie (%)	0,12	0,27	0,2 053

Le risque de maladie thromboembolique du *post-partum* est également très corrélé avec le mode d'accouchement. La fréquence de la thrombose veineuse profonde symptomatique est de 2,2 à 3 % après césarienne, contre 0,08 à 1,2 % après un accouchement par voie basse [38-40]. Ce risque est plus élevé si la césarienne est faite en urgence (risque multiplié par 5) que si elle est programmée (risque multiplié par 2). Dans la série de Lindvist *et al.* [41], 41 % des thromboses du *post-partum* survenaient après une césarienne et 76 % des embolies pulmonaires du *post-partum* lui étaient également liées.

Il apparaît donc clairement que le taux de complications maternelles à court terme est le plus élevé en cas de césarienne en cours de travail et le plus faible lors du succès de la voie basse, la césarienne programmée représentant une situation intermédiaire. Le taux de complications sera donc d'autant plus bas qu'une sélection rigoureuse aura été effectuée pour sélectionner de façon efficace les patientes qui ont le plus de chances de réussir une tentative de voie basse.

Répercussions obstétricales d'une politique de césarienne systématique

Diminution de la fécondité et risque de grossesse extra-utérine

Il existe peu de données méthodologiquement satisfaisantes pour déterminer l'influence de la césarienne sur la fertilité ultérieure. La plupart des études sont rétrospectives et l'indication de la césarienne est un biais majeur dans l'interprétation des données.

Hall *et al.* [42] ont étudié la fertilité ultérieure de 22 948 femmes primipares ayant accouché d'un enfant vivant entre 1964 et 1983 et l'ont corrélée au mode d'accouchement. Dans le groupe césarienne, la proportion d'infertilité était supérieure par rapport que dans le groupe voie basse (OR : 1,64 ; IC 95 % : 1,2-2,2). Jolly *et al.* [43] ont également montré, à partir d'un questionnaire envoyé à 750 femmes, que la césarienne était un facteur de risque d'infertilité par rapport à la voie basse (RR : 1,46 ; IC 95 % : 1,07-1,99). Dans l'étude de cohorte danoise [44] sur le mode d'accouchement des sièges, la fécondité des femmes primipares qui ont accouché par césarienne programmée est diminuée par rapport à la voie basse (RR : 0,94 ; IC 95 % : 0,92-0,96)

La responsabilité d'une césarienne dans la survenue d'une grossesse ectopique ultérieure est controversée dans la littérature médicale. Pour Hemminki [45], il existe une augmentation modérée du risque de grossesse extra-utérine après une césarienne (RR : 1,28), alors que Kendrick [46] ne retrouve pas cette corrélation. Exceptionnellement, la grossesse ectopique peut se développer au niveau de la cicatrice de la césarienne [47].

Risque de césarienne itérative et de rupture utérine

La pratique d'une césarienne expose à un risque ultérieur élevé de césarienne itérative d'au moins 50 % [48] et, donc, de césariennes multiples lors des autres grossesses étant donné la pratique répandue de la césarienne itérative en cas d'utérus multicicatriciel.

La réalisation d'une césarienne a pour conséquence un risque accru de rupture utérine lors de la grossesse suivante. Ce risque sera plus élevé en cas de tentative de voie basse mais persiste même en cas de césarienne programmée (0,55 % contre 0,22 %) (d'après compilation des résultats de [36, 49-51]). Il sera d'autant plus élevé que le nombre de cicatrices augmente. La série la plus importante de tentatives de voie basse sur utérus bicicatriciel est celle de Miller *et al.* [49] qui montre que le risque de rupture utérine est de 0,6 % en cas d'utérus unicicatriciel contre 1,8 % en cas d'utérus bicicatriciel. La situation de déclenchement devient également à risque très élevé en cas d'utérus cicatriciel. Dans une étude américaine récente, Lydon-Rochelle *et al.* [51] ont évalué le risque de rupture utérine dans une cohorte de 20 095 femmes qui avaient accouché par césarienne pour leur première grossesse entre 1987 et 1996. Le risque de rupture utérine était de 1,6 ‰ en cas de césarienne programmée, de 5,2 ‰ en cas de travail spontané (OR : 3,3 [IC 95 % : 1,8-6]), de 7,7 ‰ en cas d'induction du travail sans prostaglandines (OR : 4,9 [IC 95 : 2,4-9,7]) et de 24,5 ‰ en cas d'induction par prostaglandines (OR : 15,6 [IC 95 : 8,1-30]).

Risques de complications placentaires liés aux utérus cicatriciels

Placenta praevia

L'antécédent de césarienne favorise les anomalies d'implantation du placenta au cours des grossesses suivantes. L'association entre l'existence d'un utérus cicatriciel et la survenue d'un placenta bas inséré a été montrée dans plusieurs études [52, 53] *(Tab. VII et VIII)* et il est clair que l'existence d'un placenta *praevia* est responsable d'une augmentation de la morbidité maternelle – avec risque accru d'accidents hémorragiques anté-partum et *post-partum* ainsi que d'anémie – et de la durée d'hospitalisation [54].

Le placenta *praevia* est par ailleurs un facteur de risque important de placenta *accreta*. Dans l'étude de Miller *et al.* [55], l'incidence de placenta *accreta* augmentait de 1/22 000 à près de 10 % en présence d'un placenta bas inséré, soit un risque relatif supérieur à 2 000. L'antécédent de césarienne est également un facteur de risque indépendant du placenta *accreta*. Dans cette étude, l'incidence de placenta *accreta* était de 0,01 % en l'absence de cicatrice utérine alors qu'elle était de 0,25 % en présence d'une seule cicatrice utérine

Tableau VII

Augmentation du risque de placenta praevia *avec le nombre de césariennes antérieures (d'après [52]).*

Nombre de césariennes antérieures	Odds ratio (IC 95 %)
1	4,5 (3,6-5,5)
2	7,4 (7,1-7,7)
3	6,5 (3,6-11,6)
4 et plus	44,9 (13,5-149,5)

Tableau VIII

Incidence (taux pour 1 000 naissances) et risque relatif (RR) des problèmes placentaires lors de la grossesse suivante chez des patientes ayant eu une césarienne (d'après [53]).

	Primipares			Multipares		
	Césarienne	**Témoins**	**RR**	**Césarienne**	**Témoins**	**RR**
Nombre naissances	5 227	5 662	–	2 210	2 565	–
Placenta *praevia*	2,70	0,70	3,78*	2,80	2,70	1,04
HRP	3,80	1,60	2,41*	7,60	2,00	3,89*

* p < 0,01 HRP : hématome rétroplacentaire

(RR : 19,4 ; IC 95 % : 11,2-33,5). Près d'un tiers des placentas étaient en position antérieure ou antéro-latérale, au contact de la cicatrice. Parmi les 186 patientes qui avaient un placenta *praevia* et un utérus cicatriciel, l'incidence des placentas *accreta* était de 22 %. En l'absence de ces facteurs de risque, l'incidence du placenta *accreta* était de 1/68 000.

Placenta accreta

Le nombre de césariennes antérieures est un facteur de risque indépendant de placenta *accreta* [56] *(Tab. IX)*. La combinaison d'un âge maternel élevé, d'une parité élevée, d'un utérus multicicatriciel et d'un placenta *praevia* antérieur constitue la situation à plus haut risque de placenta *accreta* [57].

Tableau IX

Incidence de placentas praevia *et* accreta *en fonction du nombre de césariennes (d'après [56]).*

Nombre de césariennes antérieures	Nombre total de patientes (n = 97 799)	Placenta *praevia* n = 286 (% du total)	Placenta *accreta* n = 29 (% du total)	Pourcentage des placentas *praevia* et *accreta* associés
0	92 917	238 (0,26)	12 (0,01)	5
1	3 820	25 (0,65)	6 (0,16)	24
2	850	15 (1,8)	7 (0,82)	47
3	183	5 (3,0)	2 (1,09)	40
4	29	3 (10,0)	2 (6,90)	67

Hématome rétro-placentaire

L'antécédent de césarienne est un facteur de risque de décollement placentaire lors de la grossesse suivante. Hemminki *et al.* [53] ont comparé, à partir du registre des naissances finlandais, le devenir obstétrical de 7 337 femmes qui avaient eu une césarienne à un groupe de 8 227 cas témoins ayant accouché par voie basse. Les résultats sont rapportés dans le *tableau VIII.* Parmi les primipares ayant eu une césarienne, il y avait une augmentation du risque d'hématome rétro-placentaire (RR : 2,4) et de placenta *praevia* (RR : 3,8) lors de la grossesse suivante par rapport aux témoins.

Ces données ont été confirmées dans une étude de cohorte récente réalisée à Washington entre 1987 et 1996 [58]. Les auteurs ont déterminé l'incidence de l'hématome rétro-placentaire et de placenta *praevia* au cours de la grossesse suivante après un accouchement par césarienne chez 96 975 primipares. Après ajustement pour l'âge maternel, il apparaît que l'utérus cicatriciel est un facteur de risque modéré d'hématome rétro-placentaire (OR : 1,3 ; IC 95 % : 1,1-1,5) et de placenta *praevia* (OR : 1,4 ; IC 95 % : 1,1-1,6) au cours de la grossesse ultérieure.

Compétence des obstétriciens vis-à-vis de l'accouchement du siège

Plusieurs articles soulignent le lien entre le taux des césariennes et le manque de compétence des obstétriciens vis-à-vis de l'accouchement du siège. Sharma *et al.* [59] rapportaient que seulement 60 % des obstétriciens (190/319) interrogés au Royaume-Uni déclaraient avoir un entraînement suffisant pour accoucher un siège. Une enquête réalisée par Lavin *et al.* [60] aux États Unis montrait que seulement un tiers des universitaires pratiquaient encore des accouchements par le siège.

Ce défaut d'enseignement et de pratique de l'accouchement par le siège par les nouveaux obstétriciens aura pour conséquence de rendre la situation extrêmement délicate en cas d'accouchement inopiné du siège. Dans l'étude d'Hannah *et al.* [6], on observait près de 10 % de voies basses dans le groupe « césarienne programmée ». Il est probable que la réalisation d'une césarienne en cas de voie basse imminente comporte un risque particulièrement élevé pour la mère et son enfant.

Par ailleurs, même si la littérature médicale encourage l'accouchement par voie basse des grossesses gémellaires lorsque la présentation du premier jumeau est en céphalique [61-63] ; il serait illusoire de l'envisager de façon sereine sans formation pratique adéquate vis-à-vis de l'accouchement par le siège. En effet, l'accouchement du deuxième jumeau est toujours à risque élevé de se dérouler par le siège et avec d'éventuelles manœuvres car, même si la présentation du deuxième jumeau est *a priori* céphalique, un changement de position s'observe dans 20 % des cas [64].

BIBLIOGRAPHIE

[1] Merger R, Levy J, Melchior J. *Précis d'obstétrique.* Paris : Masson, 1985.

[2] Vendittelli F, Roche S, Pons JC, Mamelle N et les obstétriciens du réseau sentinelle Audipog. La présentation du siège à terme : évolution des pratiques en France et analyse des résultats néonatals en fonction des pratiques obstétricales, à partir du réseau sentinelle Audipog. *J Gynecol Obstet Biol Reprod (Paris)* 2002 ; 31 (6) : 577-88.

[3] Blondel B, du Mazaubrun C, Bréart G. *Enquête nationale périnatale 1995.* Paris : INSERM, 1996.

[4] Blondel B, Norton J, du Mazaubrun C, Bréart G. *Enquête nationale périnatale 1998.* Paris : INSERM, 1999.

[5] Carayol M, Goffinet F. Les pratiques obstétricales d'après l'étude française « Voie d'accouchement et morbidité en cas de présentation du siège à terme ». In : d'Ercole C, Collet M, (eds). 33e Journées nationales de la Société française de médecine périnatale. Paris : Arnette, 2003.

[6] Hannah ME, Hannah WJ, Hewson SA, Hodnett ED, Saigal S, Willan AR. Planned caesarean section versus planned vaginal birth for breech presentation at term : a randomised multicentre trial. Term Breech Trial Collaborative Group. *Lancet* 2000 ; 356 (9239) : 1369-70.

[7] Sibony O, Luton D, Oury JF, Blot P. Six hundred and ten breech versus 12 405 cephalic deliveries at term : is there any difference in the neonatal outcome ? *Eur J Obstet Gynecol Reprod Biol* 2003 ; 107 (2) : 140-4.

[8] Krebs L, Topp M, Langhoff-Roos J. The relation of breech presentation at term to cerebral palsy. *Br J Obstet Gynaecol* 1999 ; 106 : 943-7.

[9] Albrechtsen S, Rasmussen S, Dalaker K, Irgens LM. The occurrence of breech presentation in Norway, 1967-1994. *Acta Obstet Gynecol Scand* 1998 ; 77 (4) : 410-5.

[10] Bartlett DJ, Okun NB, Byrne PJ, Watt JM, Piper MC. Early motor development of breech- and cephalic-presenting infants. *Obstet Gynecol* 2000 ; 95 (3) : 425-32.

[11] Sorensen HT, Steffensen FH, Olsen J, Sabroe S, Gillman MW, Fischer P *et al.* Long-term follow-up of cognitive outcome after breech presentation at birth. *Epidemiology* 1999 ; 10 (5) : 554-6.

[12] Rayl J, Gibson PJ, Hickok DE. Fetus-placenta-newborn : a population-based case-control study of risk factors for breech presentation. *Am J Obstet Gynecol* 1996 ; 174 : 28-32.

[13] Weiner JJ, Westwood J. Fetal lacerations at cesarean section. *J Obstet Gynaecol* 2001 ; 22 : 23-4.

[14] Haas DM, Ayres AW. Laceration injury at cesarean section. *J Matern Fetal Neonatal Med* 2002 ; 11 : 196-8.

[15] Smith JF, Hernandez C, Wax JR. Fetal laceration at cesarean delivery. *Obstet Gynecol* 1997 ; 90 : 344-6.

[16] Morini A, Cantonetti G, Bonessio L. Fetal lesions due to the bistoury during cesarean section : a study of 58 cases. *Minerva Ginecol* 1995 ; 47 : 305-14.

[17] Towner D, Castro M, Eby-Wilkens E, Gilbert W. Effect of mode of delivery in nulliparous women on neonatal intracanial injury. *N Engl J Med* 1999 ; 341 : 1709-14.

[18] Rozemberg P. À quel moment programmer une césarienne ? In : Racinet C, Favier M, Meddoun M (eds). *La césarienne.* Montpellier : Sauramps Médical, 2002 : 167-71.

[19] Claris O. Le nouveau-né né par césarienne. In : Racinet C, Favier M, Meddoun M (eds). *La césarienne.* Montpellier : Sauramps Médical, 2002 : 383-98.

[20] Van de Berg A, van Elburg R, van Geijn H, Fetter PF. Neonatal respiratory morbidity following electric cesarean section intern infants : a 5 years retrospective study and a review of the literature. *Eur J Obstet Gynecol.* 2001 ; 98 : 9-13.

[21] Nicaise C. *La césarienne programmée : l'avis du pédiatre.* http: / /www.sfmp.net.

[22] Truffert P. Conséquences néonatales de la césarienne. *J Gynecol Obstet Biol Reprod* 2000 ; 29 (suppl.2) : 17-21.

[23] Hales KA, Morgan MA, Thurnau GR. Influence of labor and route of delivery on the frequency of respiratory morbidity in term neonates. *Int J Gynaecol Obstet* 1993 ; 43 : 35-40.

[24] Levine EM, Ghai V, Barton JJ, Strom CM. Mode of delivery and risk of respiratory diseases in newborns. *Obstet Gynecol* 2001 ; 97 : 439-42.

[25] Parilla BV, Dooley SL, Jansen RD, Socol ML. Iatrogenic respiratory distress syndrome following elective repeat cesarean delivery. *Obstet Gynecol* 1993 ; 81 : 392-5.

[26] Morrison JJ, Rennie JM, Milton PJ. Neonatal respiratory morbidity and mode of delivery at term : influence of timing of elective cesarean section. *Br J Obstet Gynecol* 1995 ; 102 : 101-6.

[27] Perez-Escamilla R, Maulen Radovan I, Dewey KG. The association between cesarean delivery and breast-feeding outcomes among Mexican women. *Am J Public Health* 1996 ; 86 : 832-6.
[28] Hannah ME, Hannah WJ, Hodnett ED, Chalmers B, Kung R, Willan A *et al.* Outcomes at 3 months after planned cesarean vs planned vaginal delivery for breech presentation at term : the international randomized Term Breech Trial. *JAMA* 2002 ; 287 (14) : 1822-31.
[29] DiMatteo MR, Morton S, Lepper H, Damush T, Carney M, Pearson M *et al.* Cesarean childbirth and psychosocial outcomes : a meta-analysis. *Health Psychol* 1996 ; 15 ; 303-14.
[30] Subtil D, Vaast P, Dufour P, Depret-Mosser S, Codaccioni X. Conséquences maternelles de la césarienne par rapport à la voie basse. *J Gynecol Obstet Biol Reprod* 2000 ; 29 (suppl. 2) : 10-6.
[31] *Why mothers die. Report on confidential enquiries into maternal deaths in the United Kingdom, 1994-1996.* London : Stationery Office, 1998.
[32] Hall MH, Bewley S. Maternal mortality and mode of delivery. *Lancet* 1999 ; 354 : 776.
[33] Gimovsky ML, Wallace RL, Schifrin BS, Paul RH. Randomized management of the non-frank breech presentation at term : a preliminary report. *Am J Obstet Gynecol* 1983 ; 146 (1) : 34-40.
[34] Hofmeyr GJ, Hannah ME. Planned caesarean section for term breech delivery (Cochrane Review). *Cochrane Database Syst Rev* 2001 ; 1 : CD000166.
[35] Van Ham MA, van Dongen PW, Mulder J. Maternal consequences of caerasean section. A retrospective study of intraoperative and postoperative maternal complications of caesarean section during a 10 year period. *Eur J Obstet Gynecol Reprod Biol* 1997 ; 74 : 1-6.
[36] McMahon MJ, Luther ER, Bowes WA, Olshan AF. Comparison of a trial of labor with an elective second cesarean section. *N Engl J Med* 1996 ; 335 : 689-95.
[37] Flamm BL, Geiger AM. Vaginal birth after cesarean delivery : an admission scoring system. *Obstet Gynecol* 1997 ; 90 : 907-10.
[38] Eldor A. Unexplored territories in the nonsurgical patient : a look at pregnancy. *Sem Haematol* 2001 ; 32 (suppl. 5) : 39-48.
[39] Eldor A. Thrombophilia and its treatment in pregnancy. *J Thromb Thrombol* 2001 ; 12 : 23-30.
[40] Eldor A. Thrombophilia, thrombosis and pregnancy. *Thromb Haemost* 2001 ; 86 : 104-11.
[41] Lindqvist P, Dahlback B, Marsal K. Thrombotic risk during pregnancy : a population study. *Obstet Gynecol* 1999 ; 94 : 595-9.
[42] Hall MH, Campbell DM, Fraser C, Lemon J. Mode of delivery and future fertility. *Br J Obstet Gynaecol* 1989 ; 96 : 1297-303.
[43] Jolly J, Walker J, Bhabra K. Subsequent obstetric performance related to primary mode of delivery. *Br J Obstet Gynecol* 1999 ; 106 : 227-32.
[44] Krebs L, Langhoff-Roos J. Elective cesarean delivery for term breech. *Obstet Gynecol* 2003 ; 101 (4) : 690-6.
[45] Hemminki E, Merlilainen J. Long term effects of cesarean sections : ectopic pregnancies and placental problems. *Am J Obstet Gynecol* 1996 ; 174 : 1569-74.
[46] Kendrick JS, Tierney EF, Lawson HW, Strauss LT, Klein L, Atrash HK. Previous cesarean delivery and the risk of ectopic pregnancy. *Obstet Gynecol* 1996 ; 87 : 297-301.
[47] Fylstra DL. Ectopic pregnancy within a cesarean scar : a review. *Obstet Gynecol Surv* 2002 ; 57 (8) : 537-43.
[48] d'Ercole C, Bretelle F, Piéchon L, Shojai R, Boubli L. La césarienne a-t-elle une indication en cas d'utérus cicatriciel ? *J Gynecol Obstet Biol Reprod* 2000 ; 29 (suppl.2) : 51-67.
[49] Miller DA, Diaz FG, Paul RH. Vaginal birth after cesarean : a 10 year experience. *Obstet Gynecol* 1994 ; 84 : 255-8.
[50] Nielsen TF, Ljungblad U, Hagberg H. Rupture and dehiscence of cesarean section scar during pregnancy and delivery. *Am J Obstet Gynecol* 1989 ; 160 : 569-73.
[51] Lydon-Rochelle M, Holt VL, Easterling TR, Martin DP. Risk of uterine rupture during labor among women with a prior cesarean delivery *N Engl J Med* 2001 ; 345 : 3-8.
[52] Ananth CV, Smullian JC, Vintzileous AM. The association of placenta previa with history of cesarean delivery and abortion : a meta-analysis. A*m J Obstet Gynecol* 1997 ; 177 : 1071-8.
[53] Hemminki E, Merlilainen J. Long term effects of cesarean sections : ectopic pregnancies and placental problems. *Am J Obstet Gynecol* 1996 ; 174 : 1569-74.

[54] Sheiner E, Shoham-Vardi I, Hallak M, Hershkowitz R, Katz M, Mazor M. Placenta previa : obstetric risk factors and pregnancy outcome. *J Matern Fetal Med* 2001 ; 10 : 414-9.

[55] Miller DA, Cholet JA, Goodwin TM. Clinical risk factors for placenta previa-placenta accreta. *Am J Obstet Gynecol* 1997 ; 177 : 210-4.

[56] Clark SL, Koonings PP, Phelan JP. Placenta previa/accreta and prior cesarean section. *Obstet Gynecol* 1985 ; 66 : 89-92.

[57] Gielchinsky Y, Rojansky N, Fasouliotis SJ, Ezra Y. Placenta accrete – Summary of 10 years : a survey of 310 cases. *Placenta* 2002 ; 23 (2-3) : 210-4.

[58] Lydon-Rochelle M, Holt VL, Easterling TR, Martin DP. First-birth cesarean and placental abruption or previa at second birth (1). *Obstet Gynecol* 2001 ; 97 : 765-9.

[59] Sharma JB, Newman MR, Boutchier JE, Williams A. National audit on the practice and training in breech deliveries in the United Kingdom. *Int J Gynaecol Obstet* 1997 ; 59 (2) : 103-8.

[60] Lavin JP Jr, Eaton J, Hopkins M. Teaching vaginal breech delivery and external cephalic version. A survey of faculty attitudes. *J Reprod Med* 2000 ; 45 (10) : 808-12.

[61] Rabinovici J, Barkai G, Reichman B, Serr DM, Mashiach S. Randomized management of the second non vertex twin : vaginal delivery or cesarean section. *Am J Obstet Gynecol* 1987 ; 156 : 52-6.

[62] Hogle KL, Hutton EK, McBrien KA, Barrett JF, Hannah ME. Cesarean delivery for twins : a systematic review and meta-analysis. *Am J Obstet Gynecol* 2003 ; 188 : 220-7.

[63] Pons JC, Hoffmann P. La césarienne a-t-elle une indication en cas de grossesse gémellaire ? J *Gynecol Obstet Biol Reprod* 2000 ; 29 (suppl. 2) : 40-50.

[64] Chauhan SP, Roberts WE, McLaren RA, Roach H, Morrison JC, Martin JN Jr. Delivery of the non vertex second twin : breech extraction versus external cephalic version. *Am J Obstet Gyencol* 1995, 173 : 1015-20.

Version par manœuvres externes, solution de remplacement à l'accouchement par le siège

F. PIERRE*

Résumé

La présentation du siège concerne environ 4 % des naissances à terme. L'accouchement en présentation du siège n'est pas considéré comme eutocique mais plutôt comme de moins bon pronostic que celui en présentation céphalique si l'on se réfère à une récente étude randomisée et à de nombreuses recommandations. Sans aborder les modalités d'accouchement du siège qui ont fait l'objet d'une récente étude observationnelle nationale, nous nous attacherons plutôt à tenter de comprendre pourquoi la version par manœuvres externes (VME), qui est pourtant préconisée par l'ensemble des mêmes recommandations, n'est pas plus souvent pratiquée devant la découverte d'une présentation du siège en fin de grossesse.

Nous rapportons les résultats de notre étude observationnelle prospective d'application large de la VME qui concerne 959 patientes ayant subi une VME parmi 18 976 grossesses monofœtales de 35 semaines d'aménorrhée. Si l'on exclut les 62 patientes qui n'ont pas souhaité la VME et les 19 qui avaient des critères d'exclusion, 878 patientes ont subi une VME (soit 91,5 % des patientes éligibles). La VME a été couronnée de succès pour 524 patientes (59,7 %). La pratique de tentatives itératives a permis 110 succès pour la 2e tentative et 24 pour la 3e, avec des taux de succès respectifs de 30,5 et 25,5 %. La VME a toujours été réalisée par l'obstétricien en charge de la salle d'accouchement. Si l'on prend comme définition d'une complication les seuls événements qui ont modifié le cours de la grossesse, leur fréquence était de 0,4 %.

Si les résultats des différentes séries publiées sont contrastés, c'est que beaucoup d'auteurs retiennent de nombreuses contre-indications ou facteurs supposés prédire l'échec de la VME et qu'ils ne font pas, de ce fait et entre autres, bénéficier la plupart des patientes de cette technique.

* Service de gynécologie obstétrique, CHU La Milétrie, BP 577, 86021 Poitiers cedex.

Si l'on extrapole notre expérience au niveau national, l'application de la VME à environ 25 000 patientes ayant eu une présentation du siège en fin de grossesse devrait permettre d'obtenir, au sein de cette population, plus de 12 000 accouchements par voie basse en présentation céphalique, et cela mérite une vraie réflexion.

Mots clés
Version par manœuvres externes. Présentation du siège. Grossesse. Complications.

Introduction

La présentation du siège est une position intra-utérine naturelle du fœtus au cours de la grossesse, qui se transforme le plus souvent en présentation céphalique par un mouvement de rotation au cours du troisième trimestre. Parmi les naissances en France, 4 % environ sont en présentation du siège au moment de l'accouchement [1]. Le nombre total de naissances étant d'environ 780 000 par an, cela représente un peu plus de 30 000 naissances par le siège.

L'accouchement en présentation du siège est tenu pour être de moins bon pronostic que celui de la présentation céphalique et même s'il n'était pas considéré jusqu'à maintenant comme une présentation réellement dystocique, il n'est pas non plus eutocique. Même si certains accidents sont alors plus fréquents, voire spécifiques à la présentation du siège, bien que de prévalence très variable selon les séries et les populations, l'essai randomisé multicentrique d'Hannah est venu renforcer l'hypothèse d'une meilleure santé néonatale en cas de césarienne programmée puisqu'il lui permet de conclure qu'une politique de césarienne systématique est nettement plus favorable qu'une tentative de voie basse en cas de présentation du siège à terme [2]. Depuis les résultats de cette étude, une multitude d'équipes obstétricales et de professionnels de la naissance considèrent qu'un siège doit être accouché par césarienne et non par voie vaginale, et plusieurs recommandations semblent aller dans le même sens [3, 4].

Devant ce constat, une évaluation de nos pratiques a paru nécessaire avant de modifier notre attitude. Des professionnels (dont le Collège national des gynécologues et obstétriciens français et la Société française de médecine périnatale) ont réalisé, en collaboration avec l'INSERM (U149), une évaluation prospective observationnelle des pratiques françaises pour la prise en charge de l'accouchement du siège et de leurs conséquences sur la morbidité et la mortalité périnatales sur une période d'1 an (juin 2001-juin 2002). Ses résultats seront révélés lors de cette session.

Quelles que soient les conclusions de cette importante étude observationnelle sur l'accouchement du siège à terme en France, il faut sérieusement considérer la faisabilité de toute méthode qui pourrait diminuer l'incidence de la présentation du siège. La version par manœuvres externes (VME) est l'une d'entre elles.

Recommandations découlant des données publiées

D'après une revue de 6 études randomisées, Hofmeyer conclut que la réalisation d'une VME semble réduire le risque de présentation non céphalique à terme et donc de césarienne, mais qu'il manque de données concernant la certitude d'une absence de risque pour cette méthode [5]. La dernière recommandation de l'American College of Obstetricians and Gynecologists (ACOG) précise que l'obstétricien doit s'appliquer à utiliser tous les moyens censés réduire les présentations du siège dans les grossesses monofœtales par la proposition d'une VME, chaque fois que celle-ci est possible [3]. Pour ces raisons, la réduction de l'incidence de la présentation du siège à terme par la VME peut être un défi, mais afin d'être efficace, celle-ci doit être largement proposée à la plupart des fœtus en présentation du siège [5-7]. De plus, les professionnels doivent clairement connaître les données concernant les chances de succès et les risques éventuels de cette procédure afin de pouvoir apporter une information claire aux patientes et d'obtenir un consentement classiquement éclairé.

Une expérience pratique

C'est l'objectif de l'étude observationnelle prospective conduite dans notre service où, depuis longtemps, la politique de VME est largement instaurée et proposée de principe à toute patiente qui a une présentation du siège sur grossesse monofœtale à 35 semaines d'aménorrhée [8] *(Fig. 1)*. Ainsi, notre expérience de la VME est fondée sur une observation prospective qui a permis de réaliser un registre couvrant une période de 11 ans (1991-2001).

Pendant la période d'étude, le nombre d'accouchements vivants de fœtus unique au-dessus de 35 semaines d'aménorrhée a été de 18 976, parmi lesquels 5 % étaient des présentations du siège pour lesquelles a été proposée une VME. Après élimination de 62 patientes qui ont refusé la procédure, et de 19 autres qui avaient un critère d'exclusion, 878 patientes ont subi une VME (91,5 %). Le taux de succès pour la VME a été de 59,7 % et le taux de césariennes chez les femmes ayant eu une version efficace a été de 14,9 %. La prévalence de la présentation du siège au moment de l'accouchement dans notre population n'était que de 2,3 % (près de 2 fois moins que dans la population générale des maternités qui ne réalisent pas la VME). La pratique de tentatives itératives de VME a permis 44,4 % de succès à la 1re tentative et respectivement 30,5 et 25,5 % de succès aux 2e et 3e tentatives. La VME était à chaque fois réalisée par l'obstétricien en charge de la salle d'accouchement, le taux de succès par opérateur variant de 47 à 70 %. Si l'on ne considère que les incidents ou complications qui modifient le cours de la grossesse, leur prévalence est de 0,4 %. Nous pouvons conclure de notre expérience qu'un taux de VME tout à fait honorable peut être atteint si la proposition est largement faite à toute la population. Cette attitude permet de réduire le nombre d'accouchements par le siège de moitié à une époque où leurs modalités sont

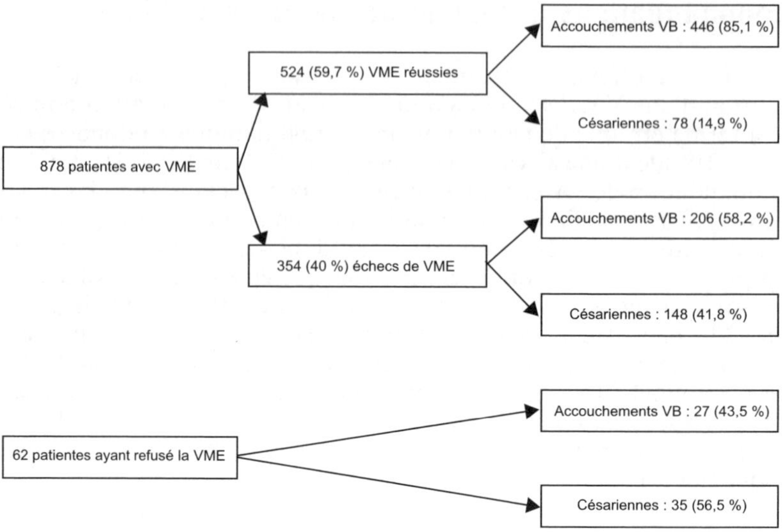

Fig. 1 – Modalités d'accouchement des patientes ayant subi une VME (sur 18 976 grossessess mono-fœtales de plus de 35 SA).

des plus discutées et où les recommandations incitent à réaliser la VME. En contrepartie d'une telle politique, nous avons apporté des données en ce qui concerne le taux de complications qui est inférieur à 0,5 % sans morbidité grave, ce qui permet en outre de fournir des informations précieuses dans une démarche de consentement bien éclairé.

D'autres expériences solides et anciennes sur la pratique de la VME n'ont malheureusement fait l'objet que de peu de publications ou d'exploitation de données. Citons cependant les données de Chabert, que l'on peut consulter dans le manuel *Mécaniques et techniques obstétricales* [9], et qui rapporte son expérience de 1 512 VME entre 1972 et 1994 (correspondant à 3,8 % des 39 661 accouchements survenus dans la même période). Cette pratique assez large permet à l'auteur de n'avoir que 2,15 % des accouchements à terme qui sont survenus en présentation du siège au prix d'un taux de complications minime.

Des résultats contrastés sur la réalité des pratiques

Si l'on se reporte aux publications les plus pertinentes et les plus récentes concernant la présentation du siège et la VME, il y a celle de Regalia *et al.* [10] qui ont rapporté 10 ans d'expérience pour 3 hôpitaux italiens où la VME était considérée comme réalisée en routine. Pendant cette période, ces auteurs ont inclus 923 femmes enceintes, équivalant à moins de 2 % des 5 000 accouchements annuellement réalisés par ces 3 établissements (données transmises par les auteurs), ce qui veut dire que la VME avait été proposée à moins de la moitié des présentations du siège à terme. Les mêmes constats peuvent être faits en se reportant aux publications de Lau *et al.* qui ont rapporté la réalisation de 243 VME sur une période de 2 ans, alors que la maternité de Hongkong dans laquelle ils exercent réalise plus de 6 000 accouchements par an [11].

Pourtant, Lau et *al.* considéraient que la VME avait été adoptée comme option privilégiée pour la gestion d'une présentation du siège à terme [11-13]. De même, dans l'étude d'Healey *et al.* [14], où la VME a été largement introduite au cours de campagnes appuyées sur le sujet dans un hôpital, l'on retrouve 103 femmes qui ont subi une VME parmi les 3 544 patientes qui ont accouché dans la même année (soit 2,9 % des femmes enceintes, ce qui fait un petit peu plus de la moitié des présentations du siège). La proportion des sièges à terme à qui une VME est proposée dans une maternité dépend largement de la politique appliquée dans celle-ci et de la volonté de l'équipe médicale de la réaliser. Dans une enquête postale effectuée par Coltart [6], 43 % des médecins consultant dans une région anglaise répondirent qu'ils faisaient régulièrement des VME alors que l'audit de Burr [15], dans la même région, montrait clairement que moins de 20 % des femmes qui pouvaient en bénéficier se voyaient proposer une VME avant une campagne promotionnelle sur le sujet. Après cette campagne, 36 % seulement des patientes éligibles ont bénéficié de la proposition [6, 15]. Dans notre expérience, c'est une « volonté politique » de longue date qui a permis de voir la plupart des patientes bénéficier de la VME à un terme suffisamment précoce (36e semaine d'aménorrhée), ce qui implique que celles chez lesquelles une présentation du siège a été signalée à l'échographie de la 32e semaine d'aménorrhée soient adressées pour un contrôle de présentation par échographie à cette période-là.

Analyse des facteurs supposés influencer le taux de succès

Hofmeyer [5] insiste sur le fait que cela vaut la peine de tenter la VME chez toute femme qui a une présentation du siège car les chances de pouvoir accoucher en présentation céphalique prédominent nettement sur les risques réels de la procédure.

Afin de tenter d'apprécier ce rapport bénéfice/risque, certains auteurs ont essayé d'isoler des facteurs de risque d'échec qui sont supposés prédire les VME faciles ou plus difficiles comme l'engagement de la présentation [11, 16, 17], la non-perception de la tête et des pôles fœtaux [11], un utérus tonique ou contractile [11], la localisation placentaire [10, 14, 17] ou d'autres [10, 11, 16, 17]. Comme notre taux de succès, en réalisant une VME à la majorité de notre population de patientes ayant un fœtus en présentation du siège, est équivalent à celui de la plupart des études qui ont exclu de la proposition de VME nombre de femmes supposées à faibles chances de succès du fait de ces différents facteurs de risque, il nous semble que les facteurs de risque d'échec ne sont pas un bon mode de sélection pour prédire l'issue de la VME. Bien au contraire, cela diminue le taux de succès lorsqu'on le rapporte à l'ensemble de la population et prive certaines patientes, supposées à fort risque d'échec, du succès toujours possible d'une procédure à faible risque. Par exemple, Lau *et al.* trouvent respectivement 71,4, 68,1 et 43 % d'échecs de VME pour une présentation engagée, une difficulté à percevoir les pôles fœtaux et un utérus tendu [11], ce qui veut dire, si l'on regarde les chiffres d'une manière inverse, qu'il a 28,6, 31,9 et 57 % de succès pour une tentative unique de VME comme elle est appliquée à Hongkong. N'est-ce pas suffisant pour proposer au moins une tentative ? Ainsi, une présentation engagée peut être repoussée par un examen vaginal dans le même temps, un utérus tendu peut bénéficier d'un traitement tocolytique, etc. Pour ce qui est de l'utérus cicatriciel qui reste une contre-indication pour nombre d'auteurs, nos résultats montrent que 65,1 % des patientes peuvent bénéficier d'une VME avec succès dans ce contexte permettant 39,4 % d'accouchements non compliqués par voie basse. C'est pour cela que nous sommes d'accord avec Flamm *et al.* [18] et Schachter *et al.* [19] qui reconnaissent que la VME sur utérus cicatriciel est une option raisonnable.

Dans notre expérience, si le taux de succès à la 1re tentative est de 44,4 % ; celui de la 2e tentative est de 30,5 % et celui de la 3e de 25,5 %. Quant à l'expérience de l'opérateur, elle est, semble-t-il, un facteur majeur pour nombre d'auteurs qui considèrent qu'il faut un obstétricien particulièrement expérimenté. Notre attitude, qui est de faire pratiquer la VME par l'obstétricien de garde, permet d'alléger nettement la procédure de cette intervention et de permettre sa réalisation à tout moment, au fil de la journée, ce qui favorise l'inclusion du nombre maximal de patientes pour un taux de succès qui n'est pas différent de celui des autres équipes.

Données concernant les risques de la VME

Pour ce qui est des complications, le taux global est de 4,2 % mais comprend nombre d'anomalies transitoires du rythme cardiaque fœtal sans conséquence (3 % des femmes subissant une VME), ce qui est comparable aux autres études puisqu'on a des variantes de 2 à 5,8 % [10, 14]. Cela aboutit, pour 0,3 % des 878 femmes, à une césarienne en urgence, ce qui est moins que dans nombre d'autres séries (de 1,5 à 2 %) [14, 18]. Nous n'avons rencontré un saignement extériorisé au niveau vaginal que dans 1 cas où il y a eu un hématome rétro-placentaire, ce qui est moins que Regalia *et al.* [10] (1,5 %), sans que nous n'ayons d'explication pour cette différence. Nous n'avons jamais eu, sur cette importante série, de rupture prématurée des membranes, en particulier lorsque cette tentative est réalisée en début de travail. Ainsi, notre étude observationnelle sur une importante population montre un faible taux de complications qui est inférieur à 0,5 % si l'on ne considère que les événements qui ont une réelle incidence sur le cours de la grossesse, alors que nous avons une politique large de VME.

Chabert [9] aboutit au même constat dans sa série de 1 512 VME, puisqu'il constate 3 cas de décollement placentaire, dont 1 avec mort *in utero*,

1 ayant fait l'objet d'une extraction par césarienne du fait d'anomalies du rythme cardiaque fœtal et le troisième ayant nécessité une simple surveillance suivie d'un accouchement normal et spontané 1 mois plus tard, à l'exclusion de toute autre complication.

Conclusion

Le principal problème reste l'évaluation dans chaque maternité, des possibilités d'organisation d'une vraie politique de VME comme l'évoque l'étude de Burr *et al.* [15].

Il semble cependant que cette réflexion sur la version par manœuvres externes soit un défi quelle que soit la voie d'accouchement choisie et que l'on recherche une diminution de la morbidité fœtale ou maternelle. En effet, si l'on extrapole les chiffres rapportés dans notre expérience au plan national, l'on peut considérer qu'il y aurait annuellement environ 25 000 présentations du siège à terme qui devraient pouvoir bénéficier d'une version par manœuvres externes. Parmi celles-ci, 15 000 (soit environ 60 %) devraient finalement se trouver en présentation céphalique et, de ce fait, permettre l'accouchement par voie basse d'environ 12 750 enfants en présentation céphalique, si on exclut les 15 % qui subissent une césarienne en cours de travail. Quelles que soient les modalités d'accouchement choisies pour le siège, n'est-il pas justifié d'obtenir annuellement 12 750 transformations en présentation céphalique en faisant bénéficier 25 000 patientes de tentatives de VME ?

Remerciements aux équipes de garde du Service de gynécologie obstétrique du CHU de Poitiers qui, par leur implication dans l'organisation de cette prise en charge, ont permis l'application large et durable d'une politique de VME.

BIBLIOGRAPHIE

[1] Blondel B, Norton J, Du Mazaubrun C, Bréart G. *Enquête nationale périnatale 1998*. Paris : INSERM, 1999.

[2] Hannah ME, Hannah WJ, Hewson SA, Hodnett ED, Saigal S, Willan AR, for the Term Breech Trial Collaborative Group. Planned caesarean section versus planned vaginal birth for breech presentation at term : a randomised multicentre trial. *Lancet* 2000 ; 356 : 1375-83.

[3] ACOG. Mode of term singleton breech delivery. Committee opinion n 265. American College of Obstetricians and Gynecologists. *Obstet Gynecol* 2001 ; 98 : 1189-90.

[4] Hofmeyer GJ, Hannah ME. Planned caesarean section for term breech delivery (Cochrane Review). In : *The Cochrane Library (Issue 3)*. Oxford : Update Software, 2002.

[5] Hofmeyer GJ, Kulier R. External cephalic version for breech presentation at term (Cochrane Review). In : *The Cochrane Library (Issue 3)*. Oxford : Update Software, 2001.

[6] Coltart T, Edmonds DK, Al-Mufti R. External cephalic version at term : a survey of consultant obstetric practice in the United Kingdom and Republic of Ireland. *Br J Obstet Gynaecol* 1997 ; 104 : 544-7.

[7] Varma R, Horwell D. Managing term breech deliveries. *Br Med J* 2002 ; 324 : 49-50.

[8] Pierre F, Angelakoff C, Menard J, Magnin G. External cephalic version : an observational study on its extensive application to term breech presenting fetus. *Br J Obstet Gynaecol* 2003 (soumis pour publication).
[9] Chabert P. Version par manœuvre externe. In Schaal JP, Riethmuller D, Maillet R. *Mécanique et techniques obstétricales.* Montpellier : Sauramps Médical, 1998 : 357-64.
[10] Regalia AL, Curiel P, Natale N, Galluzzi A, Spinelli G, Ghezzi GVL *et al.* Routine use of external cephalic version in three hospitals. *Birth* 2000 ; 27 : 19-24.
[11] Lau TK, Lo KWK, Wan D, Rogers MS. Predictors of successful external cephalic version at term : a prospective study. *Br J Obstet Gynaecol* 1997 ; 104 : 798-802.
[12] Lau TK, Lo KW, Leung TY, Fok WY, Rogers MS. Outcome of labour after successful external cephalic version at term complicated by isolated transient fetal bradycardia. *Br J Obstet Gynecol* 2000 ; 107 : 401-5.
[13] Chan LY, Leung TY, Fok WY, Chan LW, Lau TK. High incidence of obstetrics interventions after successful external cephalic version. *Br J Obstet Gynaecol* 2002 ; 109 : 627-31.
[14] Healey M, Porter R, Gamlimberti A. Introducing external cephalic version at 36 weeks or more in a district general hospital : a review and an audit. *Br J Obstet Gynaecol* 1997 ; 104 : 1073-9.
[15] Burr R, Johanson R, Wyatt J, Watt I, Jones P. A randomised trial of an intervention package designed to promote external cephalic version at term. *Eur J Obstet Gynecol Reprod Biol* 2001 ; 100 : 36-40.
[16] Fortunato SJ, Mercer LJ, Guzick DS. External cephalic version with tocolysis : factors associated with success. *Obstet Gynecol* 1988 ; 72 : 59-62.
[17] Newman RB, Peacock BS, Van Dorsten JP, Hunt HH. Predicting success of external cephalic version. *Am J Obstet Gynecol* 1993 ; 169 : 245-9.
[18] Flamm BL, Fried MW, Lonky NM, Giles WS. External cephalic version after previous cesarean section. *Am J Obstet Gynecol* 1991 ; 165 : 370-2.
[19] Schachter M, Kogan S, Blickstein I. External cephalic version after previous cesarean section – A clinical dilemna. *Int J Gynaecol Obstet* 1994 ; 45 : 17-20.

Propositions pour la pratique

G. MAGNIN*

Résumé

Lorsque la version par manœuvres externes a échoué, un essai d'accouchement par voie basse des présentations du siège à terme est acceptable après une sélection rigoureuse de chaque cas, une information loyale de la patiente et sous réserve d'une surveillance stricte du travail et de la présence d'un obstétricien expérimenté.

Mots clés

Présentation du siège. Accouchement par voie basse. Césarienne.

Au cours des 30 dernières années, depuis la publication de Wright [1], la pratique de la césarienne dans l'accouchement par le siège à terme n'a cessé de progresser et cette évolution a été à l'origine de nombreuses études rétrospectives et prospectives, toutes entachées de biais, de telle sorte que leurs auteurs concluaient de façon presque systématique que seule une étude randomisée avec un effectif suffisant pouvait permettre de dire si la césarienne prophylactique systématique était justifiée.

Cette étude a été réalisée et ses résultats publiés en 2000 alimentent encore la controverse [2]. Il n'y aura pas de nouveau *« trial breech »* et il est temps de statuer ou de faire des propositions pour la pratique.

Dès le mois de décembre 2001, le Comité pour la pratique obstétricale du Collège américain des gynécologues-obstétriciens [3] a conclu que « les patientes avec une grossesse unique et une présentation du siège persistante à terme devaient bénéficier d'une césarienne prophylactique », suivant en cela les conclusions de l'essai d'Hannah [2].

La Société française de médecine périnatale doit-elle avoir la même attitude ? Nous ne le pensons pas car si les résultats de l'étude d'Hannah sont incontournables, ils ne sont qu'une réponse épidémiologique à une question posée et s'il est bien évident que la pratique de la césarienne dans la présenta-

* Service de gynécologie obstétrique, Médecine de la reproduction, hôpital Jean-Bernard, BP 577, 86021 Poitiers cedex.

tion du siège à terme doit avoir une large place, la décision du mode d'accouchement pour une patiente donnée dépend en fin de compte de l'évaluation des risques et des bénéfices pour cette mère et cet enfant, de l'explication commentée de ceux-ci par le médecin et du choix de la patiente qui, dans le cadre de ce dialogue singulier, n'est ni éligible pour un essai ni randomisée et doit donc être clairement informée.

La seule mesure consensuelle concernant la prise en charge de la présentation du siège est la pratique large de la version par manœuvres externes qui est à ce jour le moyen le plus efficace pour éviter les césariennes induites par la présentation du siège et la morbidité maternelle qui en découle, ainsi que la morbidité néonatale secondaire aux essais d'accouchements par voie basse. Cette manœuvre obstétricale n'a que très peu de contre-indications et permet de diminuer de 40 à 50 % le nombre de présentations du siège. C'est pourquoi, elle doit être proposée à toutes les femmes en ayant une.

En cas d'échec de la version par manœuvres externes, une information précise concernant les modalités d'accouchements doit être présentée à la patiente (proposition de fiche d'information présentée en *annexe*). Cette information doit bien sûr contenir les conclusions de l'étude randomisée internationale, mais il semble honnête et équitable de les commenter et de les pondérer. Les résultats de l'étude prospective française devront également compléter cette information. Si, après avoir été ainsi informée, la patiente souhaite bénéficier d'une césarienne prophylactique, celle-ci sera bien sûr réalisée. Dans le cas où la patiente accepte un essai d'accouchement par voie basse, il convient de vérifier sa faisabilité en s'assurant de l'absence de pathologie chez la mère et chez l'enfant et de l'absence de rétrécissement pelvien par une pelvimétrie, de contrôler par une échographie récente le poids fœtal et de vérifier à l'entrée en travail l'absence de déflexion de la tête fœtale.

Le rétrécissement d'un des diamètres du bassin maternel, une estimation pondérale supérieure à 3 800 g, un diamètre bipariétal supérieur à 96 mm, un utérus cicatriciel et un âge maternel supérieur à 35 ans chez une nullipare doivent faire considérer avec réserve un essai d'accouchement par les voies naturelles.

Au cours du travail, on doit avoir l'assurance que seront présents un gynécologue obstétricien senior, un anesthésiste et un pédiatre, et qu'une césarienne pourra être rapidement réalisée en cas de nécessité. L'enregistrement du rythme cardiaque fœtal doit être continu. La rupture artificielle des membranes doit être la plus tardive possible, le travail doit être harmonieux avec une dilatation horaire, tout en sachant qu'une hypocinésie de fréquence ou d'intensité peut être corrigée par une perfusion ocytocique. La deuxième phase du travail doit durer moins de 2 heures et la survenue, au cours du travail, d'une procidence d'un pied est une indication de césarienne.

Si l'on suit ces propositions et d'après les résultats de notre pratique actuelle, 2,5 % des femmes à terme ont une présentation du siège persistant après la version par manœuvres externes et, parmi celles-ci, la moitié soit refusent un essai d'accouchement par les voies naturelles, soit présentent une contre-indication à cet essai d'accouchement. Trente pour cent enfin ont une césarienne au cours du travail. Dans de telles conditions, la césarienne prophylactique et l'essai d'accouchement par voie basse ont une morbidité néonatale identique.

Enfin, même si les accouchements du siège par voie basse restent peu nombreux, le fait que l'occasion puisse se présenter contraindra les médecins en formation à entretenir leur connaissance de la technique de ce type d'accouchement, ce qui leur permettra de faire face à l'accouchement du siège inévitable ou imminent, d'assurer l'accouchement d'une présentation du siège au cours d'une grossesse gémellaire et, si l'on accueille des résidents venant de pays en développement, de leur enseigner la bonne pratique de l'accouchement du siège par les voies naturelles car ils n'auront pas toujours la possibilité de pratiquer chez eux la césarienne systématique dans la présentation du siège.

BIBLIOGRAPHIE

[1] Wright RC. Reduction of perinatal mortality and morbidity in breech through routine use of cesearan section. *Obstet Gynecol* 1959 ; 14 : 758-63.

[2] Hannah ME, Hannah WH, Hewson SA, Hodnett ED, Saigal S, Willan AR, for the Term Breech Trial Collaborative Group. Planned caesaran section versus planned vaginal birth for breech presentation at term : randomised multicenter trial. *Lancet* 2000 ; 356 : 1375-83.

[3] American College of Obstetricians and Gynaecologists. *Mode of term's singleton delivery. ACOG committies opinion n 265.* Washington, DC : American College of Obstetricians and Gynaecologists, 2001.

Annexe

*Notice d'information**

Madame,

Votre enfant se présente par le siège et la tendance ces dernières années a été d'avoir un recours large à la césarienne prophylactique pour faire naître ces enfants.

Cette attitude a été confortée par une grande étude internationale multicentrique publiée en 2000 dans laquelle on a comparé, chez plus de 2 000 femmes, les résultats pour la mère et pour l'enfant de l'accouchement par césarienne prophylactique ou d'un essai d'accouchement par les voies naturelles. Cette étude a conclu que l'essai d'accouchement par voie basse s'accompagnait d'un risque accru de décès et de lésions pour l'enfant et que le recours systématique à la césarienne n'augmentait pas les risques maternels.

Les résultats de cette étude doivent être commentés et pondérés.

Les femmes à qui on a proposé un essai d'accouchement par les voies naturelles n'ont pas eu systématiquement une pelvimétrie qui mesure les dimensions du bassin maternel, une échographie pour évaluer le poids de l'enfant et un enregistrement du rythme cardiaque pendant le travail. Par ailleurs, parmi les complications immédiates observées chez les enfants, moins de 30 % d'entre elles étaient directement attribuables à l'accouchement par les voies naturelles et l'étude n'a pas précisé si ces complications ont été à l'origine de séquelles ultérieures. Enfin, cette étude n'a pas évalué les conséquences pour les grossesses ultérieures de la césarienne prophylactique.

Ces réserves permettent de dire que si les conditions favorables sont réunies pour accepter un essai d'accouchement par les voies naturelles, cette option est une solution de rechange raisonnable à la césarienne prophylactique.

* Cette proposition de notice d'information est susceptible d'être révisée en fonction des résultats de l'enquête prospective française de 2002.

CONTROVERSE

Pour ou contre l'oxymétrie per-partum

Modérateur : Gérard BRÉART (Paris)

Pour l'oxymétrie per-partum

B. CARBONNE*

Résumé

L'oxymétrie fait partie des techniques de surveillance fœtale de « deuxième ligne » utilisées en cas d'anomalies du rythme cardiaque fœtal (RCF). Son succès au cours des années 1990 tient notamment à sa simplicité d'utilisation, au caractère continu de la mesure et à son caractère non invasif par rapport au pH au cuir chevelu.

Les études d'observation ont confirmé que la valeur prédictive de l'oxymétrie pour l'état néonatal était au moins comparable à celle du pH au cuir chevelu, alors technique de référence. Avec un seuil d'intervention de 30 %, l'oxymétrie a une valeur prédictive négative, une sensibilité et une spécificité comparables à celles du pH au cuir chevelu. Lorsque ce seuil est fixé à 40 %, la valeur prédictive négative et la sensibilité deviennent même nettement supérieures à celles du pH au cuir chevelu.

Le seul essai randomisé réalisé confirme la possibilité de réduire les interventions pour suspicion de souffrance fœtale au cours du travail grâce à l'oxymétrie. En revanche, ce même essai met également en évidence une augmentation des césariennes pour dystocie et un taux global d'interventions non modifié par l'oxymétrie. Cette étude américaine comportait un certain nombre de biais, notamment de randomisation, et un protocole peu strict concernant les critères de dystocie. Seul un nouvel essai randomisé tenant compte des insuffisances du précédent pourrait permettre de conclure avec certitude sur l'utilité (ou non) de cette technique.

Malheureusement, la « logique » de fusion d'entreprises risque de faire de l'oxymétrie une technique mort-née puisque le rachat de Nellcor (qui a mis au point l'oxymétrie fœtale) par Puritan Bennet puis par Mallinckrodt et, enfin, par Tyco a conduit, faute de rentabilité suffisante, à cesser les investissements de recherche et développement sous la pression des actionnaires.

Mots clés

Oxymétrie de pouls. Surveillance fœtale. Asphyxie fœtale. pH au cuir chevelu.

* Service de gynécologie obstétrique, hôpital Saint-Antoine, 184, rue du Faubourg-Saint-Antoine, 75012 Paris.

Introduction

Parmi les techniques de surveillance fœtale dites de « deuxième ligne », en complément de l'enregistrement du rythme cardiaque fœtal (RCF), l'oxymétrie est sans doute celle qui a reçu l'accueil le plus enthousiaste à la fin des années 1990. Parmi les arguments de ce succès figurent le caractère continu de l'enregistrement, la facilité d'utilisation et le caractère non invasif de la technique.

Pourtant, l'engouement suscité par l'oxymétrie semble aujourd'hui moins vif alors que la mise au point de nouvelles techniques de surveillance fœtale pendant le travail reste un enjeu majeur de l'évolution actuelle de l'obstétrique. Les problèmes posés par le monitorage fœtal pendant le travail persistent : augmentation considérable des césariennes avec le RCF seul et persistance de cas d'asphyxie fœtale per-partum pouvant conduire à des séquelles neurologiques.

L'oxymétrie est-elle déjà tombée en désuétude ou bien reste-t-elle une technique d'avenir ? Suivons, pour le dire, les différentes étapes déjà franchies de son évaluation et celles éventuellement à venir pour en faire une technique de référence.

Évaluation de l'oxymétrie de pouls fœtal

La commercialisation d'un nouveau matériel biomédical n'est pas soumise à une réglementation aussi rigoureuse que celle qui prévaut pour la mise sur le marché d'un nouveau médicament. Idéalement, l'introduction d'un nouveau dispositif diagnostique devrait pourtant suivre la même démarche, comportant des études animales, des études pilotes humaines et des essais randomisés comparant la nouvelle technique à celle de référence du moment.

Études animales – Justification rationnelle de l'utilisation de l'oxymétrie comme technique de surveillance fœtale

L'intérêt de la mesure de saturation artérielle en oxygène du fœtus repose sur des données animales montrant, chez le fœtus de brebis, une relation entre la saturation artérielle en oxygène (SaO_2) et la survenue d'une acidose métabolique [1, 2].

Une des principales difficultés d'interprétation de l'oxymétrie tient au niveau moyen de SaO_2 du fœtus, aux alentours de 45-50 % avec de larges variations physiologiques. La pression partielle en oxygène dans le sang artériel du fœtus, d'environ 20 à 30 mmHg, correspond à la zone de pente maximale de la courbe de dissociation de l'hémoglobine *(Fig. 1)*. De très larges variations de SpO_2 peuvent donc être observées pour de faibles modifications de pO_2 autour de cette valeur.

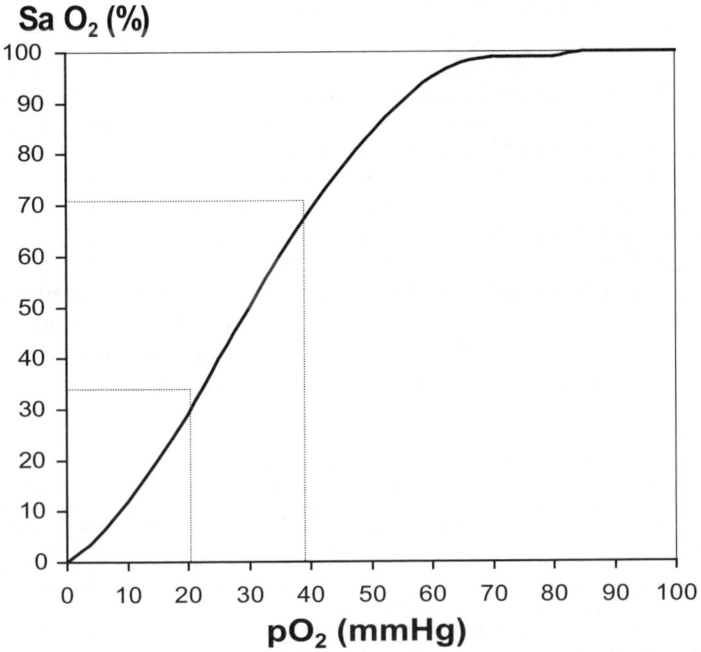

Fig. 1 – Courbe de dissociation de l'hémoglobine. De faibles modifications de la pression partielle en oxygène aboutissent à de fortes variations de saturation.

Études pilotes humaines

Les premières utilisations de l'oxymétrie de pouls chez le fœtus humain ont été publiées à la fin des années 1980 [3-5]. L'adaptation au fœtus a demandé des évolutions techniques particulièrement poussées pour permettre le recueil d'un signal beaucoup plus faible que chez l'adulte, pour mesurer des saturations situées dans une gamme beaucoup plus basse et pour s'adapter à l'absence d'extrémité fœtale accessible (doigt ou oreille) pour placer le capteur... Ces évolutions ont été très rapides, permettant de proposer des oxymètres d'une précision correcte d'après les comparaisons faites avec d'autres méthodes de mesure de la saturation ou avec des études effectués avec 2 oxymètres placés simultanément sur un même fœtus [6]. Cependant, l'intérêt clinique lors de la commercialisation de ce matériel au cours de l'année 1995 en France était loin d'être établi.

Intérêt clinique de l'oxymétrie : définition des seuils d'intervention

La mesure du pH au cuir chevelu étant généralement considérée comme la technique de référence en cas d'anomalies du RCF [7], la valeur prédictive de l'oxymétrie comparée à celle du pH au cuir chevelu réalisée simultanément a fait l'objet de plusieurs travaux [8], dont une étude multicentrique d'observation française [9, 10]. Un « mauvais état néonatal » était défini dans l'étude française par une variable de synthèse comportant au moins l'un des critères suivants : pH < 7,15, détresse respiratoire secondaire, score d'APGAR à 5 minutes inférieur ou égal à 7, transfert en unité de réanimation néonatale ou mort périnatale. Les valeurs diagnostiques comparées de l'oxymétrie de pouls fœtal et du pH au cuir chevelu sont rapportées dans le *tableau I*. Pour des seuils fixés à 30 % pour l'oxymétrie (soit le 10e percentile de notre population) et à 7,2 pour le pH au cuir chevelu, les valeurs prédictives négatives des deux méthodes sont remarquablement proches, ainsi que la spécificité et la valeur prédictive positive. Par contre, aux seuils mentionnés, la sensibilité de l'oxymétrie paraît légèrement inférieure à celle du pH au cuir chevelu. Cette différence est inversée si l'on opte pour un seuil un peu plus élevé, de 40 %, qui permet une importante amélioration de la sensibilité de la méthode ainsi que de sa valeur prédictive négative.

Tableau I

Valeur diagnostique de l'oxymétrie de pouls comparée à celle du pH au cuir chevelu pour la prédiction de l'état néonatal en fonction du seuil choisi (%) (d'après Carbonne et al. *[9]).*

	pH au cuir chevelu	**Oxymétrie de pouls**	
Seuil	7,2	30 %	40 %
Valeur prédictive positive	55 %	56 %	36 %
Valeur prédictive négative	82 %	81 %	89 %
Sensibilité	35 %	29 %	76 %
Spécificité	91 %	93 %	57 %

D'après cette étude d'observation, la valeur diagnostique de l'oxymétrie semble très comparable à celle du pH au cuir chevelu, voire supérieure concernant la valeur prédictive négative et la sensibilité pour des seuils de saturation en oxygène supérieurs à 30 %. Une saturation inférieure à 30 % de manière prolongée semble avoir une valeur prédictive positive similaire à celle d'un pH au cuir chevelu inférieur à 7,2 et pourrait représenter une indication d'extraction fœtale. À l'inverse, une saturation constamment supérieure à 40 % semble avoir une valeur prédictive négative supérieure à celle d'un pH au cuir chevelu supérieur à 7,2 et pourrait justifier de poursuivre le travail en cas d'anomalies du RCF.

Cas particulier : le liquide amniotique méconial

Certaines circonstances peuvent modifier l'interprétation des données obtenues par les techniques de surveillance. La présence d'un liquide méconial qui comporte, en plus du risque d'asphyxie fœtale, un risque d'inhalation méconiale, a été évaluée dans l'étude multicentrique d'observation française.

En reprenant séparément les cas de liquide méconial, nous avons constaté que la valeur prédictive du pH au cuir chevelu était nettement altérée par cette situation. En revanche, celle de l'oxymétrie n'était pas affectée par la présence de méconium. De plus, les cas d'inhalation méconiale observés avaient été précédés d'une chute significative de la saturation par rapport aux cas de liquide méconial sans inhalation [11].

Si ces données ne permettent pas de valider l'intérêt de l'oxymétrie en cas de liquide méconial, elles mettent en garde contre une utilisation confiante du pH au cuir chevelu dans cette situation. En effet, l'inhalation méconiale peut survenir en l'absence d'acidose fœtale. L'absence d'abaissement du pH au cuir chevelu n'est donc pas une garantie suffisante de l'absence de risque fœtal ou néonatal dans cette circonstance.

Intérêt clinique de l'oxymétrie : l'essai randomisé américain

Un seul essai randomisé évaluant l'intérêt clinique de l'oxymétrie par rapport à la surveillance conventionnelle par le RCF a été publié à ce jour [12]. L'utilisation du pH au cuir chevelu était en fait possible dans le groupe témoin (RCF seul), mais ceci ne s'étant produit qu'une dizaine de fois en tout (sur plus de 1 000 patientes), ce point peut être négligé. Le protocole de l'étude est schématisé sur la *figure 2*.

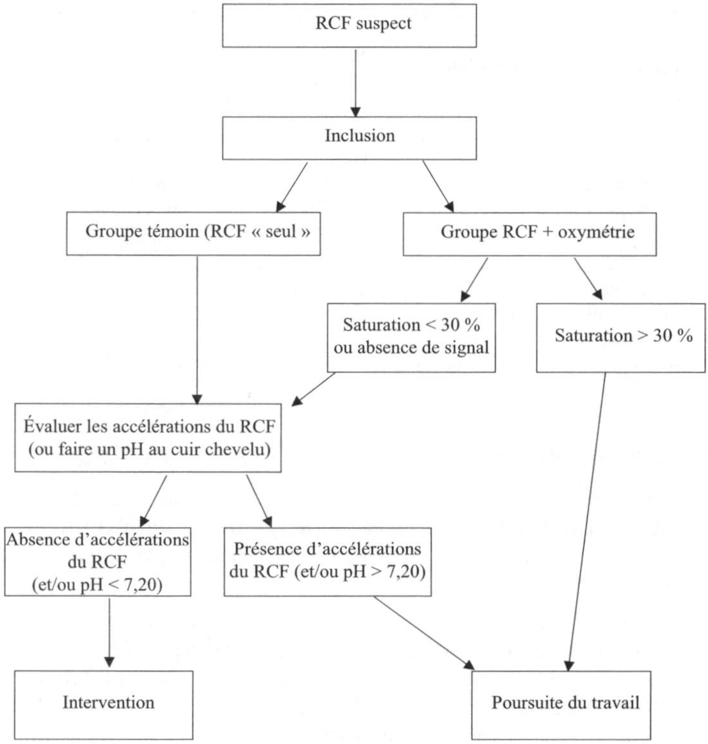

Fig. 2 – Protocole de l'essai randomisé américain sur la surveillance fœtale pendant le travail par RCF « seul » ou par RCF et oxymétrie de pouls fœtal.

Les objectifs principaux de l'étude étaient :

– de mettre en évidence une réduction des césariennes pour suspicion de souffrance fœtale par l'adjonction de l'oxymétrie de pouls ;

– de démontrer que la poursuite du travail en cas d'anomalies du RCF avec une saturation en oxygène supérieure à 30 % n'est pas dangereuse pour le fœtus.

Plus de 1 000 patientes ont été incluses en tout, 502 dans le groupe témoin et 508 dans le groupe oxymétrie.

Taux de césariennes

Les résultats en termes de taux de césariennes sont rapportés dans le *tableau II.* Comme les auteurs le soulignent, l'objectif principal de l'étude semble être atteint puisqu'il existe une réduction significative des césariennes pour suspicion de souffrance fœtale. Le taux passe de 10 % dans le groupe témoin à 5 % dans le groupe avec oxymétrie ($p < 0,05$).

Tableau II

Comparaison des modes d'accouchement en cas de surveillance par RCF seul ou RCF + oxymétrie de pouls fœtal (d'après Garite et al. *[12]).*

Mode d'accouchement et indication	RCF seul (n = 502)	RCF + SpO2 (n = 508)	p (χ^2)
Voie basse spontanée	255 (51 %)	241 (47 %)	ns
Voie basse instrumentale Pour souffrance fœtale Pour arrêt de progression	117 (23 %) 57 (11 %) 60 (12 %)	120 (24 %) 55 (11 %) 65 (13 %)	0,49
Césarienne (total)	130 (26 %)	147 (29 %)	ns
Pour souffrance fœtale seule Pour souffrance fœtale et dystocie Pour dystocie seule Autre indication	51 (10 %) 35 (7 %) 43 (9 %) 1 (0 %)	23 (5 %) 27 (5 %) 94 (19 %) 3 (1 %)	< 0,000 1

Innocuité de la poursuite du travail en cas de SpO_2 > 30 % ?

Cette question était cruciale car plusieurs études descriptives, dont l'étude multicentrique française, suggéraient que le seuil d'intervention de 30 % était peut-être trop bas et risquait d'exposer à un certain nombre de faux négatifs.

On peut d'emblée reprocher à ce type d'essai une puissance *a priori* insuffisante pour juger des classiques critères « durs » d'état néonatal tels que le décès périnatal, l'existence d'une encéphalopathie anoxique-ischémique ou encore l'existence d'une acidose métabolique profonde ($pH < 7,00$ et excès de base $\leqslant -12$ mmol/l). Le nombre de sujets de cette étude était calculé pour la mise en évidence d'une réduction des césariennes plus que pour celle d'une différence d'état néonatal. L'effectif aurait dû être 10 fois supérieur pour répondre avec une puissance suffisante sur le risque de pH < 7,00, par exemple.

Cependant, on peut au moins noter l'absence de différence dans des critères d'état néonatal moins sévères tels que le score d'APGAR < 7 à 5 minutes ou le taux de transferts en néonatalogie ou encore les acidoses modérées définies par un pH < 7,10 à l'artère du cordon.

On note également l'absence de toute tendance vers une augmentation des critères « durs » de mauvais état néonatal dans le groupe oxymétrie. On relève même une diminution significative des acidoses métaboliques très profondes définies par un excès de base ⩽ – 16 mmol/l, ce qui ne représente que quelques cas. L'ensemble des résultats néonatals est rapporté dans le *tableau III*.

Tableau III

Résultats de l'essai américain : état néonatal (d'après Garite et al. *[12])*.

État néonatal	RCF seul	RCF + SpO_2	p
Mort néonatale	2	3	ns
APGAR 1' < 4	29	26	ns
APGAR 5' < 7	18	9	ns
pH artériel au cordon :			
– < 7,10	26	28	ns
– < 7,05	11	8	ns
– < 7,00	4	3	ns
Excès de base à l'artère du cordon :			
– < – 10 mmol/l	32	29	ns
– < – 12 mmol/l	13	10	ns
– < – 14 mmol/l	8	4	ns
– < – 16 mmol/l	6	0	0,01
Ventilation au masque (n)	58	73	ns
Intubation trachéale	14	6	ns
Transfert en réanimation néonatale (n)	74	92	ns
Suspicion de sepsis (n)	21	25	ns
Durée de séjour du nouveau-né (jours)	1,35	1,40	ns

Bien que les effectifs soient insuffisants pour donner une réponse définitive, on peut conclure qu'il n'existe pas d'augmentation des critères « modérés » de mauvais état néonatal ni de tendance à l'augmentation des critères « majeurs » (ou « durs ») de mauvais état néonatal.

Ce résultat est rassurant quant à la valeur de l'oxymétrie de pouls, y compris à un seuil de 30 %. Ceci corrobore en partie les résultats de l'étude multicentrique française qui concluait à une valeur prédictive comparable à celle du pH au cuir chevelu pour l'oxymétrie en utilisant un seuil de 30 %, même si l'utilisation d'un seuil plus élevé (40 %) permettait une meilleure valeur prédictive négative que celle du pH au cuir chevelu.

Autres critères de jugement : les césariennes pour dystocie

La diminution des césariennes pour suspicion de souffrance fœtale a pour contrepartie une augmentation des césariennes pour dystocie qui atteignent 19 % dans le groupe avec oxymétrie contre 9 % dans le groupe témoin. Au total, le taux global de césariennes n'est pas différent entre les deux groupes : 26 et 29 % respectivement. On ne peut nier que ce résultat a été une déception pour les investigateurs. Les possibilités avancées par les auteurs pour expliquer cette augmentation sont au nombre de quatre :

– il pourrait s'agir d'une « erreur » d'intitulé de l'indication de césarienne. Cette hypothèse paraissait la plus probable à la première lecture de l'étude : une partie des césariennes dites « pour dystocie » dans le groupe oxymétrie auraient en fait été des césariennes « pour souffrance fœtale ». L'hypothèse d'un mauvais « étiquetage » des indications de césarienne ne peut cependant pas expliquer tous les cas de césarienne pour dystocie car :

- l'état néonatal des enfants du groupe « souffrance fœtale » est moins bon que celui des enfants du groupe « dystocie », ce qui suppose qu'ils n'étaient effectivement pas dans la même situation pendant le travail,
- les cas de dystocie présentaient bien une durée de stagnation de la dilatation significativement supérieure à celle des souffrances fœtales ;

– le capteur de saturation lui-même pourrait être source de dystocie. Cette hypothèse paraît peu vraisemblable. En effet, parmi les cas d'accouchement par voie basse, la durée du travail exprimée en courbes de survie n'est pas différente selon qu'un capteur est en place ou non ;

– les groupes ne sont pas équilibrés. En effet, dans les caractéristiques des patientes de l'essai, on remarque qu'il y a plus de déclenchements du travail dans le groupe oxymétrie ainsi qu'un score de Bishop légèrement, mais significativement, plus bas que dans le groupe contrôle. L'influence de cette différence, jugée négligeable par les investigateurs, ne peut être ignorée ;

– l'existence d'anomalies du RCF pourrait être le témoin d'une dystocie sous-jacente, la prolongation du travail grâce à l'oxymétrie ne faisant que « démasquer » une dystocie qui n'aurait pas été apparente sans oxymétrie si une césarienne avait été faite plus précocement sur le seul fait des anomalies du RCF (césarienne pour souffrance fœtale dans ce dernier cas). Il est en effet classique de dire que des anomalies du RCF peuvent être le témoin d'une anomalie sous-jacente dynamique, voire mécanique, du travail. Cette hypothèse est rendue plausible par la constatation d'un taux plus élevé d'anomalies du RCF chez les patientes césarisées pour dystocie dans le groupe avec oxymétrie que chez celles césarisées pour dystocie dans le groupe sans oxymétrie (40 % contre 14 %, soit 38 cas contre 6 ; $p = 0{,}0\ 028$). Toutefois, on peut noter que si cette hypothèse est plausible, elle ne rend pour autant compte que de 32 cas (38 moins 6) parmi les 51 césariennes pour dystocie excédentaires dans le groupe oxymétrie par rapport au groupe RCF seul.

Au total, les raisons des taux plus élevés de césariennes pour dystocie sont sans doute multifactorielles. On ne peut cependant éliminer l'éventualité d'un biais d'investigateur. En effet, des consignes très précises avaient été données aux investigateurs concernant les décisions à prendre pendant le travail en fonction du RCF et des valeurs de saturation. À l'inverse, aucune recommandation n'existait concernant le délai nécessaire avant de décider d'une césarienne pour dystocie. On peut imaginer que le délai de stagnation ait été parfois écourté par les investigateurs, consciemment ou non, dans certains cas où le RCF leur paraissait inquiétant malgré des valeurs de SpO_2 supérieures à 30 %.

Conclusion

L'évaluation de l'oxymétrie de pouls fœtal a révélé de nombreux aspects positifs et favorables à cette nouvelle technique : valeur prédictive positive comparable à celle du pH au cuir chevelu ; valeur prédictive négative comparable, voire supérieure, à celle du pH au cuir chevelu selon le seuil d'intervention utilisé, valeur prédictive conservée en cas de liquide méconial...

Le seul essai randomisé publié apporte en revanche des résultats mitigés. Certains points favorables ont été confirmés : diminution des césariennes pour suspicion de souffrance fœtale, absence d'effet fœtal délétère de la poursuite du travail en cas de saturation supérieure à 30 %.

D'autres résultats paraissent négatifs : l'augmentation des césariennes pour dystocie reste imparfaitement expliquée. Une partie importante de ce résultat pourrait provenir de l'absence de prise en compte des situations de dystocie dans le protocole de l'essai randomisé. Il ne paraît pas légitime de s'arrêter aux résultats d'un seul essai randomisé sur la base d'un résultat non prévu par la méthodologie de l'étude.

Ces résultats incitent à la réalisation d'autres essais prospectifs randomisés prenant en compte les « erreurs » de l'essai américain, notamment en termes de définition de la dystocie. Malheureusement, les politiques de fusion de groupes industriels risquent de porter un coup d'arrêt au développement de cette technique puisque la compagnie Tyco, qui s'est portée acquéreur de Nellcor (elle-même reprise auparavant par Puritan Bennett...), a décidé de geler tout investissement en faveur de l'oxymétrie de pouls fœtal jugée insuffisamment rentable.

Si de nouveaux travaux ne sont pas entrepris à l'aide de financements publics, l'oxymétrie de pouls fœtal risque de devenir une technique mort-née, avant que l'évaluation ne soit arrivée à son terme.

BIBLIOGRAPHIE

[1] Richardson BS, Carmichael L, Homan J, Gagnon R. Cerebral oxidative metabolism in lambs during perinatal period : relationship to electrocortical state. *Am J Physiol* 1989 ; 257 : R1251-7.

[2] Nijland R, Jongsma HW, Nijhuis JG, van den Berg PP, Oeseburg B. Arterial oxygen saturation in relation to metabolic acidosis in fetal lambs. *Am J Obstet Gynecol* 1995 ; 172 : 810-9.

[3] Peat S, Booker M, Lanigan C, Ponte J. Continuous intrapartum measurement of fetal oxygen saturation [Letter]. *Lancet* 1988 ; ii : 213.

[4] Gardosi J, Carter M, Beckett T. Continuous intrapartum monitoring of fetal oxygen saturation. *Lancet* 1989 ; ii : 692-3.
[5] Gardosi JO, Schram CM, Symonds EM. Adaptation of pulse oximetry for fetal monitoring during labour. *Lancet* 1991 ; i : 1265-7.
[6] East CE, Colditz PB, Dunster KR, Khoo SK. Human fetal intrapartum oxygen saturation monitoring : agreement between readings from two sensors on the same fetus. *Am J Obstet Gynecol* 1996 ; 174 : 1594-8.
[7] Saling E. Fetal scalp blood analysis. *J Perinat Med* 1981 ; 9165-77.
[8] Luttkus AK, Dudenhausen JW. Fetal pulse oximetry. Baillière's Clinical Obstetrics and Gynecology 1996 ; 10 : 295-306.
[9] Carbonne B, Langer B, Goffinet F, Audibert F, Tardif D, Le Goueff F *et al.* Multicenter study on the clinical use of fetal pulse oximetry. II. Compared predictive value with fetal scalp blood analysis. *Am J Obstet Gynecol* 1997 ; 177 : 593-8.
[10] Goffinet F, Langer B, Carbonne B, Berkane N, Tardif D, Le Goueff F *et al.* Multicenter study on the clinical use of fetal pulse oximetry. I. Methodological evaluation. *Am J Obstet Gynecol* 1997 ; 177 : 1238-46.
[11] Carbonne B, Cudeville C, Maillard F, Goffinet F, and French Study Group on Fetal Pulse Oximetry. Predictive value of pulse oximetry and fetal scalp blood pH in the case of meconium-stained amniotic fluid. *Eur J Obstet Gynecol Biol Reprod* 2003 ; 109 : 27-32.
[12] Garite TJ, Dildy G, MacNamara H, Nageotte MP, Boehm FH, Dellinger EH. A multicenter randomized trial of fetal pulse oximetry. A*m J Obstet Gynecol* 2000 ; 183 : 1049-58.

Contre l'oxymétrie per-partum

B. LANGER, R. HABERSTICH, E. BOUDIER*

Résumé

Les premières études portant sur l'oxymétrie fœtale pulsée dans la surveillance fœtale au cours du travail ont montré qu'il s'agissait d'une technique présentant une certaine faisabilité et innocuité. Il existe une corrélation significative entre la valeur moyenne de saturation d'oxygène et l'équilibre acido-basique fœtal mesuré soit sur du sang fœtal prélevé au cuir chevelu *in utero,* soit sur le sang du cordon. Mais, en cas d'anomalie du rythme cardiaque fœtal (RCF) et, plus encore, en cas d'acidose fœtale, il est plus difficile d'obtenir une mesure continue de la saturation d'oxygène fœtale. Comparée à la valeur de saturation d'oxygène mesurée avec un hémoxymètre, celle délivrée par l'oxymètre de pouls fœtal apparaît surestimée. En pratique clinique, la valeur diagnostique de l'oxymètre de pouls fœtal dans le dépistage de la souffrance fœtale en cours de travail est remise en question dans les études les plus récentes. Aussi, à ce jour, la mesure du pH au cuir chevelu couplée à l'enregistrement du RCF doit rester la méthode de référence de surveillance du fœtus au cours du travail tant que d'autres études randomisées n'auront pas démontré l'intérêt de la mesure de la saturation d'oxygène couplée à l'enregistrement du RCF.

Mots clés

Oxymétrie. Fœtus. Souffrance fœtale. pH au cuir chevelu. Rythme cardiaque fœtal.

Introduction

Un des principaux objectifs de la surveillance fœtale prénatale et per-partum moderne a toujours été de réduire la survenue de handicaps neurologiques, même si on sait aujourd'hui que seulement 10 % des handicaps sont acquis avant la naissance. On sait par ailleurs que c'est au cours du travail

* Département de gynécologie obstétrique, hôpital de Hautepierre, 1, avenue Molière, 67098 Strasbourg cedex. Tél. : 03 88 12 75 03. Fax : 03 88 12 75 00. E-mail : Bruno.Langer@chru-strasbourg.fr.

que le risque d'anoxie est maximal, ce qui a justifié la mise au point de diverses techniques de surveillance fœtale per-partum au cours de ces 40 dernières années.

La méthode la plus utilisée est l'enregistrement du rythme cardiaque fœtal (RCF) couplé à celui des contractions utérines. L'introduction de cette méthode semble avoir été corrélée à une baisse de 2 à 3 ‰ de l'incidence des morts per-partum et de 6 à 7 ‰ des morts néonatales [1]. Dans une méta-analyse portant sur 9 études randomisées, la surveillance du RCF réduisait significativement le risque de convulsions (RR = 0,50 ; IC 95 % : 0,30-0,82) [2]. Cependant, l'efficacité de cette surveillance dans la réduction des complications neurologiques à long terme reste discutée [3, 4]. Surtout, et quelle que soit la méta-analyse, cette méthode de surveillance augmente significativement le recours à la césarienne pendant le travail, et ce principalement chez les patientes à bas risque [2]. C'est pour pallier cette augmentation que Saling a mis au point la mesure du pH au cuir chevelu au cours du travail. Grâce à cette technique, la surveillance du RCF n'augmentait plus de façon significative le taux de césariennes (RR = 1,18 ; IC 95 % : 0,98-1,39) [2]. La mesure du pH au cuir chevelu ne s'est cependant pas développée en raison de son caractère invasif, de la nécessité de la répéter en cas de persistance d'anomalies du RCF et, surtout, de la nécessité de disposer d'une équipe rodée à cette technique et d'un appareil bien entretenu et facile d'accès [5]. On a également montré que, lors de l'analyse *a posteriori* du RCF, de nombreux prélèvements au cuir chevelu se révélaient inutiles et que, inversement, certaines anomalies du RCF n'avaient pas fait l'objet de prélèvement alors qu'elles évoluaient vers d'authentiques asphyxies néonatales [6].

Pour remplacer le pH au cuir chevelu, on a mis au point des oxymètres capables de mesurer de façon non invasive et de manière continue la saturation d'oxygène fœtale (SaO_2). Le principe des oxymètres de pouls repose sur la différence d'absorption de la lumière rouge et infrarouge de l'hémoglobine oxygénée et désoxygénée. Alors que la technique des oxymètres pour de hautes valeurs de saturation d'oxygène est bien établie, comme le démontre la multitude de compagnies proposant des oxymètres de pouls pour adultes ou enfants, son élaboration chez le fœtus s'est heurtée à 4 types d'obstacles [7] :

– l'observation directe du bon positionnement du capteur contre le fœtus n'est pas possible au cours du travail ;

– le maintien du contact du capteur contre le fœtus est un défi difficile à relever dans le liquide amniotique additionné parfois de vernix ou de méconium ;

– l'oxymètre doit être capable de percevoir des pulsations qui, chez le fœtus, sont bien plus faibles que chez l'adulte ou l'enfant ;

– enfin, le sang fœtal présente des SaO_2 plus faibles, comprises entre 25 et 70 %, alors que celles de l'adulte ou de l'enfant sont en général supérieures à 90 % et rarement inférieures à 75 %. Or, il est notoire que les oxymètres utilisés chez l'adulte voient leur précision diminuer en dessous de 70 %. Ceci est sans conséquences chez l'adulte puisque en dessous de ce seuil, on sait que l'on se trouve dans une zone pathologique où la précision n'a plus d'importance. Chez le fœtus, par contre, la valeur seuil se situe aux environs de 30 % et il est donc nécessaire de disposer d'oxymètres précis dans cette zone de valeur.

À ces obstacles purement techniques s'ajoutent les difficultés rencontrées en pratique clinique pour valider tout nouvel examen qui, en complément de l'enregistrement du RCF, permettrait de mieux prévenir l'hypoxie fœtale et, à plus long terme, les séquelles neurologiques.

Le capteur de SaO_2 est-il facile à poser et dispose-t-on réellement d'une mesure continue de la SaO_2 ?

La pose du capteur nécessite, comme le prélèvement de pH au cuir chevelu, une rupture des membranes et une dilatation cervicale d'au moins 2 à 3 cm. On ne peut donc juger les anomalies du RCF survenant plus tôt au cours du travail. Contrairement au prélèvement de pH au cuir chevelu, la pose du capteur nécessite une connaissance de l'orientation de la présentation pour laquelle on peut faire appel éventuellement à l'échographie. Il faut en effet qu'il soit en contact permanent avec la tempe ou la joue fœtales. S'il est en contact avec le milieu de la face, une bosse séro-sanguine ou des cheveux, la valeur de SaO_2 sera faussée [8, 9]. Dans notre centre, la réussite de la pose du capteur augmentait avec l'expérience de l'opérateur, mais a aussi, manifestement, continué d'être dépendante de l'opérateur.

L'étude multicentrique française est l'une des rares à s'être penchée sur la facilité de pose du capteur comparativement au prélèvement de pH au cuir chevelu [10]. Sur les 172 patientes de 6 centres qu'elle a analysées, la pose de capteur est apparue significativement plus facile que la réalisation d'un pH au cuir chevelu. Cependant, durant la période de l'étude, toutes les patientes en travail et présentant des anomalies du RCF n'ont pas été incluses. L'étude ne précisant pas les motifs de non-inclusion, il est très probable que, chez un certain nombre de patientes qui auraient pu être incluses, soit l'opérateur n'a pas tenté de poser le capteur car il ne s'en sentait pas capable, soit il a essayé mais n'a pas réussi à obtenir de valeur fiable. Dans le même sens, l'un des 6 centres ne réalisait jamais de pH au cuir chevelu car le pHmètre était très éloigné de sa salle d'accouchement. Or, cette situation a été classée comme prélèvement « impossible » dans les résultats. Dans notre centre rodé au prélèvement de pH au cuir chevelu, l'obtention d'une valeur de pH au cuir chevelu nous est toujours apparue plus facile que l'obtention d'une SaO_2 interprétable.

Chua [11] rapporte également la faisabilité observée avec l'oxymètre Nellcor N-400 et le capteur FS14 chez 145 patientes. Dans sa série, il n'était pas possible d'obtenir une mesure continue de SaO_2 dans 18 cas, soit 12,5 %.

Le caractère continu de la mesure de la saturation est un des grands avantages souligné par de nombreux auteurs par rapport au prélèvement de pH au cuir chevelu [5, 12]. Cet aspect sous-entend cependant un certain nombre de repositionnements du capteur en raison des mouvements de la patiente, des rotations du fœtus et, surtout, de la descente et de la rotation de la présentation au cours de l'expulsion. Au cours de l'étude multicentrique française, chez 12 % des patientes, 5 à 10 réajustements ont été nécessaires alors que chez 4 % d'entre elles, plus de 10 repositionnements ont été réalisés (Langer, communication personnelle). Par ailleurs, nous avions montré dans un premier travail avec le capteur FS10 que le pourcentage de temps pendant lequel une mesure de SaO_2 était obtenue diminuait au cours du travail pour passer de 63,7 % ± 24,5 (4-6 cm de dilatation) à 33,6 % ± 22,6 (phase d'expulsion) (p = 0,009) [13]. Yam, dans sa revue de la littérature publiée en 2000, montre que le pourcentage de temps au cours du travail pendant lequel une mesure de SaO_2 était obtenue s'est amélioré avec les modifications des capteurs élaborés par Nellcor [14]. Avec le FS10, ce pourcentage variait entre 50 et 69 % selon les études, alors qu'avec le FS14, il variait entre 65 à 88 %. Cependant, dans l'étude multicentrique française, chez 10 % des patientes, le pourcentage de tracés interprétable n'était que de 10 % à l'admission, 16 % avant l'accouchement et 12 % avant une césarienne pour suspicion de souffrance fœtale *(Fig. 1)*. L'analyse portant sur une période de 30 minutes, cela signifie que, chez 10 % des patientes, on ne disposait que durant 3 à 5 minutes d'un tracé interprétable, ces quelques minutes pouvant être discontinues. Ainsi, chez 10 % des patientes, on ne disposait pas en fait d'un enregistrement de SaO_2 suffisamment long pour pouvoir l'interpréter.

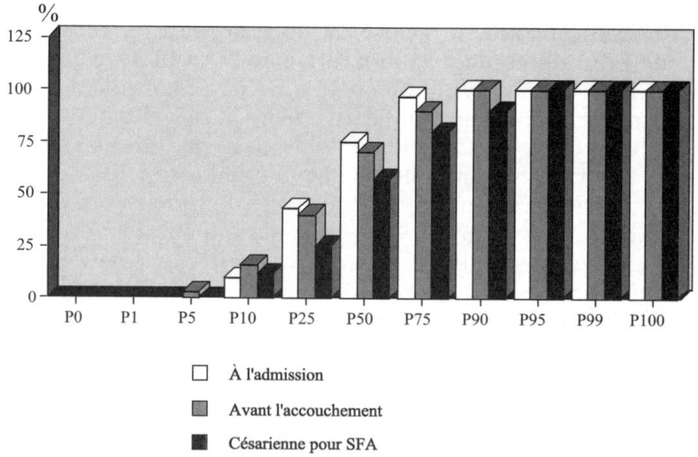

Fig. 1 – Pourcentages de tracés interprétables de la SaO_2 au cours de période de 30 min (exprimés en percentiles sur l'ensemble des patientes incluses dans l'étude multicentrique française) (Langer, communication personnelle).

Dans l'étude multicentrique allemande portant sur 400 accouchements, la durée moyenne d'enregistrement de la SaO_2 était de 133 minutes (extrêmes : 30-814 min) et la perte de signal variait entre 0 et 70 % [14]. Pour étudier la corrélation entre la valeur de SaO_2 et la valeur du pH au cuir chevelu, les auteurs n'ont retenu que les dossiers où ils disposaient d'un enregistrement de la SaO_2 pendant les 30 minutes précédant le prélèvement de pH au cuir chevelu, l'enregistrement durant les 10 dernières minutes ne devant pas présenter d'interruption durant plus de 3 minutes [16]. Seuls 46 dossiers respectaient ces critères, alors que des pH avaient été réalisés dans plus de la moitié des dossiers, soit plus de 200. Ceci est un autre témoignage de la difficulté à obtenir un enregistrement continu de la SaO_2.

Plus récemment, Luttkus a observé que la perte totale de signal survenait avant tout dans le groupe des nouveau-nés acidosiques [17]. Dans 3/18 cas, on n'obtenait plus de valeur de SaO_2. Dans 2 de ces cas, le pH à la naissance était inférieur à 7,10. Enfin, entre le groupe des nouveau-nés ayant un pH > 7,16 et ceux ayant un pH ⩽ 7,16, il existait une diminution significative du pourcentage de tracé interprétable de la SaO_2.

Ainsi, en cas d'anomalies du RCF et, plus encore, en cas d'acidose fœtale, il semble plus difficile d'obtenir une mesure continue de la saturation d'oxygène fœtale.

L'oxymétrie de pouls fœtal mesure-t-elle réellement la SaO_2 ?

Plusieurs auteurs ont comparé les SaO_2 obtenues à l'aide de 2 capteurs posés en même temps chez le même fœtus [14]. La différence absolue moyenne entre ces 2 capteurs était de 5 à 6 % (déviation standard = 5 à 6 %). Selon Nellcor, dans environ 75 % des cas, la différence entre 2 mesures simultanées ne dépasse pas 6 %, ce qui veut dire que dans 25 % des cas, la différence est plus importante.

Luttkus [17] a comparé les valeurs de SaO_2 obtenues avec l'oxymètre de Nellcor à celles mesurées avec un hémoxymètre sur du sang prélevé au cuir chevelu fœtal. Les différences absolues allaient de – 21 % à + 36 % et la médiane des différences relatives atteignait 23 % (extrêmes : – 30 % + 21 %). Enfin, dans le groupe des nouveau-nés en acidose (pH ⩽ 7,16 et *base excess* ⩽ 9,4), la valeur moyenne de discordance entre les 2 types de mesures était de 13 %. Dans ce groupe, la valeur de SaO_2 mesurée par l'oxymètre de Nellcor était surestimée et la corrélation avec la valeur de pH au cuir chevelu chutait à 0,19.

Ainsi, il semble que, dans les situations qui nous préoccupent, c'est-à-dire celles où il existe une hypoxie et/ou une acidose fœtale, les valeurs de SaO_2 mesurées avec l'oxymètre de pouls fœtal sont surestimées et ne témoignent plus de l'équilibre acido-basique fœtal.

Quelle est la valeur diagnostique de la SaO_2 dans le dépistage de la souffrance fœtale ?

Les études multicentriques française et allemande ont montré qu'il existait une corrélation significative entre l'observation d'une valeur moyenne de SaO_2 < 30 % et celle de critères de mauvaise morbidité néonatale [10, 15].

Dans une autre étude, on a cherché les bénéfices de l'adjonction de la valeur de SaO_2 à l'interprétation du RCF [18]. Pour cela, 4 experts ont évalué 119 enregistrements de RCF. Il leur était demandé d'estimer le pH à l'artère ombilicale et la nécessité d'intervenir. Un peu plus tard, on leur fournissait la valeur de la SaO_2 et on leur redemandait d'estimer la valeur du pH et la nécessité d'intervenir. Dans les 2 groupes de nouveau-nés sans et avec acidose, le nombre d'intervention diminuait et la valeur du pH estimée augmentait lorsque les experts connaissaient la valeur de SaO_2. Cependant, lorsqu'ils l'apprenaient, la sensibilité du dépistage de l'acidose diminuait de 30 à 50 % chez 3/4 experts.

L'étude multicentrique allemande a étudié la valeur diagnostique de la valeur de SaO_2 durant les 10 minutes précédant un prélèvement de pH au cuir chevelu chez 46 fœtus [16]. Pour prédire un pH au cuir chevelu ⩽ 7,20, une valeur moyenne de SaO_2 < 30 % avait une sensibilité de 81 % et une spécificité de 100 %. Cependant, les acidoses dépistées n'étaient que transitoires puisque, à l'accouchement, au niveau de l'artère ombilicale, aucun nouveau-né ne présentait un pH compris entre 7,00 et 7,09, 1 seul en présentait un à 7,10, celui de 3 autres était de 7,13-7,14 ; tous les autres pH étaient supérieurs ou égaux à 7,15. La bonne valeur diagnostique de la SaO_2 ne concernait donc pas des cas d'acidose sévère confirmée à la naissance.

Dans l'étude multicentrique française, une valeur de SaO_2 à 30 % présentait les mêmes performances diagnostiques qu'une valeur de pH au cuir chevelu à 7,20 pour le dépistage d'une mauvaise morbidité néonatale (définie par un des signes suivants : score d'APGAR à 5 minutes ⩽ 7, détresse respiratoire secondaire, transfert en unité de soins intensifs, pH artériel au cordon ⩽ 7,15 ou décès) *(Tab. I)* [19]. On peut cependant relever dans cette étude les faibles performances diagnostiques du pH au cuir chevelu comme de la SaO_2, puisque ces tests n'arrivaient à dépister que 1/3 nouveau-nés présentant un critère de mauvaise morbidité et 9/10 nouveau-nés normaux.

Tableau I

Comparaison de la valeur diagnostique d'une valeur de saturation à 30 ou 35 % et d'une valeur de pH au cuir chevelu à 7,20 dans le dépistage d'une mauvaise morbidité néonatale (d'après Carbonne et al. *[19]).*

	pH au cuir chevelu	**SaO_2**	
Valeur seuil	7,20	30 %	35 %
Valeur prédictive positive	55	56	41
Valeur prédictive négative	82	81	82
Sensibilité	35	29	41
Spécificité	91	93	82

Depuis, d'autres études n'ont pas confirmé la valeur diagnostique de l'oxymétrie pour le dépistage de la souffrance fœtale.

Dans une étude portant sur 54 fœtus présentant soit des altérations du RCF, soit une hypotrophie ou du liquide méconial au cours du travail, Alshimmiri *et al.* [20] n'ont pas retrouvé une valeur diagnostique significative à la valeur moyenne de la SaO_2 précédant la naissance dans le dépistage de l'acidose fœtale, quelle que soit la valeur seuil utilisée pour la SaO_2.

De même, Schmidt *et al.* [21], dans une étude portant sur 128 fœtus présentant des altérations du RCF, n'ont pas retrouvé de valeur discriminante de la SaO_2 dans le dépistage d'une acidose à la naissance (surface de la courbe ROC = 0,62 ; IC 95 % : 0,47-0,76). Une valeur de SaO_2 < 30 % ne dépistait que 2/11 nouveau-nés présentant un pH artériel au cordon < 7,20 (sensibilité = 18 % ; spécificité = 92 % ; valeur prédictive positive = 40 % ; valeur prédictive négative = 80 %).

Tout récemment, l'équipe de Huch n'a pas obtenu de meilleurs résultats avec un autre oxymètre que celui mis au point par Nellcor [22]. Les faibles sensibilités et spécificités de la SaO_2 dans le dépistage de l'acidose fœtale ne justifiaient pas, pour ces auteurs, son utilisation en complément de l'enregistrement du RCF.

Enfin, la très large étude multicentrique américaine n'a pas pu montrer que l'utilisation de l'oxymétrie pulsée fœtale permettait de réduire le taux de césariennes induit par l'enregistrement du RCF [23]. Comme le montre le *tableau II*, l'adjonction de la saturation d'oxygène semblait réduire le pourcentage de césariennes pour souffrance fœtale, mais non celui des extractions instrumentales pour souffrance fœtale. Par contre, elle augmentait le taux de césariennes pour dystocie. Ces résultats pouvaient être expliqués de deux manières :

Tableau II

Mode d'accouchement selon que l'on a utilisé ou non l'oxymétrie fœtale pulsée (d'après Garite et al. *[23]).*

	RCF seul n = 502	**RCF + SaO_2 n = 508**	**p**
Voie basse spontanée	251 (51 %)	241 (41 %)	ns
Extraction instrumentale	117 (23 %)	120 (24 %)	
Pour souffrance fœtale	57 (11 %)	55 (11 %)	0,49
Pour non-progression	60 (12 %)	65 (13 %)	
Césarienne (total)	130 (26 %)	147 (29 %)	ns
Pour souffrance fœtale	51 (10 %)	23 (5 %)	
Pour souffrance fœtale et dystocie	35 (7 %)	27 (5 %)	< 0,0001
Pour dystocie	43 (9 %)	94 (19 %)	
Autre indication	1 (0 %)	3 (1 %)	

– dans le groupe surveillé avec l'oxymétrie de pouls fœtal, un certain nombre de césariennes dites pour dystocie étaient en fait des césariennes pour souffrance fœtale ;

– toujours dans le même groupe, l'existence d'anomalies du RCF témoignait en fait d'une dystocie sous-jacente et c'est la prolongation du travail, rendue possible par la valeur rassurante de la SaO_2, qui démasquait une dystocie qui, en l'absence de SaO_2, serait restée méconnue.

Comme Carbonne l'a noté lors de la présentation publique des résultats de cette étude, « au total, les efforts des investigateurs pour expliquer les taux plus élevés de dystocie restent incomplètement convaincants » [24].

C'est à la suite de ces résultats que l'American College of Obstetricians and Gynecologists a considéré que l'on ne pouvait pas recommander, pour la surveillance du travail, l'oxymétrie fœtale pulsée en complément de l'enregistrement du RCF avant que d'autres études randomisées ne démontrent son intérêt [25].

Conclusion

À la vue des études les plus récentes, l'oxymétrie de pouls fœtal n'est plus considérée comme une solution de remplacement validée du pH au cuir chevelu. Lors d'anomalies du RCF, on n'obtient pas aisément une mesure continue et fiable de la SaO_2. De plus, sa valeur diagnostique dans le dépistage de la souffrance fœtale est très discutée.

BIBLIOGRAPHIE

[1] Boehm FH. Intrapartum fetal heart rate monitoring. *Obstet Gynecol Clin North Am* 1999 ; 26 : 623-39.

[2] Thacker SB, Stroup DF, Peterson HB. Efficacy and safety of intrapartum electronic fetal monitoring : an update. *Obstet Gynecol* 1995 ; 86 : 613-20.

[3] Gaffney G, Flavell V, Johnson A, Squier M, Sellers S. Cerebral palsy and neonatal encephalopathy. *Arch Dis Child Fetal Neonatal Ed* 1994 ; 70 : F195-200.

[4] Nelson KB, Dambrosia JM, Ting TY, Grether JK. Uncertain value of electronic fetal monitoring in predicting cerebral palsy. *N Engl J Med* 1996 ; 334 : 613-8.

[5] Boog G. La soufrance fœtale aiguë. *J Gynecol Obstet Biol Reprod* 2001 ; 30 : 393-432.

[6] Westgate J, Greene K. How well is fetal blood sampling used in clinical practice ? *Br J Obstet Gynaecol* 1994 ; 101 : 250-1.

[7] Mannheimer PD, Fein ME, Casciani JR. Physio-optical considerations in the design of fetal pulse oximetry sensors. *Eur J Obstet Gynecol Reprod Biol* 97 ; 72 : S9-19.

[8] Johnson N, Johnson V, Bannister J, Lilford R. The accuracy of fetal pulse oximetry in the second stage of labour. *J Perinat Med* 1991 ; 19 : 297-303.

[9] Gardosi J, Schram C, Symonds E. Adaptation of pulse oximetry for fetal monitoring during labour. *Lancet* 1991 ; 337 : 1265-7.

[10] Goffinet F, Langer B, Carbonne B, Berkane N, Tardif D, Le Goueff F *et al.* Multicenter study on the clinical value of fetal pulse oximetry. I. Methodological evaluation. *Am J Obstet Gynecol* 1997 ; 177 : 1238-46.

[11] Chua S, Yam J, Razvy K, Yeong SM, Arulkumaran S. Intrapartum fetal oxygen saturation monitoring in a busy labour ward. *Eur J Obstet Gynecol Reprod Biol* 1999 ; 82 : 185-9.

[12] Colditz P, Begg L, East C. Fetal pulse oximetry. Instrumentation and recent clinical experience. *Clin Perinat* 1999 ; 26 : 869-92.

[13] Langer B, Boudier E, Haddad J, Pain L, Schlaeder G. Fetal pulse oximetry during labour of 62 patients. *Fetal Diag Ther* 1996 ; 11 : 37-45.

[14] Yam J, Chua S, Arulkumaran S. Intrapartum fetal pulse oximetry. Part 1. Principles and technical issues. *Obstet Gynecol Surv* 2000 ; 55 : 163-72.
[15] Seelbach-Göebel B, Heupel M, Kühnert M, Butterwegge M. The prediction of fetal acidosis by means of intrapartum fetal pulse oximetry. *Am J Obstet Gynecol* 1999 ; 180 : 73-81.
[16] Kühnert M, Seelbach-Göebel B, Butterwegge M. Predictive agreement between the fetal arterial oxygen saturation and fetal scalp pH : results of the German multicenter study. *Am J Obstet Gynecol* 1998 ; 178 : 330-5.
[17] Luttkus AK, Lübke M, Büscher U, Porath M, Dudenhausen JW. Accuracy of fetal pulse oximetry. *Acta Obstet Gynecol Scand* 2002 ; 81 : 417-23.
[18] Van de Berg PP, Dildy GA, Luttkus A, Mason GC, Harvey CJ, Nijhuis JG *et al.* The efficacy of intrapartum fetal surveillance when fetal pulse oximetry is added to cardiotocography. *Eur J Obstet Gynecol Reprod Biol* 97 ; 72 : S67-71.
[19] Carbonne B, Langer B, Goffinet F, Audibert F, Tardif D, Le Goueff F *et al.* Multicenter study on the clinical value of fetal pulse oximetry. II. Compared predictive values of pulse oximetry and fetal blood analysis. On Fetal Pulse Oximetry. *Am J Obstet Gynecol* 1997 ; 177 : 593-8.
[20] Alshimmiri M, Bocking AD, Gagnon R, Natale R, Richardson BS. Prediction of umbilical artery base excess by intrapartum fetal oxygen saturation monitoring. *Am J Obstet Gynecol* 1997 ; 177 : 775-9.
[21] Schmidt S, Koslowski S, Sierra F, Meyer-Wittkopf M, Heller G. Clinical usefulness of pulse oximetry in the fetus with non-reassuring heart rate pattern ? *J Perinat Med* 2000 ; 28 : 298-305.
[22] Stiller R, von Mering R, König V, Huch A, Huch R. How well does reflectance pulse oximetry reflect intrapartum fetal acidosis ? *Am J Obstet Gynecol* 2002 ; 186 : 1351-7.
[23] Garite TJ, Dildy GA, McNamara H, Nageotte MP, Boehm FH, Dellinger EH *et al.* A multicenter controlled trial of fetal pulse oximetry in the intrapartum management of nonreassuring fetal heart rate patterns. *Am J Obstet Gynecol* 2000 ; 183 : 1049-58.
[24] Carbonne B. L'oxymétrie de pouls fœtal en 2001. *Gynecol Obstet Fertil* 2002 : 30 : 65-70.
[25] American College of Obstetricians and Gynecologists. Fetal pulse oximetry. ACOG Committee opinion n° 258. *Obstet Gynecol* 2001 ; 98 : 523-4.

EXPOSÉS DIDACTIQUES

Urgences chirurgicales et grossesse

A. PAUMIER, P. BERNARD, P. LOPES,
J.-C. LE NÉEL, J. LEBORGNE, G. BOOG*

Résumé

L'urgence chirurgicale en cours de grossesse est une éventualité rare. Les modifications anatomiques et biologiques bouleversent les repères cliniques habituels. La prise en charge diagnostique et thérapeutique est souvent retardée et la gravité du tableau chirurgical sous-estimée. Après une étude rétrospective et descriptive portant sur 44 dossiers d'urgences chirurgicales traitées en cours de grossesse et dans le *post-partum* immédiat, nous préciserons l'évolution obstétricale et néonatale de ces grossesses. Nous tenterons d'évaluer la place de la cœlioscopie et de l'imagerie médicale pour réduire le délai d'intervention, principal facteur de mortalité et de morbidité materno-fœtales.

Mots clés

Grossesse. Urgence chirurgicale. Pronostic néonatal. Appendicite. Kyste de l'ovaire.

Introduction

Les urgences abdominales pendant la grossesse concernent de 6 à 8 patientes pour 1 000 grossesses [1]. Les principales circonstances retenues sont les pathologies des voies biliaires (de 0,05 à 0,3 % des grossesses) [2], l'appendicite aiguë (1/1 440 grossesses) [3] et l'exploration des annexes (de 0,05 à 0,06 %) [1].

La grossesse pose en soi deux problèmes majeurs. D'une part, les tableaux cliniques sont souvent trompeurs et sous-estiment la gravité de la pathologie chirurgicale. D'autre part, la prise en charge de ces patientes est trop souvent grevée d'un retard diagnostique et donc thérapeutique.

* Service de gynécologie obstétrique et cliniques chirurgicales du CHU de Nantes, Hôtel-Dieu, 44093 Nantes cedex 01.

L'utilisation de la cœlioscopie dans ces indications est devenue, depuis quelques années, de pratique courante. Elle permet de poser précocement le diagnostic et d'assurer, dans le même temps opératoire, un geste thérapeutique. Cette technique requiert certaines précautions, tant obstétricales que chirurgicales, en rapport avec la gravidité. Mais depuis la connaissance et la maîtrise des difficultés anesthésiques et chirurgicales, les indications s'élargissent.

Aussi, après l'étude rétrospective de 44 dossiers et la revue de la littérature médicale, nous tenterons de préciser les difficultés de prise en charge et les complications obstétricales que soulève la présence d'une pathologie chirurgicale.

Matériel et méthode

Nous avons recensé l'ensemble des pathologies chirurgicales abdomino-pelviennes, opérées dans les services de chirurgie viscérale et de gynécologie obstétrique du CHU de Nantes entre le 1er janvier 1981 et le 31 mars 2003. Nous avons inclus les patientes admises en urgence pour une symptomatologie abdominale ou pelvienne retenant une indication chirurgicale, menant une grossesse ou ayant accouché depuis moins de 7 jours. Nous avons exclu les urgences obstétricales classiques nécessitant un recours à la chirurgie telles que les grossesses extra-utérines ou les ruptures utérines.

Cette étude rétrospective regroupe un éventail de pathologies chirurgicales touchant les organes sus-mésocoliques et sous-mésocoliques, la paroi abdominale et l'appareil gynécologique. Il s'agit surtout d'une analyse descriptive, compte tenu de l'hétérogénéité de la série.

Nous avons donc, dans un premier temps, regroupé les patientes en fonction du terme de la grossesse au moment de la chirurgie puis, dans un autre temps, en fonction de la pathologie chirurgicale diagnostiquée.

Cette étude intéressait au total 44 patientes, 38 en cours de grossesse et 6 en *post-partum* immédiat.

Résultats

L'âge moyen des patientes est de 29 ans. La douleur abdominale est la manifestation clinique la plus fréquente, qu'elle soit isolée (56,1 % des cas) ou contemporaine d'un syndrome infectieux ou d'un ictère (24,4 % des cas). La majorité des patientes (60,1 %) bénéficient d'une hospitalisation dans de brefs délais (inférieur à 24 heures). Le délai entre l'admission et l'intervention chirurgicale est, en moyenne, de 1,43 jour, avec pour 73,2 % des patientes une exploration chirurgicale moins de 24 heures après l'admission ; 27,3 % des patientes bénéficient d'une cœlioscopie. Au total, la série regroupe 15 appendicites aiguës (36,6 %), 8 pathologies ovariennes (19,5 %), 4 occlusions digestives (9,7 %), et 17 complications digestives ou pariétales (34,1 %) *(Tab. 1)*. L'analyse anatomopathologique confirme les données cliniques pour 86,6 % des dossiers. La durée opératoire est en moyenne de 78 minutes et 31,8 % des patientes nécessitent une surveillance postopératoire intensive dans un service de réanimation chirurgicale. Dans la majorité des cas (63,6 %), l'évolution postopératoire est simple. On retrouve cependant 5 complications chirurgicales (2 éventrations, 3 récidives d'hémorragie pour un hématome des grands droits de l'abdomen, pour un hémopéritoine inexpliqué et pour un hématome sous-capsulaire du foie), 8 complications obstétricales (2 fausses couches spontanées, 1 mort *in utero*, 2 souffrances fœtales aiguës, 1 endométrite, 1 toxémie, 1 menace d'accouchement prématuré) et 3 complications médicales (1 melæna, 1 surinfection bronchique, 1 sepsis postopératoire). La durée moyenne d'hospitalisation est de 11,1 jours. Parmi les 34 grossesses menées à terme, 14 (41,2 %) se sont soldées par une césarienne (1 pratiquée en préopératoire, 7 contemporaines du geste chirurgical et 6 réalisées à distance). L'issue des grossesses est favorable pour 91,2 % des patientes. Le terme moyen d'accouchement est de 37,5 SA et le poids moyen des enfants est de 3 180 g. Seuls 5 enfants sont transférés dans le service de pédiatrie. On déplore 2 fausses couches précoces, 1 mort *in utero*, 4 interruptions de grossesse (3 médicales et 1 volontaire) et 2 décès postnatals précoces. Trois patientes sont perdues de vue et 1 n'a pas encore accouché.

Tableau I

Pathologies chirurgicales en fonction du terme de la grossesse.

Terme	Pathologies
Premier trimestre (2-15 SA)	6 appendicites 6 pathologies ovariennes 1 occlusion 1 cholécystite 1 cavernome portal 1 cœlioscopie blanche
Deuxième trimestre (16-28 SA)	7 appendicites 0 pathologie ovarienne 2 occlusions 1 hématome splénique 1 hémopéritoine inexpliqué 1 varice pelvienne 1 abcès sur iléite de Crohn
Troisième trimestre (29-41 SA)	2 appendicites 2 pathologies ovariennes 1 occlusion 1 rupture diaphragmatique avec volvulus gastrique 1 hématome spontané du foie 1 hématome spontané des grands droits 1 pancréatite aiguë
Post-partum (première semaine)	2 cellulites gangreneuses 1 hématome sous-capsulaire du foie 1 péritonite généralisée 1 rupture diaphragmatique avec volvulus du grêle 1 hématome des grands droits de l'abdomen

Appendicite (37,5 %) et pathologies ovariennes (37,5 %) compliquent à part égale le premier trimestre de grossesse *(Tab. II)*. Par contre, l'appendicite est l'apanage des pathologies chirurgicales du deuxième trimestre. Les difficultés diagnostiques sont plus fréquentes au premier trimestre avec des délais d'hospitalisation plus longs (2,43 jours contre 1,66 jour au deuxième trimestre). Une cœlioscopie a été pratiquée au cours du deuxième trimestre mais aucune au cours du troisième. Par contre, la cœlioscopie reste la technique opératoire de choix au premier trimestre (68,7 % contre 0 %). Les complications postopératoires sont plus fréquentes au troisième trimestre et dans le *post-partum* (respectivement 44,4 % au troisième trimestre et 83,3 % dans le *post-partum*). La tocolyse est plus souvent utilisée au cours du deuxième trimestre. Les durées d'hospitalisation sont d'autant plus courtes que la grossesse est récente (6,93 jours au premier trimestre contre 23,33 jours dans le *post-partum*). Cependant, il n'existe pas de différence significative concernant le délai de décision chirurgicale et les séjours en réanimation pour chacun des trimestres. L'évolution de la grossesse semble plus compromise lorsque l'intervention chirurgicale se déroule au premier trimestre (25 % de pertes fœtales).

Tableau II

Analyse descriptive en fonction du terme de la grossesse.

	Premier trimestre	**Deuxième trimestre**	**Troisième trimestre**	***Post-partum***
Nombre	16	13	9	6
Délai d'hospitalisation (j)	2,43	1,66	2,42	–
Délai de chirurgie (j)	1,31	1,58	2,00	1,16
Cœlioscopie	11 (68,7 %)	1 (7,7 %)	0	0
Corrélation anatomo-clinique	14 (87,5 %)	11 (84,6 %)	8 (88,8 %)	6 (100 %)
Complications postopératoires	4 (25,0 %)	1 (33,3 %)	4 (44,4 %)	5 (83,3 %)
Transfert maternel en réanimation	1 (6,2 %)	3 (25,0 %)	3 (42,8 %)	6 (100,0 %)
Durée d'hospitalisation (j)	6,93	9,41	13,33	23,33
Pertes fœtales	4 (25 %)	1 (7,7 %)	1 (14,3 %)	1 (16,7 %)
Tocolyse	1 (6,2 %)	11 (84,6 %)	4 (57,1 %)	–
Terme de l'accouchement (SA)	37,6	38,6	36,33	37,00
Poids de naissance (g)	3 296	3 365	2 734	2 852

L'appendicite est la complication chirurgicale la plus fréquente dans notre série *(Tab. III)*. L'intervention est souvent pratiquée par laparotomie élective (74,4 %) et la durée d'hospitalisation est prolongée compte tenu de la grossesse (8,8 jours). La tocolyse est nécessaire pour 40 % des patientes à cause de la promotion des contractions par le contexte infectieux. L'évolution obstétricale est satisfaisante avec un terme moyen de 39,4 SA et un poids moyen du nouveau-né de 3 394 g. On déplore 1 fausse couche précoce.

Tableau III

Analyse descriptive en fonction des pathologies chirurgicales.

	Appendicite	Pathologie ovarienne	Occlusion
Nombre	15	8	4
Terme chirurgie (SA)	17,6	15,6	19,7
Délai d'hospitalisation (j)	2,06	1,25	1,75
Délai d'hospitalisation-chirurgie (j)	1,06	1,50	1,50
Cœlioscopie	4 (26,6 %)	6 (75,0 %)	0
Formes compliquées	5 (33,3 %)	7 (87,5 %)	1 (25,0 %)
Tocolyse	6 (40 %)	2 (25 %)	2 (50 %)
Complications	3 (25,0 %)	1 (13,5 %)	1 (25,0 %)
Durée d'hospitalisation (j)	8,80	4,85	8,25
Évolution néonatale favorable	12	5	4
Pertes fœtales	1	1	0
Terme de l'accouchement (SA)	39,5	35,5	39,2
Poids de naissance (g)	3 394	3 041	3 192

La pathologie ovarienne apparaît plus tôt dans la grossesse (15,6 SA contre 17,6 SA pour l'appendicite) et l'intervention chirurgicale révèle souvent des formes compliquées (87,5 % contre 33,3 % pour l'appendicite). Pour 8 kystes de l'ovaire opérés, 7 correspondaient à une torsion d'annexe. La cœlioscopie est d'indication large pour l'exploration des masses annexielles (75 % contre 26 % pour les appendicites). La durée d'hospitalisation est courte (4,85 jours contre 8,8 jours). La tocolyse est utilisée dans 25 % des cas. Le devenir néonatal est satisfaisant avec un terme moyen à l'accouchement de 35,5 SA et un poids moyen de 3 041 g à la naissance. Seule 1 grossesse s'est compliquée d'une fausse couche.

Discussion

La grossesse modifie les rapports anatomiques, les constantes biologiques et la tolérance à l'infection. Les tableaux cliniques sont souvent trompeurs, les signes cliniques, notamment péritonéaux, sont estompés. Ainsi, les erreurs et les errances diagnostiques sont fréquentes et la prise en charge thérapeutique retardée. Mazze *et al.* [3], sur une série de 769 appendicectomies entre 3 SA et l'accouchement, rapportent 36 % d'erreurs diagnostiques, 23 % au premier trimestre et 43 % au deuxième ou au troisième.

Compte tenu des difficultés diagnostiques, l'échographie abdomino-pelvienne doit être d'indication large. Anodine en cours de grossesse, elle permet une bonne exploration des pathologies hépatiques, lithiasiques ou hémorragiques, spléniques et rénales. Elle permet d'éliminer la présence d'un épanchement péritonéal. L'exploration du pelvis devient cependant plus aléatoire à partir du deuxième trimestre avec l'augmentation de taille de l'utérus. Un cliché d'abdomen sans préparation permet de préciser l'existence de niveaux hydro-aériques orientant vers un syndrome occlusif. Cependant, l'exploration abdominale est souvent gênée par l'interposition de gaz, l'agglutination des organes derrière les structures osseuses. L'imagerie par résonance magnétique ou le scanner spiralé assure, pour des dossiers délicats, une aide au diagnostic. La pathologie chirurgicale doit être précisée en préopératoire afin d'adapter la technique chirurgicale et la voie d'abord. Le geste chirurgical est adapté aux constatations peropératoires, indépendamment de l'état de grossesse.

La survenue d'une intervention chirurgicale en cours de grossesse est grevée d'un taux de complications fœtales non négligeable. La mortalité et la morbidité maternelles sont, somme toute, très faibles. Hormis la pancréatite aiguë, accusant une mortalité maternelle de 15 %, de rares cas de décès maternels sont décrits [4]. Par contre, l'urgence chirurgicale influence la mortalité et la morbidité fœtale. Mazze *et al.* [3] relèvent 14 cas de décès périnatals et 22 % d'accouchements prématurés dans la semaine suivant l'intervention chirurgicale, pour des patientes opérées entre 24 et 36 SA. Au-delà de la première semaine, le risque redevient identique à la population générale. Le risque de perte fœtale est d'autant plus important que la chirurgie est précoce compte tenu de l'impossibilité de réanimation néonatale avant 24 SA. Mazze *et al.* retrouvent une diminution du poids de naissance de 80 ± 24 g et une cohorte de poids de naissance inférieur à 3 000 g plus importante. Certains auteurs ne rapportent pas de différence quant au poids de naissance ou au score d'APGAR [2].

Plusieurs facteurs semblent influencer le pronostic materno-fœtal. Plus que la pathologie elle-même, c'est son degré de gravité qui modifie l'évolution fœtale. La mortalité fœtale observée après appendicectomie est de l'ordre de 1,5 %, elle s'élève à 35 % en cas de perforation appendiculaire [5, 6]. Amos *et al.* [7], sur une série de 6 patientes, rapportent 2 morts *in utero* et 2 fausses couches dans le cadre de pathologies chirurgicales compliquées (3 pancréatites et 1 appendicite perforée). Par ailleurs, Allen [8] et Masters [9] retrouvent une relation significative entre la survenue d'accouchements prématurés et de morts néonatales, d'une part, et le délai séparant le début de la symptomatologie clinique et l'intervention chirurgicale, d'autre part (augmentés pour un délai de plus de 24 heures). L'exploration en urgence de pathologies chroniques connues telles que les kystes ovariens ou les lithiases vésiculaires aggrave le pronostic fœtal. Il paraît, par conséquent, préférable de programmer une chirurgie exploratrice, complétée par une chirurgie d'exérèse, malgré l'état de grossesse. En effet, l'attitude d'expectative, notamment en présence d'un kyste ovarien, expose la patiente à un geste chirurgical en urgence dans 12 % des cas, sanctionné d'un surrisque de mortalité et de morbidité fœtales.

L'appendicite aiguë est l'urgence chirurgicale la plus fréquente en cours de grossesse. Les obstétriciens observent une appendicite pour 1 000 à 2 000 grossesses. Le diagnostic est difficile et souvent erroné, il l'est d'autant plus que la grossesse est avancée [3]. Mazze *et al.* [3] ne retrouvent pas de corrélation histologique chez 35 % des patientes opérées pour un tableau clinique d'appendicite aiguë. La présentation clinique reste classique au premier trimestre. Par contre, à compter du deuxième trimestre, la laxité de la sangle abdominale atténue les signes d'infection péritonéale et l'utérus gravide refoule le cæcum, modifiant la localisation de la douleur [10]. Le retard diagnostique pérennise le processus infectieux, aboutissant à des situations chirurgicales compliquées, et contribue à l'aggravation du pronostic fœtal. Dans notre série, 33,3 % des appendicites étaient compliquées d'une péritonite.

Les kystes de l'ovaire sont observés dans 0,15 % des grossesses [11]. Souvent de découverte fortuite, ils se compliquent dans 63 % des cas de douleurs, de rupture et de torsion avant 20 SA. Plus tard, ils exposent la patiente au risque de rupture kystique ou d'obstacle *praevia* au moment de l'accouchement [11, 12]. Ils sont souvent volumineux (85 % 1 > 6 cm) et bénins (11,4 % dans la série de Struyk [12]). Plus la lésion est volumineuse, plus le risque, notamment de torsion, est élevé (18 % pour Busine *et al.* [11]). Ainsi, plusieurs auteurs recommandent l'exérèse systématique et préventive de ces tumeurs par cœlioscopie si leur taille dépasse 5 cm. L'abord chirurgical au début du deuxième trimestre favorise une exposition plus facile [4] alors que l'organogenèse fœtale est achevée. Aucune intervention n'est à recommander avant 9 SA, en dehors de complications, afin d'éviter l'exérèse inopinée du corps jaune.

La cholécystectomie est l'apanage de la cœlioscopie en cours de grossesse, notamment au troisième trimestre. En effet, l'étage sus-mésocolique reste abordable tardivement malgré l'ascension utérine. La cholécystite complique de 1 à 8 grossesses pour 10 000. Elle est dans 90 % des cas d'origine lithiasique, révélant bien souvent la pathologie biliaire. Les œstrogènes sont responsables d'une augmentation de la saturation biliaire en cholestérol et la progestérone diminue la sensibilité de la vésicule aux entéro-hormones. La symptomatologie en cours de grossesse est peu différente de la présentation classique [10]. Le traitement médical est un échec dans 35 % des cas [13]. Il augmente les pertes fœtales au premier trimestre de la grossesse sans modifier la mortalité maternelle [2-4]. Par contre, la pancréatite aiguë est associée à une mortalité maternelle importante (15 %). Le recours au traitement chirurgical évite les rechutes (69 %), la réhospitalisation des patientes (90 %) et un arrêt alimentaire prolongé. Les auteurs retiennent, comme indication chirurgicale, la persistance de signes infectieux ou douloureux sous traitement médical et l'apparition de complications. En pratique, la cœlioscopie est réalisable à tout moment de la grossesse, sous réserve de précautions.

Une chirurgie précoce et préventive permet de diminuer le taux de complications et les interventions en urgence [13]. Cependant le deuxième trimestre reste la période de prédilection [2-4].

La cœlioscopie s'inscrit dans une approche chirurgicale précoce et peu invasive. Elle permet, dans un même temps opératoire, d'établir un diagnostic de certitude et de pratiquer le geste thérapeutique adapté. Elle assure un confort postopératoire certain et permet une déambulation plus rapide qu'une intervention « classique ». Les douleurs pariétales et la consommation d'antalgiques sont moins importantes, les hospitalisations et les arrêts de travail sont de plus courte durée [14]. Les cicatrices, souvent chéloïdes en cours de grossesse, sont moins visibles. De nombreuses séries rapportent l'innocuité de la cœlioscopie par rapport à la laparotomie. Dans son étude comparant 2 181 laparoscopies et 1 522 laparotomies, Reedy *et al.* [15] ne rapportent pas de différence en termes de survie à 1 an ou de malformations fœtales entre les deux techniques. Mazze *et al.* [3] ne retrouvent aucun accident fœtal sur une série de 178 cœlioscopies pour appendicectomies.

Conclusion

L'urgence chirurgicale en cours de grossesse est une situation rare mais de diagnostic difficile. Les facteurs pronostiques essentiels de morbidité et de mortalité materno-fœtales sont les retards diagnostiques et thérapeutiques favorisant l'évolution vers la complication des tableaux chirurgicaux. La cœlioscopie permet d'accéder à une exploration abdomino-pelvienne complète et rapide. Elle évite les désagréments d'une immobilisation prolongée. Réalisée dans de bonnes conditions d'exposition et de facilité technique, elle préserve la bonne évolution obstétricale.

BIBLIOGRAPHIE

[1] Batallan A, Benifla JL, Panel P, Dorin S, Daraï E, Madelenat P. Chirurgie laparoscopique au deuxième trimestre de la grossesse : indications, techniques et retentissement fœtal. À propos de neuf observations et revue de la littérature. *Ann Chir* 1999 ; 53 : 285-90.

[2] Swischer SG, Schmit PJ, Hunt KK, Hiyama DT, Bennion RS, Swisher EM *et al.* Biliary disease during pregnancy. *Am J Surg* 1994 ; 168 : 576-81.

[3] Mazze RI, Kallen B. Appendectomy during pregnancy : a Swedish registry study of 778 cases. *Obstet Gynecol* 1991 ; 77 : 835-40.

[4] Barone JE, Bears S, Chen S, Tsai J, Russell JC. Outcome study of cholecystectomy during pregnancy. *Am J Surg* 1999 ; 177 : 232-6.

[5] Cristalli B, Cayol A, Izard V, Levardon M. Intérêt du traitement cœliochirurgical des tumeurs ovariennes en début de grossesse. *J Gynecol Obstet Biol Reprod* 1991 ; 20 : 665-8.

[6] Babaknia A, Parsa H, Woodruff JD. Appendectomy during pregnancy. *Obstet Gynecol* 1977 ; 50 : 40-4.

[7] Amos JD, Schorr SJ, Norman PF, Poole GV, Thomae KR, Mancino AT *et al.* Laparoscopic surgery during pregnancy. *Am J Surg* 1996 ; 171 : 435-7.

[8] Allen J, Helling T, Langenfeld M. Intraabdominal surgery during pregnancy. *Am J Surg* 1989 ; 158 : 567-9.

[9] Masters K, Levine B, Gaskill H. Diagnosing appendicitis during pregnancy. *Am J Surg* 1984 ; 148 : 768-71.
[10] Lemine M, Collet M, Brettes JP. Urgences abdominales et grossesse. *Med Urg* 1994 ; 10 : 281-8.
[11] Busine A, Murillo D. Traitement laparoscopique conservateur de la torsion d'annexe durant la grossesse. *J Gynecol Obstet Biol Reprod* 1994 ; 23 : 918-21.
[12] Struyk A, Treffers P. Ovarian tumors in pregnancy. *Acta Obstet Gynecol Scand* 1984 ; 63 : 421-4.
[13] Elerding SC. Laparoscopic cholecystectomy in pregnancy. *Am J Surg* 1993 ; 165 : 625-7.
[14] Fabiani P, Bongain A, Persh M, Benizri E, Mouiel J, Gillet JY. Chirurgie per-cœlioscopique pendant la grossesse. Un cas de cholécystectomie. *J Gynecol Obstet Biol Reprod* 1993 ; 22 : 317-9.
[15] Reedy MB, Källen B, Kuehl TJ. Laparoscopy during pregnancy : a study of the five fetal outcome parameters with use of the Swedish Health Registry. *Am J Obstet Gynecol* 1997 ; 177 : 673-9.

Dosage rapide des lactates en obstétrique

G. BOOG, T. LINET*

Résumé

Les auteurs rapportent leur expérience du dosage rapide des lactates au sang du cordon à propos d'une série continue de 200 naissances. Il existe une corrélation très significative entre les lactates et le pH artériel ombilical ($r = -0{,}693$; $p < 0{,}0001$) et entre les lactates et l'excès de base ($r = 0{,}837$; $p < 0{,}0001$). Le 90e percentile des lactates au sang artériel du cordon est de 6,1 mmol/l. La mesure systématique à l'issue de tous les accouchements ou seulement en cas de mauvaise adaptation à la vie extra-utérine de l'enfant constitue, selon les auteurs, un excellent moyen de défense médico-légale et une bonne méthode d'évaluation de la qualité des soins obstétricaux, en complément du score d'APGAR.

Les auteurs font également part de leur expérience préliminaire du dosage des lactates au cuir chevelu fœtal. En accord avec la littérature médicale, du fait de la très faible quantité de sang nécessaire (5 µl), le nombre moyen d'incisions du cuir chevelu (1,3 contre 2,5) et la durée des prélèvements (148 contre 302 s) sont deux fois inférieurs à ceux des microprélèvements pour la mesure du pH. Les premiers résultats montrent une bonne correspondance entre une valeur des lactates > 5 mmol/l et un pH < 7,20 pour le diagnostic de la souffrance fœtale au cours du travail.

Mots clés

Microdosage des lactates. Équilibre acido-basique au sang du cordon. Prélèvement au cuir chevelu. Souffrance fœtale aiguë.

* Service de gynécologie obstétrique, hôpital Mère-et-Enfant, 9, quai Moncousu, 44093 Nantes cedex 01.

Introduction

L'analyse du rythme cardiaque fœtal au cours du travail est insuffisante pour prédire la « souffrance fœtale aiguë », du fait du fort taux de faux positifs, en particulier en ce qui concerne les scores d'APGAR inférieurs à 7 à la 5e minute (de 35 à 55 %) [1].

La détermination de l'équilibre acido-basique fœtal à partir d'un prélèvement au cuir chevelu fœtal, proposée par Saling en 1962, reste encore aujourd'hui la méthode de référence, malgré de nombreux écueils qui limitent son utilisation en pratique courante. Il faut en effet une dilatation cervicale suffisante, une exposition satisfaisante du cuir chevelu fœtal et des praticiens formés pour obtenir une quantité suffisante de sang (environ 35 μl) non contaminé par des bulles d'air, ni par du liquide amniotique. Le matériel de lecture est onéreux et nécessite un entretien par un personnel qualifié. Le temps d'interprétation peut être important si le tube capillaire doit être apporté dans un laboratoire de biochimie. La seule mesure du pH actuel ne permet pas de différencier les acidoses respiratoires, généralement de bon pronostic, des acidoses métaboliques, qui sont plus graves.

Or, en cas de métabolisme anaérobie, le glucose est dégradé en pyruvates et converti en lactates et ions H^+. Les lactates sont les principaux acides organiques fixes de l'acidose métabolique et le principal facteur du déficit de bases.

La mesure du taux de lactates fœtaux par les techniques biochimiques traditionnelles a été préconisée de longue date. Les résultats montraient une équivalence entre le pH et les lactates pour la prédiction d'un score d'APGAR bas [2, 3]. Cependant, la mesure devait se faire dans un laboratoire de biochimie et comportait les mêmes contraintes que la mesure du pH au cuir chevelu (notamment concernant la quantité de sang nécessaire, de l'ordre de 150 μl).

Récemment, ont été mis au point des dosages rapides des lactates par microméthodes, soit par ampérométrie (Lactate Pro) [4], soit par réflectométrie (Accusport) [5]. Selon Nordström *et al.* [4], la reproductibilité des résultats déterminée par les intervalles de confiance serait meilleure avec le système Lactate Pro (3,1-4,0 %) qu'avec le procédé Accusport (3,8-8,9 %).

Nous avons eu l'occasion de tester le lactatomètre capillaire Lactate Pro (Arkray, KDK Corporation, Minami-Ku, Kyoto, Japon). Cet appareil dose le taux de lactates sanguins en 60 secondes au lit de la parturiente et ne nécessite qu'une quantité très faible de sang (5 μl). Il s'agit d'un appareil nettement moins onéreux qu'un pHmètre (1 285 €), de la taille d'un glucomètre capillaire moderne (86 × 53 × 13 mm). Son entretien est simple et son étalonnage se pratique par une bandelette électronique fournie à chaque set de bandelettes de mesure (le set de 25 bandelettes est commercialisé à 66 €).

Mesure des lactates au sang du cordon

Notre étude porte sur 200 prélèvements au sang de cordon pratiqués au cours d'accouchements à bas risque au CHU de Nantes. Le clampage du cordon était réalisé avant la première inspiration du nouveau-né. Les mesures du pH et des lactates ont été faites simultanément, environ 5 minutes après le clampage : les lactates ont été évalués par le lactatomètre capillaire et les gaz du sang (pH et excès de base sur l'échantillon artériel) par un automate de biochimie présent en salle d'accouchement, entretenu quotidiennement et régulièrement contrôlé par le laboratoire de biochimie (ABL 510, Radiometer, Copenhague, Danemark) [6].

Les valeurs moyennes des lactates que nous avons retrouvées dans l'artère funiculaire au cours des accouchements normaux (3,6 ± 1,2 mmol/l) sont proches de celles rapportées par d'autres auteurs : 2,6 ± 0,7 mmol/l pour Chou *et al.* [7], 2,98 ± 1,40 mmol/l pour Shirey *et al.* [8], 2,96 ± 1,80 mmol/l pour Chanrachakul *et al.* [9]. La grande série de 4 045 dosages dans l'artère ombilicale de Westgren *et al.* [10] montre des concentrations significativement plus élevées de lactates après les extractions instrumentales (2,65 ± 1,2 mmol/l) et lors des césariennes en urgence (2,44 ± 1,70 mmol/l) que lors des accouchements normaux (1,87 ± 0,94 mmol/l). Pendant le travail, la production de lactates augmente de manière physiologique non seulement dans l'organisme maternel, mais surtout chez le fœtus en corrélation avec la durée de la phase d'expulsion [11].

Nous retrouvons une corrélation significative négative entre les lactates et le pH artériel ombilical ($r = -0,693$; $p < 0,0001$) [6]. Ce chiffre est légèrement meilleur que la corrélation rapportée par Kruger *et al.* [12] ($r = -0,55$) chez des nouveau-nés ayant présenté des anomalies du tracé de rythme cardiaque fœtal.

Pour évaluer la pertinence du dosage rapide des lactates au sang du cordon, nous avons comparé leur valeur diagnostique dans le domaine de l'asphyxie périnatale à celle du pH et de l'excès de base. Le 90e percentile de notre série se situe à 6,1 mmol/l pour les lactates. Dans notre service, la valeur du 10e percentile du pH artériel ombilical est de 7,15. Pour la correspondance entre les lactates et les pH artériels, la sensibilité est de 56 % et la spécificité de 92 %, pour une prévalence de 8 %.

La corrélation entre les lactates et l'excès de base, établie au cours de 44 accouchements à haut risque, apparaît encore meilleure ($r = 0,837$; $p < 0,0\,001$) [6]. Dans notre service, le 90e percentile de l'excès de base au sang artériel du cordon ombilical est de – 8 mmol/l. Pour le diagnostic de l'acidose métabolique, la sensibilité est de 50 % et la spécificité de 94 %, dans un collectif avec une prévalence de 16 %.

Notre 90e percentile des lactates au cordon (6,1 mmol/l) est supérieur aux valeurs retrouvées dans d'autres études (3,2 mmol/l pour Westgren *et al.* [10]), mais proche de la valeur seuil de 5,4 mmol/l établie par Ruth et Raivio [13].

Vu l'augmentation possible des lactates d'origine maternelle en rapport avec le travail utérin, il est assez logique que notre échantillon, composé de manière quasi exclusive (199/200) d'accouchements par voie basse, révèle des valeurs de lactates un peu plus élevées que si nous avions inclus des prélèvements lors de césariennes programmées.

Westgren *et al.* [10], dans une étude prospective sur 4 045 prélèvements, ont établi une courbe ROC pour le taux de lactates, le pH et le déficit de base en relation avec un score d'APGAR à 10 minutes inférieur à 7. Cette courbe retrouve un test nettement plus rentable en spécificité qu'en sensibilité (spécificité = 90 % pour une sensibilité de 58 %). Cependant, malgré sa sensibilité imparfaite, la mesure des lactates possède une valeur diagnostique comparable à celle du pH artériel pour prédire un score d'APGAR < 7 à 10 minutes.

Nous retrouvons également que la combinaison du pH et des lactates est sans intérêt discriminant. Ainsi, le microdosage rapide des lactates peut se substituer à la mesure du pH qui ne doit pas, dans ces conditions, être considéré comme un complément d'information.

D'un point de vue médico-légal, la mesure par le lactatomètre capillaire apparaît plus intéressante que celle du pH, du fait notamment de l'absence de prélèvements insuffisants par cordon trop court ou trop grêle ou de résultats de l'équilibre acido-basique donnés sous réserve du fait d'un échantillon non homogène. Elle se heurte cependant à l'arrêté du 2 novembre 1994 qui stipule que les actes de biologie clinique doivent être pratiqués par un technicien qualifié, avec un appareillage entretenu et un contrôle de qualité obligatoire sous la responsabilité d'un biologiste. De plus, l'appareillage que nous avons utilisé ne comporte pas d'imprimante. Il n'y a donc pas de « trace papier » autre que celle de la main de la personne qui pratique l'examen.

De même, au sang du cordon, les chiffres des lactates sont prédictifs de l'encéphalopathie anoxique et ischémique de l'enfant né à terme : le risque est nul lorsque les valeurs restent inférieures à 5 mmol/l [7].

La méthode peut également être utile au néonatalogue car, à 30 minutes de vie, après un déversement des lactates dans la circulation générale à partir des territoires auparavant en vasoconstriction, des dosages supérieurs à 9 mmol/l ont une sensibilité de 84 % et une spécificité de 67 % pour prédire une atteinte cérébrale ultérieure, qu'elle soit modérée ou sévère [14].

Mesure des lactates au cuir chevelu fœtal

Du fait de la très faible quantité de sang nécessaire (5 μl), nos premières tentatives de dosage au cuir chevelu montrent qu'il n'y a pratiquement pas d'échec de prélèvement, que le nombre moyen d'incisions au cuir chevelu (1,3 contre 2,5) et la durée du prélèvement (148 contre 302 s) sont 2 fois inférieurs à ceux des microprélèvements qui sont destinés à la mesure du pH, ce qui rejoint l'expérience de Westgren *et al.* [15]. Cette solution plus confortable permet, d'une part, un monitorage plus fréquent pour les équipes qui utilisaient la méthode des pH et, d'autre part, pour les praticiens qui ne l'utilisaient pas, une méthode de diagnostic de l'asphyxie intra-utérine complémentaire du rythme cardiaque fœtal. En effet, le monitorage du rythme cardiaque fœtal est un excellent test de dépistage vu sa grande sensibilité, mais sa faible spécificité peut conduire à des césariennes inutiles à moins de recourir à la mesure des lactates dont nous avons pu mettre en évidence l'excellente spécificité.

Le lactatomètre capillaire possède en plus l'avantage d'être beaucoup plus facile d'accès dans les unités de plus faible importance qui ne peuvent se permettre l'acquisition d'une unité de mesure de la gazométrie et qui n'ont pas d'unité de biochimie pour assurer la maintenance et le contrôle de qualité.

Une étude de Kruger *et al.* [16] réalisée sur le cuir chevelu fœtal chez 1 709 patientes ayant des anomalies du tracé du rythme cardiaque fœtal montre que la mesure par le lactatomètre capillaire est plus sensible comme marqueur d'anomalies neurologiques que celle du pH. En effet, en considérant le 90e percentile des lactates au cuir chevelu (> 6,1 mmol/l) et le 10e percentile du pH (< 7,15), ces auteurs ont montré que pour les scores d'APGAR < 4 à 5 minutes, la sensibilité des deux méthodes était respectivement de 41,7 et 0 %, avec une spécificité de 91,0 et 89,4 %, alors que pour les encéphalopathies hypoxiques et ischémiques modérées et sévères, la sensibilité était respectivement de 66,7 et 16,7 % pour une spécificité de 91,0 et 89,9 %.

Nos premiers résultats retrouvent une bonne correspondance entre une valeur des lactates supérieure à 5 mmol/l et un pH inférieur à 7,20. Rappelons que Kruger *et al.* [16] avaient établi le seuil de l'hypoxie intra-partum à 4,8 mmol/l.

BIBLIOGRAPHIE

[1] Boog G. La souffrance fœtale aiguë. *J Gynecol Obstet Biol Reprod* 2001 ; 30 : 393-432.

[2] Smith NC, Soutter WP, Sharp F, Mc Coll J, Ford I. Fetal scalp blood lactate as an indicator of intrapartum hypoxia. *Br J Obstet Gynæcol* 1983 ; 90 : 821-31.

[3] Suidan JS, Young BK. Outcome of fetuses with lactic acidemia. *Am J Obstet Gynecol* 1984 ; 150 : 33-7.

[4] Norström L, Chua S, Roy A, Arulkumaran S. Quality assessment of two lactate test strip methods suitable for obstetric use. *J Perinat Med* 1998 ; 26 : 83-8.

[5] Pennell CE, Tracy MB. A new method for rapid measurement of lactate in fetal and neonatal blood. *Aust N Z J Obstet Gynæcol* 1999 ; 39 : 227-33.

[6] Linet T, Laporte J, Gueye H, Boog G. Évaluation du bien-être néonatal par microdosage rapide des lactates au sang du cordon. *J Gynecol Obstet Biol Reprod* 2002 ; 31 : 352-7.

[7] Chou YH, Tsou Yau KI, Wang PJ. Clinical application of the measurement of cord plasma lactate and pyruvate in the assessment of high-risk neonates. *Acta Pædiatr* 1998 ; 87 : 764-8.

[8] Shirey T, St Pierre J, Winkelman J. Cord lactate, pH, and blood gases from healthy neonates. *Gynecol Obstet Invest* 1996 ; 41 : 15-9.

[9] Chanrachakul B, Chua S, Nordström L, Yam J, Arulkumaran S. Umbilical artery blood gas and lactate in healthy newborns. *J Assoc Thai* 1999 ; 82 : 388-93.

[10] Westgren M, Divon M, Horal M, Ingemarsson I, Kublickas M, Shimojo N *et al.* Routine measurements of umbilical artery lactate levels in the prediction of perinatal outcome. *Am J Obstet Gynecol* 1995 ; 173 : 1416-22.

[11] Nordström L, Achanna S, Naka K, Arulkumaran S. Fetal and maternal lactate increase during active second stage of labour. *Br J Obstet Gynæcol* 2001 ; 108 : 263-8.

[12] Kruger K, Kublickas M, Westgren M. Lactate in scalp and cord blood from fetuses with ominous fetal heart rate patterns. *Obstet Gynecol* 1998 ; 92 : 918-22.
[13] Ruth VJ, Raivio KO. Perinatal brain damage : predictive value of metabolic acidosis and the APGAR score. *Br Med J* 1988 ; 297 : 24-7.
[14] Da Silva S, Hennebert N, Denis R, Wayenberg JL. Clinical value of a single postnatal lactate measurement after intrapartum asphyxia. *Acta Pædiatr* 2000 ; 89 : 320-32.
[15] Westgren M, Kruger M, Ek S, Grunevald C, Kublickas M, Naka K *et al.* Lactate compared with pH analysis at fetal scalp blood sampling : a prospective randomised study. *Br J Obstet Gynæcol* 1998 ; 105 : 29-33.
[16] Kruger K, Hallberg B, Blennow M, Kublickas M, Westgren M. Predictive value of fetal scalp blood lactate concentration and pH as markers of neurologic disability. *Am J Obstet Gynecol* 1999 ; 181 : 1072-8.

Le syndrome de réponse inflammatoire fœtale

T. DEBILLON, C. GRAS-LEGUEN, A. KUSTER, J.-C. ROZÉ*

Résumé

La réponse inflammatoire fœtale est un syndrome défini par une élévation des cytokines pro-inflammatoires dans le sang fœtal et/ou dans le liquide amniotique, accompagnée d'infiltrats de polynucléaires neutrophiles décelés dans les annexes (placenta et/ou cordon). Ce syndrome a principalement été individualisé lors des chorio-amniotites où, même en l'absence d'infection fœtale, le fœtus peut développer cette réaction inflammatoire. Celle-ci est systémique, ce qui explique probablement qu'elle puisse retentir sur l'ensemble du fœtus et essentiellement sur le poumon et le cerveau. En effet, la dysplasie broncho-pulmonaire et la leucomalacie périventriculaire sont significativement associées à l'existence d'une réponse inflammatoire fœtale. Ceci suggère qu'il puisse exister un lien de cause à effet entre l'inflammation anténatale et la survenue de lésions de type ischémique de la substance blanche périventriculaire, ce qui amène à discuter de nouveaux mécanismes pour la physiopathologie de cette maladie. Au-delà des pathologies néonatales et des lésions cérébrales, il semble que ce syndrome fœtal puisse être un facteur de risque pour des anomalies du développement moteur et intellectuel puisqu'il est aussi significativement associé à la survenue d'une infirmité motrice cérébrale durant l'enfance. Cette pathologie représente une parfaite illustration de la médecine périnatale puisque des pathologies de l'enfant prématuré ainsi que leurs séquelles pourraient être liées, en partie, à des perturbations survenant pendant la vie fœtale.

Mots clés

Inflammation fœtale. Cytokines. Dysplasie broncho-pulmonaire. Leucomalacie périventriculaire.

* Service de néonatalogie, hôpital Mère-Enfant, 9 quai Moncousu, 44093 Nantes cedex 01.

Introduction

Il n'y a pas de critères « officiels » pour définir le syndrome de réponse inflammatoire fœtale. Ce sont les travaux de l'équipe de Romero, concernant le dosage de certaines interleukines (IL) chez le fœtus, qui ont introduit la dénomination *fetal inflammatory response syndrome* (FIRS) et c'est essentiellement l'élévation de l'IL6 qui a été proposée comme marqueur du FIRS [1]. Cette modification biologique a ensuite été corrélée à la présence d'infiltrats inflammatoires dans les tissus placentaires et/ou funiculaires [2-4]. Ainsi, le FIRS est défini actuellement par l'augmentation des interleukines pro-inflammatoires dans le liquide amniotique ou dans le sang du cordon et par la présence d'une funiculite ou d'un infiltrat inflammatoire placentaire décelés par l'histologie. Ces différents travaux ont pris un intérêt certain lorsque ce syndrome a été significativement associé à plusieurs pathologies du nouveau-né prématuré [5-7]. Ces associations statistiques suggèrent un lien de cause à effet entre le FIRS et des atteintes pulmonaires et/ou cérébrales néonatales. Des connaissances nouvelles sont apportées pour la genèse de ces maladies en évoquant un possible début anténatal.

Nous proposons, à travers cet article, de présenter les situations cliniques maternelles où le FIRS a été identifié et de détailler les pathologies néonatales auxquelles cette réponse est associée. Les mécanismes par lesquels l'inflammation serait délétère seront explicités.

Comment a été individualisée la réponse inflammatoire fœtale

C'est au début des années 1990 que les cytokines ont été dosées dans les différents compartiments de l'unité fœto-placentaire : liquide amniotique, sang du cordon et sang maternel. Elles ont été essentiellement étudiées lors de trois circonstances : infection intra-utérine, accouchements spontanés avant terme et à terme. Ces substances sont connues pour leur rôle lors de la phase aiguë d'un processus inflammatoire : elles modulent la production d'un ensemble de protéines inflammatoires et les chimiokines interviennent pour diriger les leucocytes sur le site de l'inflammation [8, 9]. Ainsi, il semblait intéressant de les étudier dans les situations infectieuses obstétricales.

Ces travaux ont mis en évidence une élévation des cytokines pro-inflammatoires lors des infections intra-utérines. Ainsi, chez les patientes présentant une menace d'accouchement prématuré avec ou sans infection, des taux significativement plus élevés d'IL6, d'IL1-alpha et 1-bêta dosées dans le liquide amniotique sont retrouvés chez les patientes infectées [10, 11]. Chez les patientes accouchant avant terme, une concentration d'IL6 dans le liquide amniotique supérieure à 600 pg/ml a une sensibilité pour le diagnostic d'infection intra-utérine de 100 % et une spécificité de 89 % [12]. Pour les patientes à terme, la sensibilité et moins élevée (86 %) mais la spécificité est comparable (79 %) [13]. Ces derniers résultats sont à associer à celui d'Andrews : cet auteur retrouve une corrélation inverse entre le taux d'IL6 et l'âge gestationnel en cas de déclenchement spontané du travail [14]. Ainsi, l'IL6 peut être considérée comme un marqueur fiable de l'accouchement associé à une chorio-amniotite, et ce d'autant plus que celui-ci survient à un âge gestationnel faible. Les études concernant les dosages sanguins des cytokines sont moins nombreuses : les taux, dosés dans le sang du cordon, sont cependant significativement plus élevés en cas de chorio-amniotite mais aucune association significative n'est mise en évidence avec les prélèvements effectués dans le sang maternel [15-17].

Ces modifications biologiques ont ensuite été associées à l'existence d'infiltrats inflammatoires observés à l'histologie des annexes fœtales. Dans l'étude de Baud [2], une corrélation positive entre les taux d'IL1-bêta, d'IL6 et de TNF alpha avec la sévérité de l'atteinte histologique est observée ($p < 0,05$ pour l'IL6 et le TNF alpha, $p < 0,03$ pour l'IL1-bêta). Ce même type de résultat est retrouvé par Salafia à partir de dosages dans le sang du cordon [17]. Plus récemment, Pacora *et al.* ont observé qu'un taux sanguin d'IL6 1 > 11 pg/ml était associé à un taux significativement plus élevé de chorio-amniotites histologiques et/ou de funiculites [4]. Ainsi, la sensibilité et la spécificité de l'IL6 pour le diagnostic des formes sévères d'inflammation des annexes (infiltrats inflammatoires placentaires et du cordon) étaient respectivement de 70 et 78 %.

L'ensemble de ces travaux a ainsi démontré la capacité du fœtus à développer une réponse inflammatoire face à une agression infectieuse. Cette réponse peut se manifester en l'absence d'infection fœtale puisque l'étude de Singh ne retrouvait pas d'association significative entre l'élévation des cytokines et la survenue d'un sepsis néonatal [16]. Par contre, elle est associée à d'autres pathologies néonatales, respiratoires et cérébrales, suggérant que l'inflammation fœtale peut participer à la genèse de ces maladies.

Réponse inflammatoire fœtale et morbidité néonatale

La leucomalacie périventriculaire (LPV) a été la première pathologie associée au FIRS. Ainsi, dès 1988, Béjar *et al.* rapportaient que les infiltrats inflammatoires du cordon ombilical étaient significativement associés à sa survenue [18]. Par ailleurs, plusieurs études concernant les facteurs de risque de LPV ont montré que la fréquence de cette pathologie était significativement plus élevée pour les prématurés nés dans un contexte clinique de chorio-amniotite que pour les autres [19-21]. Ce résultat ne s'expliquait pas par les événements postnatals [19], suggérant que l'inflammation anténatale liée à l'infection pouvait contribuer à la survenue d'une LPV. Cette hypothèse a été soutenue par tous les travaux ultérieurs retrouvant une association significative entre les taux d'IL6 et la LPV. Martinez *et al.* ont noté une augmentation significative du risque de lésions cérébrales en cas d'élévation de l'IL6 dosée dans le liquide amniotique (OR = 7,94 [IC 95 % : 1,2-51,7]) [7]. Le taux d'IL6 dosée au cordon a une valeur diagnostique pour la LPV avec une sensibilité de 72 % et une spécificité de 74 % [22]. Plus récemment, ce problème a été abordé à partir de l'histologie placentaire : dans un groupe de 32 prématurés atteints de LPV, la fréquence des lésions inflammatoires placentaires et/ou du codon est augmentée par rapport à celle observée dans un groupe contrôle, mais le degré de significativité n'est pas atteint [23].

Comment le FIRS pourrait-il être toxique pour la substance blanche périventriculaire ? Est-ce que les cytokines sont de simples marqueurs associés à la LPV ou, au contraire, sont-elles directement impliquées dans l'atteinte ischémique de la substance blanche ? Ces questions ne sont pas encore totalement élucidées. Les cytokines pourraient exercer une toxicité sur la substance blanche. En premier lieu, les cellules du système nerveux central (astrocytes ou cellules microgliales) peuvent les exprimer (études *in vitro*) [24, 25]. Dans un modèle animal de souris transgénique surexprimant l'IL6, un lien direct entre l'expression d'IL6 et une prolifération astrocytaire et/ou microgliale est établi [26]. Dans le modèle murin de lésions de la substance blanche obtenues par l'iboténate [27], un prétraitement par les cytokines pro-inflammatoires induit une prolifération microgliale et une augmentation de taille des lésions cavitaires [28]. Enfin, chez l'humain, Yoon *et al.* ont étudié l'expression des cytokines par immunohistochimie dans les cerveaux de prématurés atteints de LPV. Dans ce groupe, ces auteurs ont montré une plus forte expression de cytokines par les astrocytes et les cellules microgliales que dans des cerveaux de sujets contrôles, indemnes de LPV [29]. Tous ces résultats suggèrent que les cytokines peuvent intervenir directement ou indirectement sur la substance blanche du prématuré et qu'il y a réellement un lien de cause à effet entre la réponse inflammatoire fœtale et la LPV. Lors de cette réponse, les cytokines produites par le placenta pourraient pénétrer dans le tissu cérébral à partir de la circulation systémique en traversant la barrière hémato-encéphalique et/ou être produite localement par les cellules microgliales ou astrocytaires.

La dysplasie broncho-pulmonaire est aussi une pathologie néonatale significativement associée à la réponse inflammatoire fœtale. Yoon étudie en 1999 [6] la relation entre l'IL6 dosée à la naissance au cordon et la fréquence de la dysplasie, définie par la persistance d'une détresse respiratoire à 28 jours d'âge postnatal. L'élévation de l'IL6 est un facteur indépendant de dysplasie (OR : 4,2 [IC 95 % : 1,6-11,2]). Cette association s'expliquerait par le développement *in utero* d'une inflammation pulmonaire en cas de FIRS, qui participerait à la genèse de la dysplasie. Cette hypothèse est soutenue par la mise en évidence :

– d'une augmentation significative des concentrations intra-amniotiques de plusieurs IL (6, 1-bêta, 8) et de TNF alpha, pour les prématurés développant une dysplasie par rapport à des prématurés contrôles [30] ;

– d'une augmentation significative de la concentration intratrachéale d'IL1-bêta dès le premier jour de vie, chez les prématurés nés après chorio-amniotite [31].

En réponse à une agression bactérienne intra-utérine, une production locale de cytokines, dans le tissu pulmonaire, pourrait survenir et induire un recrutement de cellules inflammatoires. L'effet délétère de la chorio-amniotite sur le poumon fœtal est aussi suggéré par des travaux expérimentaux réalisés chez l'animal. Ainsi, un modèle d'infection intra-utérine à *Escherichia coli* a pu être établi chez la lapine gestante, où les fœtus sont extraits par césarienne à des temps variables après l'inoculation [32]. Pour ceux extraits durant les 24 premières heures après l'inoculation, des infiltrats inflammatoires pulmonaires sont observés avec une différence significative par rapport à des contrôles inoculés avec du sérum physiologique [33]. Dans un autre modèle chez le mouton, où une injection intra-amniotique d'endotoxine est effectuée chez les fœtus, une augmentation de l'expression pulmonaire d'IL8 puis un recrutement de neutrophiles sont observés, respectivement 8 et 24 heures après l'inoculation [34]. Chez les animaux extraits 30 jours après l'agression infectieuse, le poumon réagit différemment à la ventilation mécanique que ceux des sujets contrôles ayant eu une injection intra-amniotique de sérum physiologique : après 6 heures de ventilation, l'ensemble des marqueurs inflammatoires (taux de cellules inflammatoires, expression d'IL6 et d'IL8) est significativement augmenté dans le groupe exposé à l'endotoxine par rapport au groupe contrôle [35].

Des arguments supplémentaires concernant l'influence du FIRS sur la pathologie respiratoire sont apportés par les travaux de Watterberg. Cet auteur a montré que les prématurés nés après chorio-amniotite sont à plus haut risque de dysplasie mais à plus bas risque de syndrome de détresse respiratoire néonatale durant les premiers jours de vie [31]. En présence d'une chorio-amniotite, la réponse inflammatoire fœtale aurait donc plusieurs conséquences. Outre l'induction d'une inflammation pulmonaire anténatale, elle induirait une accélération de la maturation des protéines du surfactant par le biais d'une augmentation des métabolites du cortisol [36].

FIRS et infirmité motrice cérébrale de l'enfant

Plus récemment, des études épidémiologiques ont été effectuées pour rechercher une association entre une réaction inflammatoire fœtale et l'infirmité motrice cérébrale (IMC) de l'enfant. Avec cette nouvelle approche, l'effet délétère de l'inflammation sur le cerveau fœtal est abordé plus globalement qu'auparavant puisque le critère étudié n'est plus une lésion cérébrale mais les séquelles fonctionnelles observées à distance de la période néonatale. Cette hypothèse est testée chez le prématuré et chez le nouveau-né à terme.

Une méta-analyse a été faite sur ce sujet et a été publiée en 2000 [37]. Elle a permis de regrouper toutes les études où l'association ente la chorio-amniotite et l'IMC pouvait être étudiée. Les difficultés liées au regroupement des différentes séries sont abordées. La chorio-amniotite peut être définie par plusieurs types de critères, cliniques, histologiques et/ou bactériologiques, et tous ne sont pas nécessairement présents dans les différentes études. Aucune étude n'a utilisé les cytokines pour définir la chorio-amniotite. L'IMC est abordée dans les publications anglo-saxonnes sous l'expression *cerebral palsy*. Cette différence est finalement surtout sémantique car les deux populations sont en réalité superposables. En revanche, selon les études, le diagnostic d'IMC est effectué avec des différences d'âge postnatal et lorsque le diagnostic est fait très précocement (à 6 mois pour une étude), sa fiabilité est discutable.

Trente études sont finalement sélectionnées pour ce travail. Pour les enfants nés prématurément, les résultats montrent une augmentation significative du risque d'IMC en cas de chorio-amniotite lorsqu'elle est définie cliniquement (11 études, RR = 1,9 [IC 95 % : 1,4-2,5]). Lorsque cette pathologie est définie par l'histologie placentaire une augmentation du risque d'IMC est également retrouvée, sans toutefois atteindre le seuil de significativité (5 études, RR = 1,6 [IC 95 % : 0,9-2,7]). Pour les enfants nés à terme, les études sont moins nombreuses. Le risque d'IMC est augmenté en présence d'une chorio-amniotite clinique (2 études, RR = 4,9 [IC 95 % : 1,3-16,2]) ou histologique (1 étude seulement, RR = 8,9 [IC 95 % : 1,9-40]).

Cette méta-analyse apporte un argument supplémentaire pour l'association étudiée. Des facteurs de confusion sont cependant possibles : ainsi, pour les prématurés, les résultats ne sont pas toujours ajustés selon l'âge gestationnel. Or, l'association entre chorio-amniotite et IMC peut s'expliquer non pas par la seule réaction inflammatoire fœtale mais aussi par la prématurité. Seules 6 études permettent le calcul du risque relatif ajusté selon l'âge gestationnel et, finalement, une seule étude conserve un risque relatif significatif. Chez le nouveau-né à terme, l'anoxo-ischémie périnatale peut être un facteur de confusion : les enfants nés après une infection intra-utérine ont plus de difficultés lors de l'adaptation à la vie extra-utérine et sont plus à risque d'encéphalopathie anoxo-ischémique et, par conséquence, d'IMC que les autres [38]. Il y a donc encore une place pour des études futures où ces facteurs possibles de confusion seraient pris en compte.

Yoon s'est intéressé à la corrélation entre le taux d'interleukine au cordon et le devenir neuromoteur des enfants à l'âge de 3 ans [39]. Dans une cohorte de 23 prématurés, cet auteur a montré, après ajustement des résultats par rapport à l'âge gestationnel, que la présence d'une funiculite et d'un taux élevé d'IL6 ou d'IL8 augmente le risque d'IMC à l'âge de 3 ans (OR respectifs avec IC 95 % : 5,5 [1,2-24,5], 6,4 [1,3-33,6] et 5,9 [1,1-30,7]).

Redline a étudié rétrospectivement les placentas de 60 prématurés présentant des séquelles neurologiques et de 59 sujets contrôles [40]. Les lésions histologiques de chorio-amniotite augmentent le risque de séquelles mais le degré de significativité n'est pas atteint (OR = 1,2 [IC 95 % : 0,5-2,8]). Cet auteur a effectué le même type d'étude pour le nouveau-né à terme avec une augmentation significative du risque de séquelles en cas de chorio-amniotite (OR = 13,2 [IC 95 % : 1,2-144]) [41].

Conclusion

L'identification du FIRS a clairement permis d'aborder certaines pathologies néonatales avec de nouveaux concepts, en argumentant l'influence des facteurs anténatals. Ces progrès concernant les connaissances physiopathologiques ont déjà eu des répercussions sur les pratiques de soins : le lien entre le FIRS et la dysplasie broncho-pulmonaire a justifié, pendant quelques années, la corticothérapie durant la période néonatale précoce. Cette attitude est maintenant remise en cause du fait des effets délétères cérébraux de ce traitement chez le nouveau-né prématuré. Le lien entre le FIRS et la leucomalacie conduit à proposer, en cas de chorio-amniotite, de soustraire le fœtus de l'environnement infectieux délétère. Cette proposition n'a pas, à ce jour, été validée par des études randomisées. Ainsi, il y a certainement une place pour des travaux futurs afin de préciser les conséquences pratiques de ces nouveaux concepts physiopathologiques.

BIBLIOGRAPHIE

[1] Gomez R, Romero R, Ghezzi F, Yoon BH, Mazor M, Berry SM. The fetal inflammatory response syndrome. *Am J Obstet Gynecol* 1998 ; 179 : 194-202.

[2] Baud O, Emilie D, Pelletier E, Lacaze-Masmonteil T, Zupan V, Fernandez H *et al.* Amniotic fluid concentrations of interleukin-1beta, interleukin-6 and TNF alpha in chorioamnionitis before 32 weeks of gestation: histological associations and neonatal outcome. *Br J Obstet Gynaecol* 1999 ; 106 : 72-7.

[3] Yoon BH, Romero R, Park JS, Kim M, Oh SY, Kim CJ *et al.* The relationship among inflammatory lesions of the umbilical cord (funisitis), umbilical cord plasma interleukin 6 concentration, amniotic fluid infection, and neonatal sepsis. *Am J Obstet Gynecol* 2000 ; 183 : 1124-9.

[4] Pacora P, Chaiworapongsa T, Maymon E, Kim YM, Gomez R, Yoon BH *et al.* Funisitis and chorionic vasculitis: the histological counterpart of the fetal inflammatory response syndrome. *J Matern Fetal Neonatal Med* 2002 ; 11 : 18-25.

[5] Yoon BH, Romero R, Kim CJ, Jun JK, Gomez R, Choi JH *et al.* Amniotic fluid interleukin-6 : a sensitive test for antenatal diagnosis of acute inflammatory lesions of preterm placenta and prediction of perinatal morbidity. *Am J Obstet Gynecol* 1995 ; 172 : 960-70.

[6] Yoon BH, Romero R, Kim KS, Park JS, Ki SH, Kim BI *et al.* A systemic fetal inflammatory response and the development of bronchopulmonary dysplasia. *Am J Obstet Gynecol* 1999 ; 181 : 773-9.

[7] Martinez E, Figueroa R, Garry D, Visintainer P, Patel K, Verma U *et al.* Elevated amniotic fluid interleukin-6 as a predictor of neonatal periventricular leukomalacia and intraventricular hemorrhage. *J Matern Fetal Investig* 1998 ; 8 : 101-7.

[8] Gabay C, Kushner I. Acute-phase proteins and other systemic responses to inflammation. *N Engl J Med* 1999 ; 340 : 448-54.

[9] Luster AD. Chemokines-chemotactic cytokines that mediate inflammation. *N Engl J Med* 1998 ; 338 : 436-45.

[10] Hillier SL, Witkin SS, Krohn MA, Watts DH, Kiviat NB, Eschenbach DA. The relationship of amniotic fluid cytokines and preterm delivery, amniotic fluid infection, histologic chorioamnionitis, and chorioamnion infection. *Obstet Gynecol* 1993 ; 6 : 941-8.

[11] Romero R, Avila C, Santhanam U, Sehgal PB. Amniotic fluid interleukin-6 in preterm labor. *J Clin Invest* 1990 ; 85 : 1392-400.

[12] Greig PC, Ernest JM, Teot L, Erikson M, Talley R. Amniotic fluid interleukin-6 levels correlate with histologic chorioamnionitis and amniotic fluid cultures in patients in premature labor with intact membranes. *Am J Obstet Gynecol* 1993 ; 169 : 1035-44.

[13] Gomez R, Romero R, Galasso M, Behnke E, Insunza A, Cotton DB. The value of amniotic fluid interleukin-6, white blood cell count, and gram stain in the diagnosis of microbial invasion of the amniotic cavity in patients at term. *Am J Reprod Immunol* 1994 ; 32 : 200-10.

[14] Andrews WW, Hauth JC, Goldenberg RL, Gomez R, Romero R, Cassell GH. Amniotic fluid interlekin-6 : correlation with upper genital tract microbial colonization and gestational age in women delivered after spontaneous labor versus indicated delivery. *Am J Obstet Gynecol* 1995 ; 173 : 606-12.

[15] Lencki SG, Maciulla MB, Eglinton GS. Maternal and umbilical cord serum interleukin levels in preterm labor with clinical chorioamnionitis. *Am J Obstet Gynecol* 1994 ; 170 : 145-51.
[16] Singh B, Merchant P, Walker CR, Kryworuchko M, Diaz-Mitoma F. Interleukin-6 expression in cord blood of patients with clinical chorioamnionitis. *Pediatr Res* 1996 ; 39 : 976-9.
[17] Salafia CM, Shere DM, Spong CY, Lencji S, Eglinton GS, Parkash V *et al.* Fetal but not maternal serum cytokine levels correlate with histologic acute placental inflammation. *Am J Perinatol* 1997 ; 14 : 419-22.
[18] Bejar R, Wozniak P, Allard M, Benirschke K, Vaucher Y, Coen R *et al.* Antenatal origin of neurologic damage in newborn infants. I. Preterm infants. *Am J Obstet Gynecol* 1988 ; 159 : 357-63.
[19] Zupan V, Gonzalez P, Lacaze-Masmonteil T, Boithias C, d'Allest AM, Dehan M *et al.* Periventricular leukomlacia : risk factors revisited. *Dev Med Child Neurol* 1996 ; 38 : 1061-7.
[20] Perlamn JM, Risser R, Broyles RS. Bilateral cystic periventricular leukomalacia in the premature infant : associated risk factors. *Pediatrics* 1996 ; 97 : 822-7.
[21] Verma U, Tejani N, Klein S, Reale MR, Beneck D, Figueroa R *et al.* Obstetric antecedents of intraventricular hemorrhage and periventricular leukomalacia in the low-birth-weight neonate. *Am J Obstet Gynecol* 1997 ; 176 : 275-81.
[22] Yoon BH, Romero R, Yang SH, Jun JK, Kim IO, Choi JH *et al.* Interleukin-6 concentrations in umbilical cord palsma are elevated in neonates with white matter lesions associated with periventricular leukomalacia. *Am J Obstet Gynecol* 1996 ; 174 : 1433-40.
[23] Kumasaki K, Nakayama M, Sumida Y, Ozono K, Mushiake S, Suehara N *et al.* Placental features in preterm infants with periventricular leukomalacia. *Pediatrics* 2002 ; 109 : 650-5.
[24] Dorf ME, Berman MA, Tanabe S, Heesen M, Luo Y. Astrocytes express functional chemokine receptors. *J Neuroimmunol* 2000 ; 111 : 109-21.
[25] Chao CC, Hu S, Sheng WS, Peterson PK. Tumor necrosis factor-alpha production by human fetal microglialcells : regulation by other cytokines. *Dev Neurosci* 1995 ; 17 : 97-105.
[26] Chiang CS, Stalder A, Samini A, Campbell IL. Reactive gliosis as a consequence of interleukin-6 expression in the brain : studies in transgenic mice. *Dev Neurosci* 1994 ; 16 : 212-21.
[27] Marret S, Mukendi R, Gadisseux JF, Gressens P, Evrard P. Effect of ibotenate on brain develpment : an excitotoxic mouse model of microgyria and posthypoxic-like lesions. *J Neuropathol Exp Neurol* 1995 ; 54 : 358-70.
[28] Dommergues MA, Patkai J, Renauld JC, Evrard P, Gressens P. Proinflammatory cytokines and interleukin-9 exacerbate excitotoxic lesions of the newborn murine neopallidum. *Ann Neurol* 2000 ; 47 : 54-63.
[29] Yoon BH, Romero R, Kim CJ, Koo JN, Choe G, Syn HC *et al.* High expression of tumor necrosis factor-alpha and interleukin-6 in periventricular leukomalacia. *Am J Obstet Gynecol* 1997 ; 177 : 406-11.
[30] Yoon BH, Romero R, Jun JK, Park KH, Park JD, Ghezzi F *et al.* Amniotic fluid cytokines (interleukin-6, tumor necrosis factor-alpha, interleukin-1 bêta and interleukin-8) and the risk for the development of bronchopulmonary dysplasia. *Am J Obstet Gynecol* 1997 ; 177 : 25-30.
[31] Watterberg KL, Demers LM, Scott SM, Murphy S. Chorioamnionitis andearly lung inflammation in infants in whom bronchopulmonary dysplasia develops. *Pediatrics* 1996 ; 97 : 210-5.
[32] Debillon T, Gras-Leguen C, Vérielle V, Winer N, Caillon J, Rozé JC *et al.* Intra-uterine Infection Induces programmed Cell Death in Rabbit Periventricular Withe Matter. Pediatr Res 2000 ; 47 : 736-42.
[33] Gras-Leguen C, Debillon T, Valette G, Potel G, Rozé JC. *L'antibiothérapie diminue les lésions d'inflammation et de mort cellulaire observées dans le poumon fœtal dans un modèle expérimental d'infection intra-utérine.* Communication orale, 8e Journées francophones de recherche en néonatalogie, Paris, 19-20 décembre 2002.
[34] Kramer BW, Kramer S, Ikegami M, Jobe AH. Injury, inflammation, and remodeling in fetal sheep lung after intra-amniotic endotoxin. *Am J Physiol Lung Cell Mol Physiol* 2002 ; 283 : L452-9.
[35] Ikegami M, Jobe AH. Postnatal lung inflammation increased by ventilation of preterm lambs exposed antenatally to *Escherichia coli* endotoxin. *Pediatr Res* 2002 ; 52 : 356-62.

[36] Watterberg KL, Scott SM, Naeye RL. Chorioamnionitis, cortisol, and acute lung disease in very low birth weight infants. *Pediatrics* 1997 ; 99 : 6.
[37] Wu YW, Colford JM. Chorioamnionitis as a risk factor for cerebral palsy. *JAMA* 2000 ; 284 : 1417-24.
[38] Grether JK, Nelson KB. Maternal infection and cerebral palsy in infants of normal birth weight. *JAMA* 1997 ; 278 : 207-11.
[39] Yoon BH, RomeroR, Park JS, Kim CJ, Kim SH, Choi JH *et al.* Fetal exposure to an intra-amniotic inflammation and the development of cerebral palsy at the age of three years. *Am J Obstet* 2000 ; 182 : 675-81.
[40] Redline RW, Wilson-Costello D, Broawski E, Fanaroff AA, Maureen H. Placental lesions associated with neurologic impairment and cerebral palsy in very low-birth-weight infants. *Arch Pathol Lab Med* 1998 ; 122 : 1091-8.
[41] Redline RW, O'Riordan A. Placental lesions associated with cerebral palsy and neurologic impairment following term birth. *Arch Pathol Lab Med* 2000 ; 124 : 1785-91.

Lésions cervicales de haut grade et grossesse : étude rétrospective nantaise (à propos de 14 cas) et revue de la littérature

H. PIGEAU, I. HAUSLER, P. GUILLARD, P. LOPES*

Résumé

La grossesse modifie les conditions du dépistage, du diagnostic et du traitement des lésions de haut grade, pourtant il faut considérer la grossesse comme une période privilégiée de dépistage car c'est parfois la seule où certaines femmes consultent, ce qui devrait permettre la réalisation des frottis. L'importance du diagnostic du grade de la lésion cervicale chez les femmes enceintes impose une évaluation fondée sur la colposcopie et les biopsies. Celles-ci doivent être réalisées à l'aide d'une micropince qui permet d'établir une véritable cartographie des lésions et, de plus, d'éviter les douleurs, les risques hémorragiques et infectieux. La principale attitude médicale devant une dysplasie sévère ou un épithélioma *in situ* chez la femme enceinte repose, une fois éliminé le risque de lésions invasives, sur la simple surveillance fondée sur cette association colposcopie et biopsies. Cette attitude a guidé notre conduite au CHU de Nantes depuis plus de 20 ans. Nous avons colligé depuis les 10 dernières années 14 observations complètes, rapportées ici, et qui nous confortent dans l'idée qu'il faut, au cours de la grossesse, éviter la conisation et qu'une surveillance médicale attentive doit être conseillée.

Mots clés

CIN III. Grossesse. Cancers. Col utérin. hPV. Biopsies du col. Dysplasies. Lésions de haut grade.

* Service de gynécologie obstétrique, CHU de Nantes, 9, quai Moncousu, 44093 Nantes cedex 01.

Introduction

L'incidence du cancer du col était, en l'an 2000 et selon le ministère de la Santé, de 3 387 cas, responsables de 1 004 décès. Mille décès évitables ? Pourquoi tant de cancers du col alors que l'étiologie virale paraît évidente et que le dépistage est largement diffusé. En France, ce dépistage n'est pas organisé et il repose sur le volontariat des femmes pour aller consulter.

Même si les facteurs de risque sont bien connus, la diminution du nombre de cancers du col passe obligatoirement par un dépistage plus ciblé des femmes défavorisées d'un point de vue socio-économique. Le rôle des consultations d'urgence et des consultations obstétricales doit être ici particulièrement souligné.

Depuis 20 ans, le nombre des lésions précancéreuses du col de l'utérus dépistées augmente chez les femmes jeunes [1], ce qui accroît donc la probabilité de retrouver ces lésions chez des femmes enceintes compte tenu de l'âge de procréation. La grossesse est une circonstance de dépistage privilégiée pour le cancer du col de l'utérus, car l'examen gynécologique est obligatoire. De 1 à 5 % des frottis réalisés pendant cette période révèlent des anomalies [2-4]. Selon Hellberg [2] et Melsheimer [3], 1,2 % de ces anomalies cytologiques s'avéreront être des cancers invasifs et, d'après Dargent [5] et Hacker [6], l'incidence du carcinome *in situ* est de 0,15 % pendant la grossesse. Plusieurs difficultés concernent l'association lésions cervicales de haut grade et grossesse :

– les difficultés d'interprétation des moyens habituels de surveillance (frottis, colposcopie) du fait des modifications gravidiques du col utérin ;

– les risques spécifiques concernant les investigations diagnostiques (biopsies et conisation) et thérapeutiques.

Cette situation, difficile pour les gynécologues et les obstétriciens, est à l'origine de nombreux articles qui évaluent les conduites à tenir pendant la grossesse

En premier lieu, nous évaluerons les attitudes qui ont été adoptées en cas de CIN III (*cervical intraneoplasia* 3 ou dysplasie sévère ou épithélioma *in situ*) pendant la grossesse au cours des 10 dernières années au CHU de Nantes, ainsi que la recherche des différents facteurs de risque de cancer du col chez les patientes qui auraient pu modifier cette attitude. À partir de ce travail, nous proposerons une conduite thérapeutique fondée sur notre expérience et sur les données publiées.

Matériel et méthode

En nous fondant sur les résultats anatomopathologiques de lésions de haut grade rencontrées entre 1992 et 2002, nous avons enregistré 37 patientes avec un CIN III diagnostiqué au cours de la grossesse. Nous avons sélectionné celles qui ont été suivies au CHU ou pour qui nous avions des dossiers obstétricaux complets. Dans cette étude rétrospective, nous avons colligé pour chaque patiente différents paramètres tels que l'âge, les conditions socioprofessionnelles, l'habitus, les antécédents médicaux et chirurgicaux notables, la gestité, la parité. Ont également été notés les différents facteurs de risque couramment admis ou suspectés de cancer du col de l'utérus : infection à hPV *(human papillomavirus)*, ses caractéristiques (typage) et son évolution pendant la grossesse, infection à VIH et ses caractéristiques (stade), consommation de tabac, sérologie à *Chlamydiae*, prise de contraception orale et notion de Distillbène syndrome. Concernant le dépistage de la lésion, nous avons noté les éléments de diagnostic qui ont été utilisés au cours de la grossesse et la survenue d'éventuelles complications. Concernant la conduite à tenir observée, nous avons noté le type et la fréquence de la surveillance et les traitements suivis pendant et après la grossesse. Pour le déroulement de la grossesse, nous avons recueilli l'âge gestationnel au moment du diagnostic ainsi que la survenue d'incidents (métrorragie, fausse couche, menace d'accouchement prématuré, infections au cours de la grossesse), le mode d'accouchement et la survenue de complications.

Résultats

Les données complètes concernant le diagnostic de CIN III et la grossesse ont pu être réunies pour 14 patientes. Vingt-trois dossiers ont été écartés pour données insuffisantes. Une des 14 patientes a eu 2 grossesses avec un diagnostic de CIN III et a été incluse dans l'étude ; une autre n'a eu au, cours de sa grossesse, qu'un diagnostic de dysplasie de haut grade au frottis, la confirmation histologique n'ayant pu être obtenue que 2 jours après l'accouchement. Les résultats concernant les principaux facteurs de risque sont résumés dans le *tableau I.* L'âge moyen de nos patientes est de 32 ans et 2 mois avec des extrêmes allant de 23 à 42 ans. Huit des 14 patientes sont mariées, 3 autres vivent en concubinage depuis plus de 3 ans et 2 sont célibataires. Les professions des patientes sont variées et ne présentent pas de caractéristique particulière. Treize d'entre elles sont de nationalité et d'origine française, la dernière est de nationalité française et d'origine marocaine. La majorité des patientes est fumeuse. Sept patientes ont utilisé des œstroprogestatifs comme moyen de contraception, les autres des moyens locaux mécaniques ou rien du tout. Deux patientes avaient subi un traitement hormonal pour infécondité primaire et secondaire mais la grossesse qui nous a intéressés était spontanée dans les 2 cas. La gestité moyenne est de 3,8 avec des extrêmes de 2 à 9, la parité moyenne est de 3 avec des extrêmes de 1 à 9, on note 8 fausses couches, 3 interruptions volontaires de grossesse (IVG), 2 grossesses extra-utérines (GEU) (une traitée par salpingotomie et l'autre par salpingectomie) et 2 ruptures utérines à 31 et 16 SA (chez la même patiente). Dans les antécédents notables, 2 patientes ont eu une salpingite avant la grossesse qui nous a intéressés et 1 patiente a eu une myomectomie intramurale cœlioscopique 5 ans auparavant (il s'agit de la patiente qui a fait 2 ruptures utérines par la suite).

Tableau I

Répartition de certains facteurs de risque dans notre population de femmes ayant un CIN III au cours de leur grossesse.

Facteurs de risque	**Parité**				**Tabac**			**hPV**		
	Grossesse à terme		Âge de la patiente au moment de la première grossesse		Non fumeuse	Fume pendant la grossesse	A arrêté de fumer avant la grossesse	PCR positive	Lésions de virose à hPV (anapath.)	Aucune trace de hPV (PCR négative)
	> 3	⩽ 3	⩽ 17 ans	> 17 ans						
Effectif	5	9	2	12	5	8	1	6	11	2
Pourcentage	36	64	14	86	36	57	7	43	79	14

Toutes les patientes n'ont pas bénéficié d'une recherche systématique du sérotype hPV comme cela est fait actuellement. Parmi les PCR hPV positives, 5 étaient de type 16 et 1 de type 31. Parmi les patientes qui avaient des lésions histologiques de virose à hPV, 4 avaient des PCR négatives et 2 n'avaient pas eu de PCR, une seule patiente avait une sérologie à *Chlamydiae* positive, aucune n'était positive pour le VIH.

L'âge gestationnel moyen au diagnostic était de 7 SA avec des extrêmes de 2 à 29 SA, 1 patiente a eu un diagnostic dans le *post-partum* immédiat. Quatre patientes (29 %) avaient un suivi de dépistage de cancer du col correctement suivi et normal (4 frottis « normaux » moins de 3 ans avant le début de grossesse), 5 patientes n'avaient pas de dépistage de cancer du col. La colposcopie n'a pu être effectuée chez 1 patiente en raison de difficultés techniques et de son manque de coopération, une autre patiente avait une zone de jonction non vue sur sa totalité, elle a été « conisée » par la suite. Les résultats de colposcopie n'ont jamais été normaux au cours du suivi des patientes, la majorité montrant des lésions de TAG II. Le nombre moyen de biopsies pendant la grossesse par patiente est de 2,3, sachant que 1 patiente n'en a pas eu pendant sa grossesse, le maximum de biopsies réalisées est de 5 *(Tab. II)*.

Les résultats des biopsies de diagnostic, de surveillance, le type de traitement reçu ainsi que les résultats anatomopathologiques sont résumés dans le *tableau III*.

Les complications au cours de la réalisation des biopsies sont rares : seule 1 biopsie sur 32 a provoqué une hémorragie d'abondance moyenne nécessitant un méchage de 24 heures sans autre complication. Le suivi colposcopique des patientes a montré la stabilité des lésions au cours de la grossesse, une guérison colposcopique a été notée avant l'accouchement et sans traitement pour 1 patiente ; une autre guérison colposcopique a été observée pendant la grossesse pour ensuite se repositiver après l'accouchement. Dans le déroulement des grossesses en dehors de complications habituelles

(1 hypertension artérielle gravidique, 1 menace d'accouchement prématuré à 27 SA) il y a eu une rupture utérine à 16 SA chez 1 patiente qui avait été opérée d'une myomectomie intramurale cœlioscopique 5 ans auparavant ; cette patiente a eu un antécédent similaire 2 ans avant (rupture utérine à 31 SA) ; à la suite de chacune de ces ruptures, elle a subi une suture utérine par voie abdominale. Parmi les 15 grossesses suivies (1 patiente a accouché 2 fois avec un diagnostic de CIN III), nous notons 1 accouchement à 38 SA, 12 accouchements à terme par voie basse sans complications, 2 césariennes (une pour siège décompleté, l'autre pour stagnation de la dilatation). Les enfants étaient tous eutrophiques et en bonne santé, 3 femmes ont allaité. Dans le *post-partum*, 6 femmes ont eu une biopsie, 9 ont eu des frottis. Dix patientes avaient une persistance des lésions à la colposcopie 3 mois après l'accouchement, dont 2 colposcopies anormales qui persistaient après vaporisation laser. Les différents traitements en *post-partum* ont été, pour 3 patientes, une simple vaporisation laser ; 5 conisations ont été réalisées (quelle que soit la technique). Pour 2 patientes, une association conisation et vaporisation laser a été faite. Aucun traitement n'a été prescrit pour 1 patiente pour laquelle nous avons observé une régression en prépartum, confirmée en *post-partum*. Une hystérectomie a été pratiquée pour impossibilité de surveillance chez une patiente non coopérante. Deux reprises de conisation ont été imposées pour marges de résection non saines. Pour les complications, il faut déplorer 2 hémorragies (plus de 400 cc) en cours de conisation ayant nécessité des points et un méchage, 2 sténoses du col (dont 1 avec hématométrie) après conisation. Le suivi après traitement a été de 23 mois en moyenne, 4 patientes ont été perdues de vue après le traitement, 6 patientes sont toujours vues régulièrement en consultation de surveillance, 4 patientes ne sont plus suivies (après 2 ans de suivi).

Tableau II

Détails des frottis pour nos patientes présentant un CIN III (histologie) au cours de la grossesse.

CAS **Début et fin de la grossesse**	**Frottis avant (dates)**	**Frottis pendant (dates)**	**Frottis après (dates)**
1 20/10/92-28/07/93	06/86 : DBG, condylomatose 07/86 : pas de dysplasie, inflammatoire 02/89 : inflammatoire, 09/90 : inflammatoire	22/10/92 : DHG 8/11/92 : DHG, polype endocervical 25/02/93 : DHG	
2 10/04/92-07/01/93	09/90 : frottis normal	06/92 : DHG 11/92 : atypies cytonucléaires sans dysplasie franche ni condylome	02/03/93 : Aspect régressif du *post-partum,* pas de dysplasie
3 26/08/99-11/05/00	10/97 : DHG 10/98 : lésions hPV DHG 03/99 : inflammatoire lésions hPV	09/99 : DHG	

Suite du tableau II.

CAS Début et fin de la grossesse	Frottis avant (dates)	Frottis pendant (dates)	Frottis après (dates)
4 13/12/98-08/09/99	01/97 : Frottis normal	22/01/99 : DS 05/99 : frottis normal 07/99 : condylomatose	03/00 : frottis normal 12/00 : frottis normal 12/01 : frottis normal 01/03 : frottis normal
5 18/06/98-19/03/99	97 : frottis normal		
6 03/11/01-18/07/02	04/01 : DBG, virose « hPV » 10/01 : DBG, virose « hPV »		10/02 : DHG 02/03 : frottis normal
7 15/02/98-06/11/98		03/03/98 : DHG « hPV » ? 04/98 : DHG 06/98 : DHG 09/98 : inflammatoire	01/99 : DHG, lésions « hPV » 06/99 : frottis normal 10/99 : frottis normal 03/00 : frottis normal
8 26/12/96-18/09/97		02/97 : DHG	10/98 : lésions « hPV » 04/99 : frottis normal 08/99 : frottis normal
9 21/02/91-18/11/91	90 : DHG	03/91 : DHG	06/92 : frottis normal 11/92 : frottis normal
10 23/06/02-27/03/03	08/00 : frottis normal	07/02 : DHG, condylomatose	
11 29/05/98-26/02/99		06/98 : DBG 10/98 : DHG condylomatose 12/98 : DHG, condylomatose	12/99 : ASGUS et incomplet (pas de cellules endocervicales) 03/00 : frottis incomplet 07/00 : frottis incomplet
12 23/03/00-20/12/00	11/98 : DBG, virose hPV	05/00 : absence de cellules dysplasiques. 09/00 : DHG	
12/10/01-15/07/02		09/02 : DHG	04/03 : ASCUS
13 12/10/98-14/07/99			11/02 : DHG
14 15/11/98-23/01/99		11/98 : DHG	06/99 : frottis normal 09/99 : frottis normal 03/00 : frottis normal 12/00 : frottis normal 11/01 : frottis normal 11/02 : frottis normal

DBG : dysplasie de bas grade, DHG : dysplasie de haut grade.

Tableau III

Résultats des biopsies des patientes suivies pour l'association CIN III et grossesse

Cas Début-fin grossesse	Biopsies avant l'accouchement	Biopsies après l'accouchement	Type de traitement et résultat pour les conisations et pièce d'hystérectomie	Biopsie et frottis après le traitement
1 20/10/92-28/07/93	12/05/93 : CIN II à III, condylomatose	09/93 : CIN III	01/94 : vaporisation laser	01/94 : (biopsie post-laser) persistance de lésions CIN IIà III
2 10/04/92-07/01/93	06/92 : CIN III, pas de virose 07/92 : CIN II à III, acanthose glycogénique 11/92 : CIN III	03/93 : CIN III	04/93 : (conisation) CIN III, résection en zone saine	
3 26/08/99-11/05/00	10/98 : CIN III sur ectropion réépithélialisé, lésions « hPV » 03/99 : CIN I « hPV » 10/99 : CIN III 11/99 : CIN III, condylomatose 12/99 : CIN III, condylomatose	06/00 : CIN III	06/00 : (conisation) Cis limites de résection en zone saine	
4 13/12/98-08/09/99	02/99 : CIN III 05/99 : CIN III, lésions « hPV » 07/99 : CIN III « hPV »		11/99 : (conisation) CIN III sur condylome, résection saine parfois en territoire condylomateux	03/00 : frottis normal 12/00 : frottis normal 12/01 : frottis normal 01/03 : frottis normal
5 18/06/98-19/03/99	27/08/98 : CIN III, virose hPV	06/99 : CIN III lésion hPV	07/99 : (conisation) CIN II sans signes hPV zone saine	Fin 07/99 : (bioposie) pas de signe de virose, biopsie normale
6 03/11/01-18/07/02	19/11/01 : lésions « hPV », CIN III 01/02 : CIN III 04/02 : lésions dystrophiques 06/02 : bourgeon charnu rendant l'interprétation impossible	10/02 : Pas de dysplasie	Pas de traitement	10/02 : (frottis) DHG 02/03 : frottis normal 02/03 : (biopsie) non contributive 02/03 : (biposie) pas de virose ni de dysplasie
7 15/02/98-06/11/98	04/98 : condylomatose plane CIN II à III 06/98 : CIN II, lésions « hPV »	01/99 : CIN II « hPV »	02/99 : vaporisation laser	01/99 : (frottis) DHG, lésions « hPV » 06/99 : frottis normal 10/99 : frottis normal 03/00 : frottis normal 06/99 : biopsie normale
8 26/12/96 -18/09/97	03/97 : CIN III 04/97 : CIN III 05/97 : lésions réactionnelles avec dysplasie. 07/97 : CIN III	12/97 : CIN II et III, « hPV »	02/98 : (conisation) CIN III (non invasif)	04/98 : (biopsie) CIN II
			06/98 : (reprise de conisation) CIN II et III, limites en zone saine	10/98 : (frottis) lésion « hPV » 04/99 : frottis normal 08/99 : frottis normal

Suite du tableau III.

Cas Début-fin grossesse	Biopsies avant l'accouchement	Biopsies après l'accouchement	Type de traitement et résultat pour les conisations et pièce d'hystérectomie	Biopsie et frottis après le traitement
9 21/02/91-18/11/91	04/91 : CIN III « hPV » 07/91 : CIN III « hPV »	02/92 : CIN III « hPV »	03/92 : conisation non *in sano,* CIN III, « hPV »	06/92 : frottis normal 11/92 : frottis normal 06/92 : biopsie normale
10 23/06/02-27/03/03	08/02 : CIN III	En cours		
11 29/05/98-26/02/99	10/98 : CIN III	06/99 : CIN III	08/99 : (conisation) CIN III résection en tissu sain 12/00 : (pièce d'hystérectomie) rétention hématique, dystrophie muqueuse endométriale, adénomyose, salpingite chronique bilatérale, pas de signe de malignité	12/99 : (frottis) ASGUS et incomplet (pas de cellules endocervicales) 03/00 : frottis incomplet 07/00 : frottis incomplet
12 23/03/00-20/12/00	05/00 : CIN III			
12/10/01-15/07/02		09/02 : CIN III	10/02 : (conisation) CIN III, marges saines	04/03 : (frottis) ASCUS
13 12/10/98-14/07/99	16/07/99 : CIN III, condylomatose	02/03 : CIN III, condylomatose	03/03 : (conisation) CIN III, marges saines, lésions « hPV »	
14 15/11/98-23/01/99	11/98 : CIN III, condylomatose. 12/98 : CIN II	04/99 : CIN III	04/99 : vaporisation laser	06/99 : frottis normal 09/99 : frottis normal 03/00 : frottis normal 12/00 : frottis normal 11/01 : frottis normal 11/02 : frottis normal

Discussion

Plusieurs points méritent d'être discutés :

– parmi les facteurs de risque, quelle est la responsabilité de la grossesse et de l'accouchement ;

– la grossesse peut être un moment privilégié pour le dépistage des lésions précancéreuses du col utérin. Quelle est la fiabilité des frottis et de la colposcopie pendant la grossesse ;

– pourquoi utiliser une technique particulière de diagnostic fondée sur l'association colposcopie et microbiopsies ;

– pourquoi ne pas réaliser une conisation au cours de la grossesse comme cela est la règle en dehors de la grossesse ?

Parmi les facteurs de risque, quelle est la responsabilité de la grossesse et de l'accouchement ?

L'étude des facteurs de risque des cancers est très répandue dans le cancer du col de l'utérus notamment depuis la mise en évidence du rôle de l'hPV dans cette pathologie. Considérer la grossesse comme facteur de risque est plus récent. L'article de Munoz [7] montre un risque relatif de cancer épidermoïde du col de l'utérus de 4 au-delà de 7 grossesses menées à terme chez les patientes hPV positives, risque qui augmente de manière significative à partir de 3 grossesses menées à terme, alors qu'il n'est pas retrouvé de manière indépendante chez les patientes non hPV positives, ce qui suppose que la grossesse a une influence sur la pathogénie de l'hPV. Même si Hannigan [8] a démontré en 1990 que la grossesse en elle-même n'influe pas sur la progression du CIN vers un cancer du col, la détermination des différents facteurs de risque chez la femme enceinte ainsi que l'évaluation de leurs importances respectives peuvent fournir un renseignement important pour la prise en charge d'une patiente enceinte chez qui on découvre un CIN III, compte tenu de la possibilité de la modification de leurs rôles. Une récente étude effectuée en Suède [9] portant sur 137 femmes évalue à partir de questionnaires la responsabilité du tabac, du type de nutrition, de l'usage de contraception orale comme facteurs de risque de CIN en fonction de la présence ou non d'une infection à hPV, le but étant de mettre en évidence leur responsabilité et leur dépendance ou non les uns des autres ; la conclusion est que de tous ces facteurs de risque, seul le tabac est lié à un risque accru de cancer du col de manière indépendante à l'infection à hPV. L'article récent de Moore [10] insiste sur l'association tabac-hPV comme facteur de risque du cancer du col. L'immunodépression et les carcinogènes du tabac seraient les facteurs favorisants. Rien n'évoque le rôle de l'immunodéviation attribuée à la grossesse.

Dans notre étude, on retrouve la présence de certains de ces facteurs de risque d'une manière concordante avec les données publiées en ce qui concerne le terrain (âge élevé), le tabac (faut-il encore rappeler l'intérêt indiscutable d'arrêter de fumer pendant la grossesse ?) et l'infection à hPV mais, par contre, seulement 36 % des patientes avaient eu plus de 3 enfants et les patientes vivaient pour la plupart en couple avec une activité sexuelle régulière (on n'a pas noté de nombreux antécédents de salpingite ou de sérologie à *Chlamydiae* positives).

Un intérêt croissant est porté à l'infection à VIH et au cancer du col. Non seulement il faut proposer aux femmes chez qui on dépiste une dysplasie du col un bilan des infections sexuellement transmissibles mais également, chez les femmes VIH positives, il est important d'effectuer des frottis pendant la grossesse. Celle-ci est-elle susceptible de modifier l'évolution d'une infection à hPV ? Spinillo [11], dans une étude prospective qui suit la progression des CIN durant la grossesse chez des toxicomanes (par voie intraveineuse) séropositives pour le VIH-1, montre que les lésions cervicales n'évoluent pas pendant la grossesse.

Aucune patiente dans notre étude n'avait de sérologie VIH positive.

Quelle est la fiabilité des frottis et de la colposcopie pendant la grossesse ?

Les moyens diagnostiques utilisables pendant la grossesse ainsi que les risques liés à leur utilisation sont l'objet de beaucoup d'articles. Michael [12] a étudié rétrospectivement la fiabilité des frottis chez 278 patientes enceintes. Il semble que seulement une minorité des diagnostics de LSIL, HSIL, AGUS et ASCUS montrent un résultat concordant parfait (67/278). Le grand nombre de faux positifs est dû, d'après cet auteur, aux modifications physiologiques pendant la grossesse (ectropion, hyperplasie glandulaire, vacuolisation des cytoplasmes, cellules déciduales ou trophoblastiques contaminant les prélèvements, cellules déciduales dégénérées mimant une lésion de haut grade). Le frottis doit être considéré comme un mauvais outil de surveillance des lésions cervicales au cours de la grossesse et en *post-partum*. En effet, selon les auteurs, la concordance cyto-histologique varie de 58 à 86 % [2, 13, 14] et est d'autant meilleure que la lésion est de haut grade ou que l'on est en présence d'un carcinome micro-invasif. Paraskevaidis [15] considère que la colposcopie ne pose pas de problème particulier pendant la grossesse pour peu que l'on utilise, si cela est nécessaire, 2 spéculums posés orthogonalement. La vision de la zone jonctionnelle est facilitée par l'éversion de la zone de jonction pendant la grossesse [16]. D'autres auteurs comme Burghardt [17] et Anderson [18] relatent des modifications gravidiques qui peuvent être à l'origine de faux positifs et de faux négatifs nuisibles à la surveillance, de telle sorte qu'Economos [19] lui adjoint systématiquement des biopsies pour éviter de méconnaître le diagnostic. Campion [20] est du même avis, en disant que l'efficacité de dépistage de la colposcopie est de 85 % seulement et que les biopsies sont sans danger. Pour évaluer la fiabilité de la colposcopie, Baldauf [13] suit 146 patientes enceintes avec des frottis anormaux chez qui il effectue des colposcopies et des biopsies. Mentionnant les difficultés d'interprétation de la colposcopie du fait de l'immaturité de l'épithélium cervical, de son état métaplasique et acidophile avec des aspects vasculaires plus prononcés pendant la grossesse, il considère qu'elle reste fiable pendant la grossesse. Dans la littérature médicale, la concordance colpo-histologique est de 52 à 56 % dans les lésions mineures et de 77 à 93 % dans les lésions majeures, Baldauf [13] retrouve 79 % de concordance, 18 % de surestimation, 13 % de sous-estimation ; les biopsies sont fiables dans 83 % des cas avec seulement 10 à 20 % de régression en *post-partum* et de 4 à 10 % des CIN III sont sous-estimés pendant la grossesse. Il n'a pas rencontré de complication des biopsies (ou à type de saignement mineur).

Dans notre étude, les frottis n'ont été utilisés qu'en tant que moyen de dépistage motivant la réalisation d'une colposcopie avec des biopsies. Nous avons noté une concordance cyto-histologique de 71 %. La colposcopie avec biopsies a été le moyen le plus utilisé pour la surveillance. La concordance colpo-histologique a été vérifiée dans 34 % des cas, elle a été sous-évaluée dans 66 % des cas mais, dans 90 % des cas, la colposcopie est restée anormale quand des lésions histologiques persistaient. La concordance biopsies-pièce de conisation a été valable dans 62 % des cas, les biopsies ont surévalué le diagnostic final dans 38 % des cas ; 3 vaporisations laser ont empêché de comparer les biopsies et les pièces de conisation.

Pourquoi utiliser une technique particulière de diagnostic fondée sur l'association colposcopie et microbiopsies ?

À Nantes, nous réalisons une cartographie histologique des lésions à l'aide d'une pince à microbiopsie pour améliorer la pertinence diagnostique et diminuer le taux de complications.

En ce qui concerne les complications, notre méthode de microbiopsie a peut-être limité le nombre de biopsies hémorragiques (1 seule) mais 2 biopsies ont dû être refaites car elles étaient non exploitables. On confirme ainsi certaines données publiées : les frottis sont d'autant plus valables que la dysplasie est sévère, la colposcopie est un moyen peu sûr de surveillance pendant la grossesse, les biopsies restent fiables (pas de sous-évaluation) et posent peu de problèmes.

Ainsi, certains auteurs préconisent d'adopter une stratégie de dépistage et de surveillance différente au cours de la grossesse pour ne pas méconnaître des lésions. Giraud [21], en étudiant 16 cas de CIN III au cours de la grossesse, recommande dans le *post-partum* de procéder à une conisation même si le frottis et la colposcopie sont normaux. Cette attitude mérite actuellement d'être reconsidérée en tenant compte de la recherche du sérotype viral hPV. Baldauf [13] n'écarte pas totalement l'indication d'une conisation à l'anse diathermique pendant la grossesse quand elle est justifiée. Mais il souligne que grâce à la biopsie dirigée, la concordance du diagnostic au cours de la grossesse atteint 90 % pour les lésions de haut grade [22]. Cette fiabilité autorise la surveillance des CIN au cours de la grossesse et leur traitement approprié après l'accouchement.

Les CIN III au CHU de Nantes sont essentiellement suivis en utilisant la colposcopie avec biopsies dirigées comme moyen habituel de surveillance pour ces patientes. Les traitements dans le *post-partum* ont été majoritairement des conisations mais aussi des vaporisations laser qui ont exposé à des récidives dans 2/3 cas.

Pourquoi ne pas réaliser une conisation au cours de la grossesse comme cela est la règle en dehors de la grossesse ?

La conisation au cours de la grossesse est techniquement plus difficile qu'en dehors de la grossesse et, surtout, fait courir un risque hémorragique important, risque qui est lié à l'hyperpression veineuse observée au cours de la grossesse. Si une conisation est nécessaire en cas de suspicion de cancer invasif, nous recommandons de la faire précéder d'un cerclage hémostatique du col utérin.

La conisation au cours de la grossesse est, pour Baldauf [22], souvent incomplète (50 % des cas).

Mitsuhashi [23], dans une communication sur 9 cas de conisation au premier trimestre de grossesse, conclut que la conisation au bistouri froid est la plus efficace mais la plus risquée des méthodes (33 % d'avortements) et que l'électrorésection à l'anse diathermique peut alors être envisagée plus sereinement.

Les risques de la conisation doivent contribuer à la faire éviter, d'autant qu'aucune donnée publiée n'a objectivé de risque évolutif particulier des lésions de haut grade au cours de la grossesse. À l'inverse, des régressions dans le *post-partum* ont été rapportées, ce qui militerait en faveur de la simple surveillance. Kiguchi [24] trouve 74,1 et 53,8 % de régression en cas de dysplasie modérée et sévère, avec 0,4 % de progression vers un carcinome invasif, Siddiqui [25] trouve 64 % de régression des lésions, 34 % de persistance et 2 % d'aggravation mais pas de survenue de micro-invasion d'après l'étude des frottis, de la colposcopie et des biopsies de 100 patientes avec des CIN ; cependant, il retrouve 67 % de persistance des lésions chez les patientes chez qui on a découvert un carcinome *in situ*. Les hypothèses sur les raisons de cette régression sont variées, au centre desquelles on retrouve la théorie du traumatisme cervical qu'occasionne l'accouchement secondairement accompagné d'un processus inflammatoire de cicatrisation qui serait « curateur » des dysplasies. Ahdoot [26] retrouve dans ce sens 60 % de régression des dysplasies en cas d'accouchement par voie basse, alors qu'il n'en retrouve aucune en cas de césarienne, Yost [27], dans une étude prospective sur 153 patientes, ne retrouve pas une telle différence mais l'effectif de l'étude est considéré comme insuffisant. Par contre, il retrouve les mêmes taux de régression chez les femmes qui ont été césarisées en cours de travail que chez les accouchées par voie basse. Siristatidis a fait une étude sur 20 patientes enceintes avec une lésion de haut grade et a observé 66,6 % de régression en cas d'accouchement par voie basse contre 12,5 % en cas de césarienne, cette différence étant significative. En résumé, il est couramment admis que le mode d'accouchement ne doit pas modifier la conduite à tenir en *post-partum* pour les dysplasies du col. Une autre théorie importante quant à la régression des lésions est celle selon laquelle des biopsies répétées pendant la grossesse du fait d'une surveillance accrue pourraient exciser les lésions. D'autres théories existent, citons la correction de l'état d'immunodépression de la grossesse et la fin d'une période d'hyperexpression de l'infection à hPV au troisième trimestre de grossesse.

Dans notre étude, 86 % des lésions persistaient 3 mois après l'accouchement, date à laquelle il fut décidé de procéder à un traitement dans la plupart des cas. Dans 3 cas, les biopsies ont été surévaluées par rapport à la conisation, ce qui va dans le sens de la possible résolution partielle des CIN III par les phénomènes de cicatrisation en cas de biopsies répétées.

Conclusion

La grossesse est une période pendant laquelle le dépistage des lésions dysplasiques doit être proposé. L'arrêt du tabac peut également contribuer à la régression de certaines d'entre elles.

Devant une lésion de haut grade, il est recommandé de surveiller le col utérin par l'association colposcopie-microbiopsies. Cette surveillance peut être proposée à chaque trimestre de la grossesse. L'attitude de non-intervention pendant la grossesse est justifiée par les risques de la conisation au cours de la grossesse, l'exception des évolutions vers un cancer invasif et les possibles régressions dans le *post-partum.*

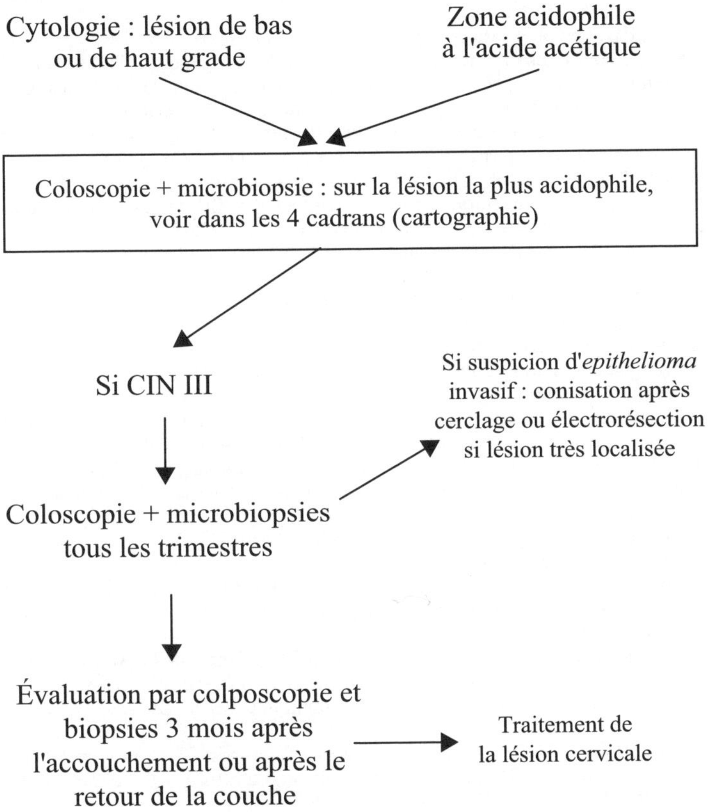

Fig. 1 – Algorithme de la conduite à tenir devant une lésion de haut grade pendant la grossesse.

BIBLIOGRAPHIE

[1] Raffle AE, Alden B, Mackenzie EFD. Detection rates of abnormal cervical smears: what are we screening for? *Lancet* 1995: 345: 1469-73.

[2] Hellberg D, Axelsson O, Gad A, Nilsson S. Conservative management of the abnormal smears during pregnancy. A long terme follow up. *Acta Obstet Gynecol Scand* 1987; 66: 195-9.

[3] Melsheimer P, Rummel HH. CIN in pregnancy: incidence, diagnosis and therapy. *Geburtshillfe Frauenheilkd* 1994; 54: 151-4.

[4] Yoonesi M, Wieckowska W, Marimello D. Cervical intra-epithelial neoplasia in pregnancy. *J Gynecol Obstet* 1982 : 20 : 111-8.
[5] Dargent D, Laffargue F, Chapparo JC. Dysplasies sévères, cancers *in situ* et micro-invasifs chez la femme enceinte. *Gynécologie* 1984 : 35 : 131-6.
[6] Hacker NF, Berek JS, Lagasse LD, Charles EH, Savage EW, Moore JG. Carcinoma of the cervix associated with pregnancy. *Obstet Gynecol* 1993 : 82 : 735-46.
[7] Munoz N, Franceschi S, Bosetti C, Moreno V, Herrero R, Smith JS *et al.* Role of parity and human papillomavirus in cervical cancer : the IARC multicentric case-control study. *Lancet* 2002 : 359 : 1093-101.
[8] Hannigan EW. Cervical cancer in pregnancy. *Clin Obstet Gynecol* 1990 ; 33 : 837-45.
[9] Kjellberg L, Hallmans G, Ahren AM, Johansson R, Bergman F, Wadell G *et al.* Smoking, diet, pregnancy and oral contraceptive use as risk factors for cervical intra-epithelial neoplasia in relation to human papillomavirus infection. *Br J Cancer* 2000 ; 82 (7) : 1332-8.
[10] Moore TO, Moore AY, Carrasco D, Vander Straten M, Arany I, Au W *et al.* Human papillomavirus, smoking, and cancer. *J Cutan Med Surg* 2001 ; 5 (4) : 323-8.
[11] Spinillo A, Tenti P, Baltaro F, Piazzi G, Iasci A, De Santolo A. Cervical intraepithelial neoplasia in pregnant intraveinous drug users infected with human immunodeficiency virus type 1. *Eur J Obstet Gynecol Biol Reprod* 1996 ; 68 (1-2) : 175-8.
[12] Michael CW, Esfahani FM. Pregnancy-related changes : a retrospective review of 278 cervical smears. *Diagn Cytopathol* 1997 ; 17 (2) : 99-107.
[13] LaPolla JP, O'Neill C, Wetrich D. Colposcopic management of abnormal cytology in pregnancy. *J Reprod Med* 1988 : 33 : 301-6.
[14] Lundvall L. Comparison between abnormal cytology, colposcopy and histopathology during pregnancy. *Acta Obstet Gynecol Scand* 1989 : 68 : 447-52.
[15] Paraskevadis E, Koliopoulos G, Kalantaridou S, Pappa L, Navrozoglou I, Zikopoulos K *et al.* Management and evolution of cervical intraepithelial neoplasia during pregnancy and postpartum. *Eur J Obstet Gynecol Reprod Biol* 2002 ; 104 (1) : 67-9.
[16] Baldauf JJ, Dreyfus M, Gao J, Ritter J, Philippe E. Management of pregnant women with abnormal cervical smears. A serie of 146 patients. *J Gynecol Obstet Biol Reprod (Paris)* 1996 ; 25 (6) : 582-7.
[17] Burghardt E. Colposcopy in pregnancy. In : Burghardt E (ed). *Colposcopy. Cervical pathology.* New York : Thieme, 1991 : 201-15.
[18] Anderson M, Jordan J, Morse A, Sharp F. Pregnancy. In : Anderson M, Jordan J, Morse A, Sharp F (ed) s. *A text and atlas of integrated colposcopy.* Londres : Chapman and Hall Medical, 1992 : 201-10.
[19] Economos K, Veridiano NP, Delke I, Collado ML, Tancer ML. Abnormal cervical cytology in pregnancy : a 17-year experience. *Obstet Gynecol* 1993 : 81 : 915-8.
[20] Campion MJ, Seldacek TV. Colposcopy in pregnancy. *Obstet Gynecol Clin North Am* 1993 : 20 : 153-63.
[21] Giraud JR, Poulain P, Renaud-Giono A, Burtin F, Burtin JF, Proudhon JF *et al.* CIN and pregnancy. À propos of 16 cases and review of the literature. *J Gynecol Obstet Biol Reprod (Paris)* 1997 ; 26 (5) : 496-502.
[22] Baldauf JJ, Hamid D, Ritter J, Walter P. Néoplasie intra-épithéliale du col. *Encycl Med Chir Gynécologie* 2003 ; 597-A-10 : 20 p.
[23] Mitsuhashi A, Sekiya S. Loop electrosurgical excision procedure (LEEP) during first trimester of pregnancy. *Int J Gynaecol Obstet* 2000 ; 71 (3) : 237-9.
[24] Kiguchi K, Bibbo M, Hasegawa T, Kurihara S, Tsutsui F, Wied G. Dysplasia during pregnancy : a cytologic follow-up study. *J Reprod Med* 1981 : 26 : 66-72.
[25] Siddiqui G, Kurzel RB, Lampley EC, Kang HS, Blankstein J. Cervical dysplasia in pregnancy : progression versus regression post-partum. *Int J Fertil Womens Med* 2001 ; 46 (5) : 278-80.
[26] Ahdoot D, Van Nostrand KM, Nguyen NJ, Tewari DS, Kurasaki T, DiSaia PJ *et al.* The effect of route of delivery on regression of abnormal cervical cytology findings in the postpartum periode. *Am J Obstet Gynecol* 1998 : 178 : 1116-20.
[27] Yost NP, Santoso JT, McIntire DD, Iliya FA. Post-partum regression rates of antepartum cervical intraepithelial neoplasie II and III lesions. *Obstet Gynecol* 1999 ; 93 (3) : 359-62.

Bilan des naissances après ICSI

P. BARRIÈRE, Y. AL HUSSEIN, S. MIRALLIE, E. THIBAULT, M. JEAN*

Résumé

L'ICSI a révolutionné la prise en charge des hommes hypofertiles. De nombreux débats ont eu lieu à propos des risques éventuels de cette méthode sur la qualité des enfants. Il n'a pas été prouvé d'augmentation significative du risque malformatif, mais un taux faiblement plus élevé d'anomalies chromosomiques *de novo*, notamment gonosomiques, semble se confirmer. Au-delà des risques cérébraux liés à la fréquence excessive des grossesses multiples, le développement médical et psychomoteur des enfants est normal. Les risques génétiques rares et la probable transmission aux garçons de certaines anomalies de la spermatogenèse doivent être mieux évalués. L'information aux couples concernés doit être claire afin qu'ils puissent faire le choix de recourir ou non à ce traitement.

Mots clés

FIV. ICSI. Malformation. Risque génétique.

Introduction.

La fécondation *in vitro* (FIV) a été mise en place au début des années 1980 pour répondre à l'infécondité de couples dont la conjointe présentait une pathologie tubaire. L'incidence élevée des salpingites s'est depuis nettement amoindrie grâce aux modifications des comportements sexuels et à l'utilisation des préservatifs. La méthode a créé rapidement un enthousiasme et, après de brefs débats initiaux, ne s'est pas vu opposer de réelles critiques sur son innocuité et la qualité des enfants nés. Les taux de grossesses multiples, y compris de haut rang, étaient majoritairement tolérés par les couples et les équipes médicales et étaient vécus comme un aléa qui devait être

* Biologie et médecine du développement et de la reproduction, CHU de Nantes, 7, quai Moncousu, 44093 Nantes cedex 01.

accepté vis-à-vis de l'efficacité de la méthode appliquée chez les couples préalablement considérés comme stériles. Progressivement, les alertes successives des professionnels puis une plus faible tolérance des couples, ont amené les « fivetistes » à améliorer leurs méthodes et surtout leurs stratégies de transfert d'embryons.

Si les résultats de la fécondation *in vitro* ont progressé de 3 % à environ 20 % d'accouchements par cycle au début des années 1990 dans les indications tubaires exclusives, la technique a confirmé ses grandes limites dans les situations d'hypofertilité masculine sévère. Différentes approches techniques ont été alors tentées sans réel succès jusqu'à l'innovation majeure qu'a représenté l'injection directe intracytoplasmique d'un spermatozoïde dans l'ovocyte (ICSI) avec la première naissance en 1991 à Bruxelles. Cette méthode s'est développée en routine entre 1994 et 1995 et a permis, après la prise en charge des oligo-asthéno-tératospermies (OATS) très sévères, celles de sujets azoospermes, y compris sécrétoires, avec des prélèvements épididymaires ou testiculaires, frais ou congelés [1].

À la différence de l'arrivée de la FIV qui avait profondément transformé la prise en charge des infécondités tubaires, la révolution apportée par l'ICSI à celle des hommes infertiles a fait quasi immédiatement l'objet de débats et de polémiques sur son innocuité et la qualité des enfants nés. Nous rapportons ici les principales séries publiées, leurs différentes interprétations et les enjeux discutés jusqu'à ce jour.

Existe-t-il un risque accru de malformations ?

Risque chromosomique.

Dès 1995, In't Veld *et al.* [2] suggèrent un risque accru d'anomalies gonosomiques après ICSI dans une étude de très faible effectif. Les données de Bruxelles [3] concernant les caryotypes prénatals de 1 437 fœtus retrouvent 2,9 % d'anomalies chromosomiques dont 1,3 % sont héritées et 1,6 % *de novo*.

Les anomalies héritées sont cohérentes avec la fréquence élevée des anomalies chromosomiques dans la population hypofertile (autour de 6 % dans la plupart des séries). Cependant Tachdjian *et al.* [4] publient une revue rassurante de 38 grossesses évolutives obtenues par ICSI pour des hommes porteurs d'un syndrome de Klinefelter homogène.

Les anomalies observées *de novo* concernent pour 40 % les gonosomes et pour 60 % les autosomes, et le taux observé de 1,6 % semble environ 3 fois plus élevé que celui de la population générale. Une des explications avancées pour expliquer un risque éventuellement accru d'anomalies chromosomiques et, notamment, gonosomiques après ICSI serait une localisation subacrosomique préférentielle des gonosomes, avec un risque augmenté des troubles de la décondensation de la chromatine lié au fait de l'injection de spermatozoïdes n'ayant pas effectué leur réaction acrosomique.

Le taux d'anomalies chromosomiques dans la population de 2 889 enfants nés après ICSI n'est cependant pas différent de celui observé pour 2 995 enfants nés après FIV. Ce travail concernant la plus grande série internationale homogène n'apporte pas de preuve d'un risque chromosomique augmenté en ICSI malgré les altérations de la spermatogenèse par rapport à la FIV, et ce d'autant plus que la population des femmes en ICSI était légèrement plus âgée que celle prise en charge en FIV [3]. Une des études les plus alarmistes sur le risque malformatif après ICSI [5] n'évoque pas un risque chromosomique augmenté (1 % sur 301 enfants nés après ICSI et 0,7 % sur 837 enfants nés après FIV)

Risque malformatif

Les travaux de l'équipe pionnière de Bruxelles ont évalué les 423, puis les 877 premiers enfants nés après ICSI [6]. Ils retrouvent une légère augmentation des anomalies chromosomiques *de novo* et un taux normal de malformations majeures (2,6 %) sans surreprésentation de certains types de malformations.

Contestant la limitation de la définition des auteurs belges de malformations majeures à celles causant une anomalie fonctionnelle ou nécessitant une correction chirurgicale, Kurinczuk et Bower [7] ont repris la série de 420 enfants nés en Belgique et l'ont comparée à 100 454 enfants nés en Australie pendant la même période. L'ensemble des donnés pédiatriques des enfants nés après ICSI a été réanalysé selon les critères ICD-9 (Bristish Pediatric Association). Les auteurs concluent alors à un taux de malformations majeures doublé et à un taux de malformations mineures augmenté de 50 % par rapport au fichier australien.

Wernerholm *et al.* [8] rapportent le suivi de 1 293 grossesses cliniques consécutives obtenues après ICSI ayant permis la naissance de 1 192 enfants. Le taux de malformations rapportées est de 7,3 % dont 40 malformations mineures sur 87 observées. L'étude de Bonduelle *et al.* [3] citée plus haut concernant 2 889 enfants nés et incluant les interruptions et les mort-nés note un taux de 4,2 % de malformations totales, dont 3,4 % de majeures. Loft *et al.* [9] rapportent la cohorte danoise de 730 grossesses consécutives après ICSI avec 2,7 % de malformations majeures et 1,2 % de malformations mineures. Aucune des séries ne signale des taux significatifs d'anomalies génitales (hypospadias et/ou ectopie). L'analyse de notre série (près de 700 enfants nés depuis 1995) ne retrouve pas de différence avec les notions bibliographiques et est également rassurante sur le risque malformatif. Au total, la plupart des études et notamment celles rapportant les plus grandes séries ne montrent pas un taux de malformations réellement supérieur à celui de la population générale.

Le débat se poursuit avec les auteurs les plus alarmistes vis-à-vis des modalités d'interprétation et de saisie des données :

– inclusion ou non des interruptions et des mort-nés ;
– modalités de classification des malformations ;
– effectifs des séries ;
– âge de saisie des informations (à la naissance, à 28 jours, à 6 mois ou à 1 an) ;

– intégration dans les comparaisons de données ethniques ;

– intégration dans les comparaisons, en sus de l'âge maternel, de l'âge paternel ;

– information ou non et qualification du médecin évaluant l'enfant [10].

Compte tenu de l'ensemble de ces données, il convient de maintenir une vigilance et de poursuivre la publication en toute transparence des éventuelles anomalies observées.

Autres risques génétiques

Mucoviscidose

Il n'a pas été confirmé une fréquence excessive des mutations du gène CFTR chez les hommes hypofertiles. En revanche, la situation des hommes porteurs d'agénésie des canaux déférents, dont l'association avec les anomalies du gène CFTR est établie, doit faire évaluer le risque propre de chaque couple.

Microdélétions du chromosome Y

Malgré l'imperfection des techniques actuelles de recherche des microdélétions du chromosome Y [11], il est estimé que de 10 à 15 % environ des hommes présentant une azoospermie et au moins 5 % de ceux présentant une OATS sévère sont porteurs d'une telle microdélétion.

La transmission verticale des microdélétions de l'Y des pères hypofertiles à leurs fils conçus après ICSI a été confirmée, ainsi que l'absence d'augmentation d'incidence des délétions *de novo* [12].

Plus largement, il paraît justifié de s'interroger sur la transmission de l'hypofertilité de père en fils, sur son aggravation éventuelle à travers les générations et sur l'augmentation relative de la fréquence des hypofertiles dans la population, dans la mesure où l'ICSI corrige la pression de sélection.

Anomalies des récepteurs aux androgènes

Certains cas d'altération de la spermatogenèse ont pu être liés à la longueur des répétitions de triplets CAG dans le gène récepteur aux androgènes. Un débat a eu lieu concernant le rôle d'une aggravation éventuelle de l'augmentation de la longueur de la répétition au cours des générations dans la genèse de maladies neuromusculaires dégénératives [13].

Conséquences des grossesses multiples

Les taux encore élevés de grossesses multiples après ICSI découlent d'une politique de transfert parfois imprudente. Ceci relève d'une absence actuelle de critères prédictifs suffisants de la qualité embryonnaire pour pouvoir proposer systématiquement des transferts électifs d'un seul embryon sans diminuer sensiblement les taux de succès. Cependant, la pression des couples qui veulent obtenir leur grossesse le plus rapidement ou le plus certainement possible sans mesurer les risques éventuels de grossesse multiple est parfois contemporaine de la volonté des équipes de FIV d'améliorer leurs résultats en taux de grossesses par ponction et/ou par transfert en en faisant payer le prix au couple par des taux élevés de grossesses multiples. Les conséquences obstétricales sont malheureusement certaines et habituelles sur le développement cérébral et il n'apparaît pas de risque spécifique à l'ICSI par rapport à la fécondation in vitro [14, 15].

Schieve *et al.* rapportent des poids de naissance après FIV inférieurs même après grossesse unique [15]. Il n'est pas rapporté dans cette série de différence entre FIV et ICSI. S'il n'est pas exclu que des facteurs inconnus à ce jour puissent expliquer ces poids de naissance, les hypothèses les plus crédibles avancées à ce jour sont l'âge de la femme, sa faible parité et les facteurs d'hypofertilité qu'elle présente.

Développement des enfants nés

Au-delà des réserves faites sur les conséquences cérébrales de la prématurité liée aux grossesses multiples, le suivi psychomoteur et médical des enfants nés après ICSI, après une première étude ayant levé des doutes [16], est parfaitement rassurant [17-19]. Les études de suivi devront veiller à ne pas stigmatiser ces enfants par leur mode de conception et la tenue éventuelle de registres nominatifs soulève des questions éthiques et déontologiques majeures.

Conclusion

Près de 10 années après l'arrivée en routine de l'ICSI pour la prise en charge des hypofertilités masculines, le débat sur son innocuité se poursuit. Il est très probable que l'augmentation des effectifs des séries permettra de conclure à un accroissement mineur des risques malformatifs. Le risque de transmission de l'hypofertilité aux garçons est probable dans certaines indications. Les risques génétiques rares ne sont pas à exclure et la poursuite de la vigilance est nécessaire. En dehors des risques génétiques liés aux grossesses multiples, le suivi pédiatrique et le développement des enfants ainsi conçus sont parfaitement rassurants.

Il convient d'apporter à la connaissance des couples, au-delà de la notion des limites techniques de l'ICSI et des résultats attendus pour chacun d'entre eux, les débats et incertitudes sur les risques de la méthode afin de leur attribuer, autant que possible, la réflexion et le choix vis-à-vis de la mise en œuvre d'un tel traitement. Les résultats d'un questionnaire adressé à 156 équipes pratiquant l'ICSI confirment que 126 d'entre elles proposent la réalisation systématique du caryotype paternel, 65 la recherche des microdélétions de l'Y et 18 la recherche du caryotype propre des spermatozoïdes. La majorité des équipes (94/156) estiment qu'il existe une augmentation du risque malformatif après ICSI par rapport à la FIV, notamment 61 d'entre elles qui pensent qu'il s'agit d'un risque chromosomique. Si la quasi-totalité des équipes confirme informer les patients de ces risques potentiels de l'ICSI, 122 équipes estiment que les risques sont minimes par rapport aux bénéfices attendus du traitement [20].

Ce travail confirme l'attente identique des couples à la prise en charge de l'hypofertilité masculine. En effet, un nombre extrêmement faible de couples renonce à l'ICSI après l'information loyale sur les risques que peuvent apporter les équipes médicales.

BIBLIOGRAPHIE

[1] Jean M, Butruille C. *Guide pratique de la fécondation* in vitro. Paris : Albin Michel, 2003.

[2] In't Veld P, Brandenburg H, Verhoeff A, Dhont M, Los F. Sex chromosomal abnormalities and ICSI. *Lancet* 1995 ; 346 : 773.

[3] Bonduelle M, Libaers I, Deketelaere V, Derde MP, Camus M, Devroey P *et al.* Neonatal data on a cohort of 2 889 infants born after ICSI (1991-1999). *Hum Reprod* 2002 ; 17 : 671-94.

[4] Tachdjian G, Frydman N, Morichon-Delvallez N, Le Du A, Fanchin R, Vekemans M *et al.* Reproductive genetic counselling in non mosaic 47 XXY patients : implications for preimplantation or prenatal diagnosis : case report and review. *Hum Reprod* 2003 ; 18 : 271-5.

[5] Hansen M, Kurinczuk J, Bower C, Webb S. The risk of major birth defects after ICSI and IVF. *N Engl J Med* 2002 ; 346 : 725-30.

[6] Bonduelle M, Wilikens A, Buysse A, Van Assche E, Wisanto A, Devroey P *et al.* ICSI, with ejaculated, epididymal and testicular spermatozoa and after replacement of cryopreserved embryos obtained after ICSI. *Hum Reprod* 1996. 11 (suppl. 4) : 131-55.

[7] Kurinczuk J, Bower C. Birth defects in infants conceived by ICSI : an alternative interpretation *Br Med J* 1997 ; 315 : 1260-5.

[8] Wennerholm UB, Bergh C, Hamberger L, Westlander G, Wikland M, Wood M. Obstetric outcome of pregnancies following ICSI, classified according to sperm origin and quality. *Hum Reprod* 2000 ; 15 : 1189-94.

[9] Loft A, Petersen K, Erb K, Mikkelsen AL, Grinsted J, Hald F *et al.* A Danish national cohort of 730 infants born after ICSI (1994-1997) *Hum Reprod* 1999 ; 14 : 2143-8.

[10] Steinkampk M, Grifo J, Sills E, Palermo G, Sutcliffe A, Bonduelle M *et al.* Major birth defects after assisted reproduction. *N Engl J Med* 2002 ; 347 (18) : 1449-51.

[11] Afkin-Seifer I, Touraine R, Lejeune H, Laurent JL, Lauras B, Levy R. A simple, lowcost and non invasive method for screening Y-chromosome microdeletions in infertile men. *Hum Reprod* 2003 ; 18 : 257-61.

[12] Cram D, Ma K, Bhasin S, Arias J, Pandjaitant M, Chu B *et al.* Y chromosome analysis of infertile men and their sons conceived through ICSI : vertical transmission of deletions and rarity of *de novo* deletions. *Fertil Steril* 2000 ; 74 : 909-15.

[13] Kurinczuk J. Safety issues in ART : from theory to reality just what are the data telling us about ICSI offspring health and future fertility and should be concerned ? *Hum Reprod* 2003 ; 18 : 925-31.

[14] Stromberg B, Dahlquist G, Ericson A, Finnstrom O, Koster M, Sternquist K. Neurological sequelae in children born after IVF : a population -based study. *Lancet* 2002 ; 359 : 461-5.

[15] Schieve L, Meikles S, Ferre C, Peterson H, Jeng G, Wilcox L. Low and very low birth weight in infants conceived with use of assisted reproductive technology. *N Engl J Med* 2002 ; 346 : 731-7.

[16] Bowen J, Gibson F, Leslie G, Saunders D. Medical and developmental outcome at 1 year for children conceived by ICSI. *Lancet* 1998 ; 351 : 1529-34.

[17] Sutcliffe A, Taylor B, Saunders K, Thornton S, Lieberman B, Grudzinskas JG. Outcome in the second year of life after IVF by ICSI : a UK case-control study. *Lancet* 2001 ; 357 : 2080-4.
[18] Bonduelle M, Ponjaert I, Van Steirteghem A, Derde MP, Devroey P, Liebaers I. Developmental outcome at 2 years of age for children born after ICSI compared with children born after IVF. *Human Reprod* 2003 ; 18 : 342-50.
[19] Sutcliffe A, Saunders K, McLachlan R, Taylor B, Edwards P, Grudzinskas JG *et al.* A retrospective case-control study of developmental and others outcomes in a cohort of Australian children conceived by ICSI compared with a similar group in the United Kingdom. *Fert Steril* 2003 ; 79 : 512-6.
[20] Griffin D, Hyland P, Temrest H, Homa S. (2003) Safety issues in ART : should men undergoing ICSI be screened for chromosome abnormalities in their sperm ? *Human Reprod* 2003 ; 18 : 229-35.

Prévention gravidique des lésions périnéales

H.-J. PHILIPPE*

Résumé

Des lésions périnéales surviennent au moment de l'accouchement par voie basse.
Les principales étiologies sont bien connues : macrosomie fœtale, variété postérieure, extractions instrumentales, épisiotomie médiane, tissus fragiles. Pendant de nombreuses années, le seul réel moyen de prévention des lésions périnéales au moment de l'accouchement a été l'épisiotomie. Son efficacité est remise en cause. Certaines pratiques semblent également intervenir comme la rééducation prénatale avec relaxation des muscles du périnée, la position pendant le travail (intérêt de la position assise), la technique de poussée (intérêt de « poussée soufflante »), la durée de la seconde phase du travail (corrélation entre la durée et le risque d'IUE) ; les ventouses ont des conséquences périnéales assez proches de celles induites par un accouchement spontané.
La question en suspens est celle des indications de la césarienne de protection périnéale. Son efficacité est très probable à court et moyen termes. À long terme, les données sont plus incertaines. Il reste à identifier une population de parturientes à risque de lésions périnéales irréversibles qui pourraient bénéficier d'une césarienne prophylactique.

Mots-clés

Épisiotomie, déchirure périnéale, IUE, incontinence anale, forceps, ventouse, position d'accouchement, analgésie péridurale, 2nde phase du travail, rééducation périnéale.

* Service de gynécologie obstétrique, médecine de la reproduction et médecine fœtale, CHU de Nantes, 7, quai Moncousu, 44093 Nantes cedex 01.

Introduction

Pendant des années, le seul réel moyen de prévention des lésions périnéales au moment de l'accouchement a été l'épisiotomie. Les causes des lésions étaient « clairement identifiées » : peau fragile, macrosomie fœtale, variété postérieure, extraction instrumentale, épisiotomie médiane. Ceci a conduit à réaliser jusqu'à 80 % d'épisiotomie dans certaines équipes. Une épisiotomie pour toutes ?

Parallèlement, le développement des indications des césariennes a conduit à envisager une césarienne pour protéger le périnée. Une césarienne pour toutes ?

En réalité, l'épisiotomie ne protège pas réellement et la césarienne ne protège pas totalement.

Existe-t-il d'autres moyens de prévention ou des actions délétères au moment de la grossesse et l'accouchement ? L'objet de cette analyse est de faire le point sur :

– les gestes qu'il faut éviter ou limiter pendant l'accouchement ;
– les gestes ou actes qui peuvent réduire les lésions périnéales ;
– et, enfin, les situations périnéales à haut risque pouvant justifier une césarienne prophylactique.

Rappel sur la physiopathologie des lésions périnéales

Le prolapsus et les lésions obstétricales du périnée peuvent être considérés comme des lésions d'une des parois de l'enceinte abdominale – le plancher pelvien –, elles sont assez proches des hernies de la paroi abdominale. En effet, le plancher pelvien est un des éléments de l'enceinte abdomino-pelvienne. Il comporte :

– des parois (abdominale, lombaire, diaphragmatique et pelvienne) ;
– un cadre osseux ;
– des muscles (ilio-coccygien et pubo-rectal) qui ont deux fonctions liées au tonus de base au repos et à une capacité de réaction aux efforts. Ils sont insérés latéralement sur le cadre osseux et sur la ligne médiane, notamment sur le noyau fibreux central du périnée. Ils laissent ouvert au centre l'hiatus uro-génital ;
– des fascias (aponévrose pelvienne) qui ferment l'hiatus uro-génital ;
– le périnée superficiel, qui a un rôle essentiel en renforçant la zone de faiblesse centrale du périnée notamment par le noyau fibreux central du périnée ;
– les viscères abdominaux.

Toute atteinte d'un de ces éléments peut être responsable d'un déséquilibre de la « statique pelvienne » ou, plutôt, de la « dynamique pelvienne ». Par exemple :

– une hyperlordose peut être responsable d'un changement d'axe des forces liées aux viscères abdominaux à l'origine d'une augmentation de pression sur le noyau fibreux central du périnée ;

– une lésion de la paroi abdominale peut être à l'origine d'une hernie ombilicale volumineuse ; en cas de correction chirurgicale de celle-ci, une hyperpression abdominale peut entraîner secondairement une lésion périnéale.

Il existe donc une nécessité de prendre en charge globalement les lésions pariétales. Toutefois, les deux éléments essentiels pour le maintien intrapelvien des organes génitaux sont l'aponévrose pelvienne et les muscles iliococcygiens et pubo-rectaux. Les lésions du plancher pelvien peuvent être :

– acquises :
  • secondaires à des traumatismes obstétricaux. Dans ce cas, le plus souvent une réparation progressive va survenir sauf en cas d'atteinte neurogène (lésion du nerf pudendal), de lésion importante des fascias ou de rupture des fibres des sphincters,
  • secondaires à des traumatismes répétés du plancher pelvien (bronchite chronique, constipation),
  • secondaires à une altération progressive des fascias (obésité, carence œstrogénique, chirurgie vaginale) ;
– constitutionnelles :
  • maladie familiale du tissu conjonctif,
  • syndrôme de Marfan,
  • syndrôme d'Elhers-Danlos...

Les gestes qu'il faut éviter ou limiter pendant l'accouchement

L'épisiotomie

Diminue-t-elle la fréquence des déchirures du périnée ?

Un certain nombre d'études ont comparé la fréquence et la sévérité des déchirures avec et sans épisiotomie : aucune diminution du nombre de déchirures périnéales sévères, des IUE (incontinence urinaire d'effort), ni de baisse de la contractilité des muscles releveurs, ni de réduction de fréquence et de sévérité de la dénervation des muscles du périnée, ni du profil urétral n'ont été observés. Plusieurs hypothèses ont été émises.

Les populations sont-elles différentes ?

Les épisiotomies sont réalisées en cas de périnée « fragile », on ne peut donc comparer avec ou sans épisiotomie. Et, pourtant, en Suède, on a observé un changement dans la pratique des épisiotomies entre 1989 et 1992 : de 26 % en 1989, on est passé à 6 % en 1992 ; parallèlement, le pourcentage de déchirures périnéales sévères est passé de 1 à 2,3 %. Y a-t-il un effet protecteur de l'épisiotomie ? En fait, lorsque l'on analyse le pourcentage de déchirures sévères en 1992, on constate qu'avec épisiotomie il est de 6,3 % contre 2 % sans épisiotomie [1].

Une large étude transversale menée sur 50 210 naissances met en évidence une augmentation du risque de déchirure périnéale sévère (OR :

2,3 ; IC 95 % : 2,1-2,5) en cas d'épisiotomie [2]. Buchhave *et al.* [3] ont évalué les facteurs de risque de rupture du sphincter de l'anus parmi 292 accouchées avec lésions du sphincter. Les trois facteurs significatifs sont la macrosomie fœtale (OR : 2,6), la primiparité (OR : 2,2) et l'épisiotomie (OR : 1,7). Leur conclusion est que si l'on souhaite réduire ce type de lésion, le principal facteur sur lequel on peut intervenir est l'épisiotomie. De plus, plusieurs études randomisées n'ont montré aucune efficacité de l'épisiotomie systématique pour prévenir la survenue d'une déchirure sévère. Dans l'étude de Sleep [4] à propos de 1 000 accouchements, la randomisation concernait le choix entre « éviter une déchirure ou réduire le nombre d'épisiotomies ». Dans la première catégorie, 51 % d'épisiotomies ont été réalisées contre 10 % dans la seconde, le nombre de déchirures périnéales sévères était identique : 0 contre 2 (non significatif). Dans le travail de l'AETCG [5], le pourcentage d'épisiotomies était de 83 % contre 30 % sans modification du pourcentage de déchirures périnéales sévères.

Un taux supérieur à 30 % d'épisiotomies ne permet pas de diminuer la survenue de déchirures périnéales sévères [5].

Quels critères de jugement pour apprécier les bénéfices de l'épisiotomie ?

Il ne semble pas exister de bénéfices sur la prévention des déchirures périnéales sévères. Les déchirures antérieures sont diminuées par l'épisiotomie. Il s'agit de déchirures vaginales latéro-urétrales, clitoridiennes ou labiales. Rockner *et al.* ont mis en évidence un pourcentage de 33 % sans épisiotomie contre 18 % avec épisiotomie. Dans le travail de l'AETCG, les conclusions sont identiques avec un risque relatif de 2,36 [5].

Quelles sont les conséquences à moyen et long termes ?

Concernant la prévention de l'IUE, dans le travail de Sleep *et al.* [4], il n'existe aucune différence (13 % d'IUE) à 3 ans. Dans l'évaluation de l'IUE en *post-partum* réalisé par Thranov *et al.* [6] chez les primipares, sa fréquence est de 61 % : 30 % pendant au moins 3 mois et 18 % pendant au moins 6 mois. Toutefois, il n'existe pas d'effet préventif de l'épisiotomie. Dans une évaluation à 4 ans par Röckner [7], il n'existe pas non plus d'effet préventif de l'épisiotomie.

Si on s'intéresse au relâchement périnéal qui pourrait être source de prolapsus ultérieur, les résultats sont troublants ; dans le travail de Gordon et Logue, [8] est évaluée objectivement la contraction des muscles du périnée, un an après l'accouchement. Il n'existe aucune différence significative entre les groupes sans lésions périnéales, avec lésions, avec épisiotomie, avec césarienne et de femmes nullipares.

L'accouchement semble pouvoir être responsable de lésions du nerf pudendal. Allen *et al.* [9] ont exploré par électromyographie le périnée en *post-partum* ; il existe une dénervation partielle dans 80 % des cas chez la primipare. Toutefois, l'épisiotomie n'a pas d'effet protecteur.

Les mêmes conclusions sur l'absence d'effet protecteur de l'épisiotomie sont rapportées, d'une part, par de nombreux auteurs utilisant comme critères de jugement l'analyse électromyographie du muscle pubo-coccygien, l'analyse de la densité en fibres nerveuses, la capacité à conserver un cône intravaginal plus de 1 minute et, d'autre part, dans les essais randomisés sur l'épisiotomie [10-12].

Dans une étude longitudinale d'une cohorte de 278 primipares, Viktrup et Lose ont évalué la prévalence de l'IUE 5 ans après un premier accouchement. Elle est de 30 % et l'incidence est de 19 %. Le risque relatif à 5 ans (femmes avec IUE pendant la grossesse contre les femmes asymptomatiques) est de 3,8 ; il est de 4,5 (femmes avec IUE en *post-partum* contre femmes asymptomatiques). Les deux principaux facteurs de risque sont l'épisiotomie et une extraction par ventouse. En cas disparition de l'IUE au bout de 3 mois, il y a risque de récidive dans les 5 ans dans 42 % des cas ; si l'IUE persiste, ce risque est de 92 % [13].

Ainsi, l'épisiotomie ne semble pas avoir d'effets préventifs sur la survenue de lésions périnéales, d'une incontinence urinaire ou anale.

Épisiotomie médiane ou médio-latérale ?

Labrecque *et al.* [14] ont rapporté une fréquence des déchirures sévères de 15,4 % en *post-partum* : 20,6 % après épisiotomie médiane et 4,5 % sans épisiotomie. Cette différence persiste après ajustement en fonction du poids de naissance, de l'utilisation de forceps ou de ventouses, de l'expérience de l'accoucheur, du périmètre céphalique du nouveau-né, de l'existence d'une dystocie des épaules et de l'utilisation d'une analgésie péridurale.

Pour Shiono *et al.* [15], le risque lié à l'épisiotomie médiane est 4,2 fois supérieur à celui de l'épisiotomie médio-latérale. Celle-ci pourrait avoir un effet protecteur chez la primipare.

Pour oublier définitivement l'épisiotomie médiane, certains auteurs ont mis en évidence que même en l'absence de déchirure périnéale sévère, il existait des conséquences liées à cette technique. Signorello [16] a comparé le risque d'incontinence anale à 3 mois du post-partum entre deux populations sans épisiotomie et avec épisiotomie médiane sans déchirure sévère. En cas d'épisiotomie médiane sans déchirure visualisée, le risque d'incontinence anale est de 8,8 % contre 3,3 % sans épisiotomie.

Faut-il réserver les épisiotomies médio-latérales à certaines indications ?

En cas d'extraction instrumentale

Plusieurs auteurs ont évalué le risque de déchirures périnéales sévères après extractions instrumentales. L'*odds ratio* varie de 2,4 à 7,8 en cas d'épisiotomie contre sans épisiotomie. Non seulement il n'existe pas de bénéfice à en réaliser une systématiquement mais il y a peut-être des inconvénients [17-19].

En cas de « souffrance fœtale aiguë »

La durée de la seconde partie du travail est corrélée avec la détérioration de l'équilibre acido-basique. L'épisiotomie permet de réduire la durée de cette phase. Pourtant, aucune corrélation n'a été mise en évidence entre épisiotomie et anomalie du pH ou du score d'APGAR. De plus, il existe probablement une autre possibilité pour réduire la durée de cette phase du travail. Chamblis *et al.* [20] ont comparé la prise en charge de l'accouchement par les sages-femmes à celle par les médecins. Dans le premier cas, le nombre d'épisiotomie est plus faible et la seconde phase plus courte qu'en cas de prise en charge médicale.

En cas de variété postérieure

Les données sont d'interprétation difficile. Dans le travail de Pearl *et al.* [21], en cas de présentation postérieure, le pourcentage de déchirures était de 6 % sans épisiotomie contre 11 % avec épisiotomie. Il ne semble pas exister de bénéfice évident à réaliser systématiquement une épisiotomie.

En cas de macrosomie fœtale et de dystocie des épaules

La dystocie des épaules constitue un facteur de risque majeur (OR : 58,9) mais la prédire est très difficile [22].

En cas de périnée cicatriciel ou fragile

Les principaux facteurs de risque identifiés sont l'ethnie (pour l'ethnie asiatique, OR : 2,9), la nulliparité (OR : 3,3) et les périnées cicatriciels [23]. Il faut probablement envisager plus facilement une épisiotomie sans attitude systématique. Ainsi, le pourcentage raisonnable d'épisiotomies est inférieur à 30 % pour la plupart des équipes et à 10 % pour certaines [24].

Les extractions instrumentales

Forceps ou ventouse ?

Les lésions périnéales sévères sont plus fréquentes avec OR de 4,4 à 4,6 dans l'étude de Zetterström *et al.* et Bek *et al.* [22, 25]. Le risque d'incontinence fécale est également accentué (OR : 1,94) dans l'enquête réalisée par MacArthur *et al.* [26].

Si on compare les extractions par forceps et par ventouse, les données sont variables mais la plupart des études rapportent un risque supérieur lié à la pratique du forceps. Dans l'analyse des dossiers de 2 832 extractions instrumentales réalisée par l'équipe de Combs *et al.* [17], le risque de déchirures du troisième ou du quatrième degré est 1,9 par forceps par rapport à l'utilisation de la ventouse.

Dans le travail de Bek et Laurberg [22], 152 déchirures du troisième degré sont survenues parmi 41 200 accouchements. Le risque de survenue d'une telle déchirure est augmenté en cas d'utilisation d'un forceps (OR : 4,4) et de l'association forceps et ventouse (OR : 18,5). L'utilisation isolée d'une ventouse n'est pas associée avec un risque accru de déchirure du troisième degré.

Une méta-analyse des essais randomisés comparant forceps et ventouse conclut à une morbidité maternelle plus faible (OR : 0,41). L'utilisation d'une ventouse est responsable de 6 % de moins de déchirures du troisième degré que celle d'un forceps : ce type de déchirure est évité toutes les 18 extractions effectuées par ventouse à la place d'un forceps [27, 28].

Dans un travail randomisé de l'équipe de Sultan, l'étude échographique du sphincter de l'anus à 5 ans a permis de mettre en évidence des lésions dans 82 % des cas lors d'une extraction par forceps et dans 48 % lors d'une extraction par ventouse. La même différence a été mise en évidence en explorant les pressions intrarectales (56 mmHg contre 36 mmHg), mais la fréquence de la symptomatologie anale était non significativement différente (32 % contre 16 %) [29].

Si l'on compare l'extraction par ventouse à l'accouchement non assisté, dans la plupart des études, il n'existe pas d'augmentation des déchirures du troisième degré, des descentes périnéales et des troubles de la défécation [30].

Au total, l'extraction instrumentale doit être limitée sinon il sera recommandé de réaliser plutôt une extraction par ventouse.

L'expression utérine

L'expression utérine fait partie des pratiques de nombreuses équipes obstétricales bien que l'OMS recommande de ne pas en réaliser en raison du risque de déchirure périnéale sévère et de prolapsus [25].

Les gestes ou actes qui peuvent réduire la survenue de lésions périnéales

Pendant la grossesse

Réduire ou limiter l'index de masse corporelle et bien équilibrer un diabète gestationnel

Certains auteurs ont montré une corrélation entre l'existence de déchirure périnéale et un indice de masse corporelle (IMC) élevé. Il est probable que les facteurs soient multiples : dystocie par excès de volume fœtal, dystocie des parties molles à l'origine d'extractions instrumentales, défaut de compliance périnéale à l'origine de lésions [31].

Pratiquer des exercices au niveau du périnée

Le massage périnéal anténatal consiste à réaliser une distension du périnée postérieur mobilisant un ou deux doigts dans le vagin avec mouvement de 9 heures à 15 heures. Au cours de la grossesse, il existe d'importantes modifications du tissu conjonctif qui contribuent à l'augmentation de son élasticité. En revanche, les muscles du plancher musculaire (ilio-coccygiens, pubo-rectaux et muscles du périnée superficiel) ne subissent pas de transformations aussi importantes ; dans certains cas, l'accouchement peut être à l'origine de lésions musculaires.

Venditelli *et al.* [32] ont réalisé une revue des essais randomisés en 2001. Dans celle de Labrecque *et al.* [33], qui comporte un massage de 10 minutes par jour à partir de 34 SA, le massage périnéal est responsable d'une réduction des déchirures du périnée (épisiotomie incluse) (OR : 0,56) chez les nullipares. Dans celle de Shipman *et al.*, la réduction n'est significative que dans le groupe des femmes de plus de 30 ans [34-36].

Concernant la prévention d'une IUE, Sampselle *et al.* [37] ont réalisé une étude randomisée afin d'évaluer l'efficacité des exercices périnéaux prénatals (30 contractions par jour à partir de 20 SA) sur la fréquence de l'IUE et la contractilité des muscles du plancher pelvien, à 35 SA puis 6 semaines, 6 mois et 12 mois *post-partum*. Une diminution significative de la fréquence de l'IUE et un renforcement de la force des muscles pelviens ont été observés jusqu'au contrôle de 6 mois *post-partum*.

À partir d'une étude randomisée réalisée chez 256 nullipares, Morkved *et al.* [38] retrouvent des résultats similaires concernant l'efficacité d'une rééducation anténatale (1 séance de rééducation par semaine pendant 12 semaines avec des exercices biquotidiens) avec une diminution de l'IUE à 36 SA (OR : 0,67) et à 3 mois (OR : 0,61), et une augmentation de la contractilité à 36 SA (p : 0,008) et à 3 mois *post-partum* (p : 0,048).

La rééducation périnéale anténatale à type de relaxation périnéale et de renforcement des muscles périnéaux devrait être développée en raison de son effet protecteur sur les lésions périnéales et, notamment, sur l'incontinence urinaire.

Pendant l'accouchement

Améliorer la puissance de la poussée

Quelle position ?

• *Assise ou sur le dos ?*

Dans une revue de la Cochrane Library réalisée par Gupta *et al.* [39], 18 essais randomisés ont été retenus comparant la position assise (ou latérale) à la position couchée sur le dos. Dans la première variété de position assise, il existe moins d'extractions instrumentales et d'épisiotomies mais plus de pertes sanguines et de déchirures du deuxième degré (OR : 1,30).

• *Assise ou accroupie ?*

Gardeberg *et al.* [40] ont analysé rétrospectivement le risque de lésions périnéales sévères en fonction de la position d'accouchement, debout ou accroupie *versus* assise. En position assise (avec soutien périnéal), le risque de lésions du troisième degré est plus réduit (1 % contre 4 % chez les nullipares).

• *Sur le côté ou accroupie ?*

Shorten *et al.* [41] ont analysé le devenir néonatal et les lésions périnéales en fonction de la position de la parturiente. La position latérale est associée à la fréquence la plus importante de périnées intacts (66,6 %), la position accroupie à la fréquence la plus basse de périnées intacts (42 %) et la plus élevée de déchirures sévères du périnée (3,2 %).

Et les étriers ?

Borgatta *et al.* [42] ont évalué l'impact de l'utilisation des étriers sur la survenue d'une déchirure périnéale sévère chez 241 nullipares. En cas d'appui des pieds sur les étriers, le risque d'une telle déchirure est accentué (OR : 14,1).

Adapter l'analgésie à la phase du travail

Viktrup et Lose [43] ont évalué le risque d'IUE à 3 mois et à 12 mois après analgésie péridurale chez 208 femmes enceintes. À 3 mois, la survenue d'une IUE est plus fréquente après analgésie péridurale (16 %) que sans (4 %). À 12 mois, la différence n'est plus significative.

Diriger le travail

Donelly *et al.* [44] ont analysé le risque de déchirures périnéales sévères en fonction de la durée de la seconde phase du travail chez 184 primipares. En cas de durée 1 > 60 minutes, le risque de déchirures périnéales sévères est augmenté (OR : 1,7). Viktrup et Lose [43] ont également mis en évidence, chez 208 parturientes, une corrélation entre la longueur de la seconde phase du travail et la survenue d'une IUE à 3 mois post-partum.

Sultan *et al.* [45] ont montré qu'il existait une corrélation entre les lésions du nerf pudendal et la survenue d'un prolapsus ou, du moins, d'une descente périnéale, voire une incontinence fécale : dans une étude prospective chez 128 femmes enceintes, ont été analysés le temps de latence au niveau du nerf pudendal et le périnée. Il existe une corrélation entre une seconde phase du travail prolongée et des temps de latence accentués témoignant de lésions du nerf pudendal, probablement par une compression trop prolongée. Toutefois, Hansen *et al.* [46], dans une étude randomisée chez 252 parturientes, n'ont pas mis en évidence de différences significatives en termes de lésions périnéales (ni d'autres effets adverses) entre attendre une descente progressive de la présentation et le démarrage des dilatations complètes des efforts expulsifs. Des résultats identiques sont retrouvés dans le travail de Fitzpatrick *et al.*. [47]

Massage périnéal

Juste avant l'expulsion, certaines sages-femmes ont l'habitude de masser le périnée afin de l'assouplir. Stamp *et al.* [48] ont réalisé une étude randomisée chez 1 340 femmes. La technique consistait à distendre le périnée à chaque contraction à partir d'une dilatation complète. Il n'existe pas de différence significative en termes de périnée intact ni de déchirures du premier ou du deuxième degré. La fréquence des déchirures du troisième degré est légèrement réduite (OR : 0,93).

Autre pratique fréquemment utilisée par les obstétriciens : le soutien du périnée au moment du dégagement de la tête et des épaules afin d'éviter une déchirure. McCandlish *et al.* [49] ont évalué cette pratique à travers une étude randomisée chez 5 471 femmes. Aucune différence significative en termes de lésions périnéales n'a été mise en évidence.

Éviter de provoquer une déchirure

Le rôle de l'épisiotomie a déjà été abordé. Nous allons envisager celui de la césarienne. Quels sont ses effets protecteurs ?

Wilson *et al.* [50] ont évalué, à partir d'un questionnaire réalisé à 3 mois *post-partum*, la fréquence de l'IU. Elle est de 24,5 % en cas d'accouchement par voie vaginale et de 5,2 % en cas de césarienne, soit un *odds ratio* de 0,2 en cas de césarienne chez la primipare. Viktrup *et al.* [51] retrouvent également un risque complémentaire lié à l'accouchement par voie vaginale de 0,5 à 1 %.

Lorsque l'on évalue le risque d'IUE 5 ans après un accouchement, il n'existe pas de différence suivant le moment de son apparition pendant la grossesse ou après l'accouchement : rôle faible de la voie d'accouchement [13] ? En cas de césarienne, la contractilité des releveurs appréciée en période postnatale est identique à celle en dehors de la grossesse [37]. Snooks *et al.* [11] ont évalué les anomalies de conduction au niveau du nerf pudendal en *post-partum.* Elles sont retrouvées 42 % des cas contre 0 % en cas de césarienne programmée.

Plus récemment, Rortveit *et al.* [52] évalué, chez 15 307 femmes norvégiennes de 20 à 65 ans, le rôle de la grossesse et de la voie d'accouchement sur la survenue d'une IUE : 3,7 % des femmes nullipares présentent une incontinence modérée à sévère contre 6,2 % des femmes ayant eu des césariennes et 8,7 % des femmes ayant accouché par voie vaginale, soit un *odds ratio* de 1,4 en cas de césarienne et de 2,2 en cas d'accouchement par voie vaginale. Il est cependant intéressant de noter que ces auteurs n'ont pas retrouvé de différence significative liée au mode d'accouchement chez les femmes de plus de 50 ans. Il n'existait pas non plus de différence entre césarienne réalisée en cours de travail et avant son début. Cependant dans cette étude, 47 % des IUE modérées à sévères sont liées à la voie vaginale. La conclusion de ses auteurs est qu'il n'est pas souhaitable de réaliser une césarienne avec l'objectif de réduire le risque d'IUE.

Concernant l'effet protecteur de la césarienne sur la continence anale, plusieurs auteurs ont considéré qu'elle en avait un [53].

Richter *et al.* [54] ont analysé les facteurs de risque de lésions du sphincter anal parmi 10 928 femmes ayant accouché entre 1995 et 2000. La prévalence des lésions du sphincter est de 7,7 % dans la population générale. Les principaux facteurs de risque identifiés sont :

– la primiparité (RR : 4,08) ;

– l'antécédent de césarienne par rapport à celui d'accouchement par voie vaginale (RR : 5,46) ;

– un poids de naissance l > 4 000 g (RR : 2,41) ;

– une extraction par forceps (RR : 6,00) ;

– une extraction par ventouse (RR : 2,18) ;

– une dystocie des épaules (RR : 3,28) ;

– la réalisation d'une épisiotomie (RR : 2,59).

Mac Arthur *et al.* [55] ont mis en évidence que la césarienne diminuait le risque d'incontinence anale à 3 mois *post-partum*, à partir d'une analyse de 7 879 questionnaires, de 5 % contre 8,8 % chez la primipare. La prévalence de l'incontinence fécale est de 9,6 % dans cette série. D'autres auteurs ont distingué les césariennes programmées (< 8 cm), qui avaient un effet protecteur, de celles en urgence (> 8 cm) qui n'en avaient pas [26, 56].

Dans un travail de Lal *et al.* [57], la fréquence des troubles de la continence anale a été évaluée chez 184 primipares dont 104 au cours du travail. Les troubles ont été comparés avec une population témoin de 100 primipares ayant accouché spontanément (sans extraction instrumentale). L'évaluation a été faite à 10 mois *post-partum* à partir d'un questionnaire. L'incontinence anale survient chez 5 à 8 % des femmes en période postnatale, mais il n'existe pas de différences significatives entre la fréquence des incontinences anales dans les trois groupes (césarienne programmée et césarienne en urgence : 5 %, accouchement par voie vaginale sans extraction instrumentale : 8 %). En revanche, après déchirure périnéale du deuxième degré, le risque d'incontinence est plus élevé (23 % contre 3 %).

Pourtant, dans une enquête publiée en 1996 [58], 31 % des gynécologues femmes préféraient une césarienne à un accouchement par voie vaginale par crainte de lésions périnéales dans 80 % des cas.

Les situations périnéales à haut risque pouvant justifier une césarienne prophylactique

Peut-on accoucher après réparation d'une déchirure complète périnéale ?

Zetterstrom *et al.* [23] ont suivi les troubles de la continence anale après réparation de déchirure périnéale : chez respectivement 40 et 54 % des femmes persistait une incontinence anale aux gaz et aux selles.

Tetzschner *et al.* [35] ont suivi une population de 92 femmes avec lésions du sphincter. À 3 mois, 13 % d'entre elles présentaient une incontinence anale aux gaz et 4 % aux selles liquides ou solides. Entre 2 et 4 ans plus tard, la fréquence de l'incontinence avait augmenté de 25 et 17 % respectivement. Parallèlement, 32 % avaient une incontinence urinaire (IUE : 18 %, impériosité : 1 % et mixte : 13 %) ; 56 % avaient l'un des deux types d'incontinences et 18 % les deux ; 24 % des femmes ont vu s'aggraver leurs symptômes digestifs après accouchement par voie vaginale. Aucune aggravation n'a été mise en évidence en cas d'IUE.

Bek et Laurberg [22] ont mis en évidence que 17 % des femmes ayant eu une incontinence anale transitoire postnatale présentaient une incontinence persistante après un accouchement ultérieur par voie vaginale. Dans ces cas, il est probablement légitime de réaliser une césarienne préventive.

Et en cas de lésions échographiques du sphincter de l'anus ?

Des lésions échographiques au niveau du sphincter de l'anus sont mises en évidence dans 30 à 50 % des cas. Ces lésions occultes sont le plus souvent asymptomatiques. Après un accouchement ultérieur, le risque de survenue d'une incontinence anale est augmenté par rapport aux femmes sans lésions [59].

Fatlin *et al.* [60] ont exploré la continence anale chez 107 primipares 3 mois après l'accouchement par questionnaire et par échographie endo-anale et 30 mois plus tard par questionnaire : 53 % d'entre elles avaient des lésions échographiques, 17 % des épisodes d'incontinence anale et 3,3 % une incontinence anale quotidienne aux gaz et aux selles liquides ou solides. À 30 mois, 14 % étaient toujours incontinentes épisodiquement et 8 % présentaient une incontinence anale aux gaz et aux selles liquides ou solides (non quotidienne). Toujours à cette date, le risque relatif d'incontinence anale clinique, en cas de lésions échographiques postnatales, était de 6,5 ; lorsqu'un accouchement ultérieur survenait, il était de 11,2 soit une fréquence de 39 % des femmes.

Autres

Les autres populations à risque de lésions périnéales ne peuvent justifier une césarienne systématique. Toutes les études retrouvent comme facteurs significatifs : la primiparité, le poids, l'extraction instrumentale, une action variable de l'épisiotomie et certaines races (asiatiques dont indiennes, philippines, OR : 1,6-2,5) [61]. Il faut en effet tenir compte de la morbidité de la césarienne par rapport à un accouchement par voie vaginale [62, 63] :

- complications postopératoires (OR : 6,5) ;
- hystérectomie (OR : 10) ;
- mortalité maternelle (OR : 16) ;
- morbidité respiratoire néonatale (OR : 6,9).

Conclusion

Il est probable que la pratique d'une césarienne systématiquement réduirait une grande partie des lésions périnéales mais serait inutile dans 80 à 90 % des cas et avec une morbidité et une mortalité non négligeables. Une bonne pratique consisterait à :

– évaluer les risques majeurs en proposant une césarienne en cas de lésions du sphincter de l'anus et, probablement, en cas d'IUE ou de prolapsus ;

– informer les patientes des avantages et des inconvénients dans les situations intermédiaires (lésions échographiques, troubles de la continence transitoire, antécédents familiaux...) ;

– essayer de réduire les lésions périnéales en diminuant la pratique de gestes traumatisants – épisiotomie médiane, forceps, expression utérine, stagnation prolongée du fœtus dans le bassin – et en favorisant la descente du fœtus (position, poussée).

BIBLIOGRAPHIE

[1] Röckner G, Fianu-Jonasson A. Changed pattern in the use of episiotomy in Sweden. *Br J Obstet Gynecol* 1999 ; 106 : 95-101.

[2] Angioloi R, Gomez-Marin O, Cantuaria G, O'Sullivan MJ. Severe perineal lacerations during vaginal delivery : the University of Miami experience. *Am J Obstet Gynecol* 2000 ; 182 : 1083-5.

[3] Buchhave P, Flatow L, Rydhstroem, Thorbert G. Risk factors for rupture of the anal sphincter. *Eur J Obstet Gynecol Biol Reprod* 1999 ; 87 : 129-33.

[4] Sleep J, Elbourne D, Spencer J, Chalmers I, Grant A. Garcia Werk Bershire trial. *Br Med J* 1987 ; 295 : 123-5.

[5] Argentine Episiotomy Trial Collaborative Group. Routine vs selective episiotomy. *Lancet* 1993 ; 342 : 1517-8.

[6] Thranov I, Kringelbach AM, Melchior E, Olsen O, Damsgaard MT. Postpartum symptoms. Episiotomy or tear at vaginal delivery. *Acta Obstet Gynecol Scand* 1990 ; 99 : 260-2.

[7] Rockner G. Urinary incontinence after perineal trauma at childbirth. *Scand J Caring Sci* 1990 ; 4 : 169-72.

[8] Gordon H, Logue M. Perineal muscle function after childbirth. *Lancet*. 1985 ; 2: 123-5.

[9] Allen RE, Hosker GL, Smith AR. Pelvic floor damage and childbirth : a neurophysiological study before and aftre childbirth. *Br J Obstet Gynecol* 1994 ; 101 : 770-9.

[10] Smith AR, Hosker GL, Warrell DW. The role of partial denervation of the pelvic floor in the aetiology of genitourinary prolapse and stress incontinence of urine. A neurophysiological study. *Br J Obstet Gynecol* 1989 ; 96 : 24-8.

[11] Snooks SJ, Swash M, Setchell M. Injury to innervation of pelvic floor sphincter musculature in childbirth. *Lancet* 1984 ; 2 : 546-50.

[12] Röckner G, Jonasson A, Olund A. The effect of mediolateral episiotomy at delivery on pelvic floor muscle strenght evaluated with vaginal cones. *Acta Obstet Gynecol Scand* 1991 ; 70 : 51-4.

[13] Viktrup L, Lose G. The risk of stress incontinence 5 years after first delivery. *Am J Obstet Gynecol* 2001 ; 185 : 82-7.

[14] Labrecque M, BaillargeonL, Dallaire M, Tremblay A, Pinault JJ, Gingras S. Association between median episiotomy and severe lacerations in primiparous women. *Cohadion Med Ass J* 1997 ; 156 : 797-802.

[15] Shiono P, Klebonoff MA, Carey JC. Midline episiotomy : more harm than good. *Obstet Gynecol* 1990 ; 75 : 765-70.

[16] Signorello LB, Harlmow BL, Chekos AK, Repke JT. Midline episiotomy and anal incontinence : retrospective cohort study. *Br Med J* 2000 ; 320 : 86-90.

[17] Combs CA, Robertson PA, Laros RK. Risk factors for third-degree and fourth-degree perineal lacerations in forceps and vacuum deliveries. *Am J Obstet Gynecol* 1990 ; 163 : 100-4.

[18] Helwig JT, Thorp JM, Bowes WA. Does midline episiotomies increase the risk of 3rd and 4th degree lacerations in operative vaginal delivery ? *Obstet Gynecol* 1993 ; 82 : 276-9.

[19] Yancey MK, Herpolsheimer A, Jordan GD. Materna land neonatal effects of outlet forceps delivery comprend with spontaneous vaginal delivery in term pregnancies. *Obstet Gynecol* 1991 ; 78 : 646-50.

[20] Chamblis LR, Daly C, Medearis AC. The role of selection bias in comparing cesarean birth rates between physician and midwifery management. *Obstet Gynecol* 1992 ; 80 : 161-5.

[21] Pearl ML, Roberts JM, Laros RK. Vaginal delivery from the persistent occiput posterior position. *J Reprod Med* 1993 ; 38 : 955-61.

[22] Bek KM, Laurberg S. Intervention during labor : risk factors associated with complete tear of the anal sphincter. *Acta Obstet Gynecol Scand* 1992 ; 71 : 520-4.

[23] Green JR, Soohoo SL. Factors associated with rectal injury in spontaneous deliveries. *Obstet Gynecol* 1989 ; 73 : 732-9.

[24] Blanchette J. Comparaison of obstetric outcome of a primary-care access clinic staffed by certified nurse-midwives and a private pratcice group of obstetricians in the same community. *Am J Obstet Gynecol* 1995 ; 172 : 164-71.

[25] Zetterstrom J, Lopez A, Anzen B, Norman M, Holmstrom B, Mellgren A. Anal sphincter tears at vaginal delivery : risk factors and clinical outcome of primary repair. *Obstet Gynecol* 1999 ; 94 : 21-8.
[26] MacArthur C, Glazener CMA, Wilson PD, Herbison GP, Gee H, Lang GD. Obstetric practice and faecal incontinence three months after delivery. *Br J Obstet Gynecol* 2001 ; 108 : 678-83.
[27] Eason E, Labrecque M, Wells G. Preventing perineal trauma during childbirth. A systematic review. *Obstet Gynecol* 2000 ; 95 : 464-71.
[28] Johanson RB, Menon BKV. Vacuum extraction versus forceps for assisted vaginal delivery. Cochrane Database of Systematic Reviews. *The Cochrane Library* 2000 ; 4.
[29] Sultan AH, Johanson RB, Carter JE. Occult anal sphincter trauma following randomized forceps and vacuum delivery. *Int J Gyn Obstet* 1998 ; 61 : 113-9.
[30] Samuelsson E. Ladfors L, Wennerholm UB. Anal sphincter tears : prospective study of obstetric risk factors. *Br J Obstet Gynecol* 2000 ; 107 : 926-31.
[31] Murphy PA, Feingald JB. Perineal outcomes in a home birth setting. *Birth* 1998 ; 25 : 226-34.
[32] Venditelli F, Tabaste JL, Jancky E. Le massage périnéal anté-partum : revue des essais randomisés. *J Gynecol Obstet Biol Reprod* 2001 ; 30 : 565-71.
[33] Labrecque M, Eason E, Marcoux S, Lemieux F, Pinault JJ, Feldman P. Randomized controlled trial of prevention of perineal trauma by perineal massage during pregnancy. *Am J Obstet Gynecol* 1999 ; 180 : 593-600.
[34] Samples JT, Dougherty MC, Abrams RM, Batich CD. The dynamic characteristics of the circum vaginal muscles. *J Obstet Gynecol Neonatal Nurs* 1988 ; 17 : 123-5.
[35] Tetzschner T, Sorensen M, Lose G, Christiansen J. Anal and urinary incontinence in women with obstetric anal sphincter rupture. *Br J Obstet Gynecol* 1996; 103: 1034-40.
[36] Shipman MK, Boniface DR, Tefft ME, McCloghry F. Antenatal perineal massage and subsequent perineal outcomes : a randomized controlled trial. *Br J Obstet Gynecol* 1997 ; 104 : 787-91.
[37] Sampselle CM, Miller JM, Mims BL, Delancey JOL, Ashton-Miller JA, Antonakos CL. Effect of pelvic muscle exercice on transient incontinence during pregnancy and after birth. *Obstet Gynecol* 1998 ; 91 : 406-12.
[38] Morkved S, Bo K, Schei B, Salvesen KJ. Pelvic muscle training during pregnancy to prevent urinary incontinence : a single-blind randomized controlled trial. *Obstet Gynecol* 2003 ; 101 : 313-9.
[39] Gupta JK, Nokodem VC. Woman's position during second stage of labour (Cochrane review). *The Cochrane Library* 2002 ; 4.
[40] Gardeberg B, Magnusson B, Sultan B, Wennerholm UB, Wennergren M, Hacberg H. Birth in standing position : a high frequency of third degree tears. *Acta Obstet Gynecol Scand* 1994; 73 : 630-3.
[41] Shorten A, Donsante J, Shorten B. Birth position, accoucheur, and perineal outcomes : informing women about choices for vaginal birth. *Birth* 2002 ; 29 : 18-27.
[42] Borgatta L, Piening SL, Cohen WR. Association of episiotomy and delivery position with deep perineal laceration during spontaneous delivery in nulliparous women. *Am J Obstet Gynecol* 1989 : 160 : 294-7.
[43] Viktrup L, Lose G. Epidural anesthesia during labor rand stress incontinence after delivery. *Obstet Gynecol* 1993 ; 82 : 984-6.
[44] Donnelly V, Fynes M, Campbell D, Johnson H, O'Connell PR, O'Herlihy C. Obstetric events leading to anal sphincter damage. *Obstet Gynecol* 1998 ; 92 : 955-61.
[45] Sultan AH, Kamm MA, Hudson CN. Pudendal nerve damage during labour : prospective study before and after chilbirth. *Br J Obstet Gynecol* 1994 ; 101 : 22-8.
[46] Hansen SL, Cmark SL, Foster JC. Active pushing versus passive foetal descent in the second stage of labor : a randomized controlled trial. *Obstet Gynecol* 2002 ; 99 : 29-34.
[47] Fitzpatrick M, Harkin R, McQuillan K, O'Brien C, O'Connell PR, O'Herlihy C. A randomised clinical trial comparing the effects of delayed versus immediate pushing with epidural analgesia on mode of delivery and faecal continence. *Br J Obstet Gynecol* 2002 ; 109 : 1359-65.

[48] Stamp G, Kruzins G, Crowther C. Perineal massage in labour and prevention of perineal trauma : randomized controlled trial. *Br Med J* 2001 ; 322 : 1277-80.
[49] McCandlish R, Bowler U, Van Asten H, Berridge G, Winter C, Sames L *et al.* A randomized controlled trial of care of the perineum during second stage of normal labour. *Br J Obstet Gynecol* 1998 ; 105 : 1262-72.
[50] Wilson PD, Herbison RM, Herbison GP. Obstetric practice and the prevalence of urinary incontinence three months after delivery. *Br J Obstet Gynecol* 1996 ; 103 : 154-61.
[51] Viktrup L, Lose G, Rolff M, Barfed K, The symptome of stress incontinence caused by pregnancy or delivery in primiparas. *Obstet Gynecol* 1992 ; 79 : 945-9.
[52] Rortveit G, Daltveit AK, Hannestad YS, Hunskaar S. Urinary incontinence after vaginal delivery or cesarean section. *N Engl J Med* 2003 ; 348 : 900-7.
[53] Sultan AH, Kamm MA, Hudson CN, Thomas JM, Bartram CI. Anal sphincter disruption during vaginal delivery. *N Engl J Med* 1993 ; 329 : 1905-11.
[54] Richter HE, Brumfield CG, Cliver SP, Burgio KL, Neely CL, Varner RE. Risk factors associated with anal sphincter tear : a comparison of primiparous patients, vaginal births after cesarean deliveries, and patients with previous vaginal delivery. *Am J Obstet Gynecol* 2002 ; 187 : 1194-8.
[55] Mac Arthur C, Bick DE, Keighly MRB, Faecal incontinence after childbirth. *Br J Obstet Gynecol* 1997 ; 104 : 46-50.
[56] Fynes M, Donnelly VS, O'Connell R, O'Herlihy C. Cesarean delivery and anal sphincter injury. *Obstet Gynecol* 1998 ; 92 : 496-500.
[57] Lal M, Mann CH, Callender R, Radley S. Does cesarean delivery prevent anal incontinence ? *Obstet Gynecol* 2003 ; 101 : 305-12.
[58] Al-Mufti R, MacCarthy A, Fisk NM. Obstetrician'personal choice and mode of delivery. [Letter]. *Lancet* 1996 ; 456 (347) : 544.
[59] Fynes M, Donnelly VS, Behan M, O'Connell R, O'Herlihy C. Effect of second vaginal delivery on anorectal phyiology and faecal continence. A prospective study. *Lancet* 1998 ; 354 : 983-6.
[60] Fatlin DL, Sangalli MR, Roche B, Floris L, Boulvain M, Weil A. Does a second delivery increase the risk of anal incontinence ? *Br J Obstet Gynecol* 2001 ; 108 : 684-8.
[61] Handa VL, Danielsen BH, Gilbert WM. Obstetrical anal sphincter lacerations. *Obstet Gynecol* 2001 ; 98 : 225-30.
[62] Bingham P, Lilford RJ. Management of the selected term breech presentation : assessment of risks of selected vaginal delivery versus cesarean section for all cases. *Obstet Gynecol* 1987 ; 69 : 965-78.
[63] Patek E, Larsson B. Caesarean section. A clinical study with special reference to the increasing section rate. Acta *Obstet Gynecol* Scand 1978 ; 57 : 245-8.

BOURSE

Mise au point d'un modèle expérimental d'étude des voies de la nociception chez le fœtus d'agneau

S. BRESSON JUST, V. HOUFFLIN DEBARGE, F. ELBAZ, S. JAILLARD, S. DALMAS, Y. RIOU, F. PUECH, L. STORME*

Résumé

L'objectif de ce travail est double : mettre au point un modèle expérimental d'étude des voies nociceptives chez le fœtus et étudier l'ontogenèse de ces voies. Nous avons utilisé le réflexe nociceptif RIII comme moyen d'investigation.
Treize brebis gravides ont été opérées entre 118 et 125 jours de gestation (terme = 146 jours). Un cathéter a été inséré dans l'artère fémorale du fœtus et des électrodes de stimulation électrique ont été placées en regard du territoire du nerf sural. Trois autres électrodes de recueil du signal EMG ont été placées dans le muscle biceps fémoral. Des courbes quantifiant le réflexe nociceptif en fonction de l'intensité ont été réalisées. Les seuils de recrutement minimal et maximal ainsi que la pente de cette courbe ont été étudiés avec et sans analgésie à différents âges gestationnels.
Nous avons montré que la réponse EMG obtenue possède toutes les caractéristiques du réflexe nociceptif RIII : la latence de la réponse EMG est de 140 ms et sa durée de 100 à 250 ms ; l'intensité de la réponse EMG augmente avec l'intensité de la stimulation ; la courbe intensité-réponse est de type sigmoïde ; enfin, la réponse est très atténuée par les morphinomimétiques et les anesthésiques locaux. Le réflexe RIII a été observé dès l'âge gestationnel de 120 jours et dans tous les cas après 127 jours. La pente et les seuils de recrutement minimal et maximal de la courbe intensité-réponse du RIII étaient plus élevés en fin de gestation.

* Hôpital Jeanne-de-Flandre, 2, avenue Oscar-Lambret, 59037 Lille cedex.

Ces résultats suggèrent, d'une part, que le réflexe nociceptif est présent et fonctionnel en période anténatale chez le fœtus d'agneau, au cours du dernier tiers de la gestation et, d'autre part, qu'il existe une maturation neurologique des voies nociceptives. Ce modèle devrait permettre l'étude des effets des analgésiques pendant la vie fœtale.

Introduction

La multiplication des gestes invasifs diagnostiques et thérapeutiques potentiellement douloureux pendant la grossesse, de la chirurgie *in utero* et des interruptions médicales de grossesse parfois tardives nous a conduits à réfléchir sur la possibilité pour le fœtus de percevoir des sensations douloureuses [1]. De nombreux arguments neuro-anatomiques, hémodynamiques et hormonaux plaident en faveur d'une perception douloureuse du fœtus. En effet, le développement des récepteurs nociceptifs et des voies nerveuses efférentes est très précoce durant la grossesse (les récepteurs cutanés apparaissent dès la septième semaine) [2]. À partir de 26 semaines, les voies de la nociception sont fonctionnelles [3]. Après ponction dans la veine hépatique, à l'occasion d'une transfusion *in utero*, Giannakoulopolous *et al.* [4] ont montré une élévation significative de la ß-endorphine d'origine pituitaire et du cortisol, d'autant plus intense que le geste était long. Cette réponse n'était pas observée lorsque le cordon ombilical était abordé. Les travaux d'Anand [5-9] ont également démontré que la prise en charge de la douleur réduisait la morbidité néonatale. Ainsi, prévenir la douleur du fœtus est nécessaire non seulement pour des raisons éthiques mais aussi pour éviter les éventuelles conséquences de la douleur chez l'enfant à naître.

Chez l'adulte, la douleur a fait l'objet de multiples travaux, non seulement afin de mieux en comprendre les mécanismes physiologiques mais aussi de pouvoir la mesurer et l'évaluer le plus objectivement possible. Les travaux de Willer [10] ont permis de mettre au point un modèle d'étude utilisant le recueil électromyographique (EMG) du réflexe de retrait, encore appelé réflexe nociceptif ou RIII, au niveau du muscle biceps fémoral après stimulation du nerf sural. Ce réflexe utilise les voies médullaires de la nociception, véhiculées par les fibres C. Les études de Willer [11] ont démontré une bonne corrélation entre le recrutement du réflexe nociceptif et l'apparition de la sensation de douleur chez des adultes volontaires sains. De même, le seuil du recrutement maximum du réflexe et celui de la tolérance maximale à la douleur étaient similaires [11].

Le but de notre travail est double :

– mettre au point un modèle expérimental d'étude des voies nociceptives chez le fœtus ;

– étudier l'ontogenèse de ces voies.

Nous avons choisi d'étudier les voies nociceptives du fœtus par la mesure *in utero* du réflexe nociceptif chez le fœtus d'agneau chroniquement instrumenté.

Matériel et méthode

Le projet a été soumis et approuvé par le Comité d'éthique de la Fondation de l'avenir.

Modèle expérimental

Des brebis gestantes (Columbia-Rambouillet) ont été opérées à des termes déterminés : 118 ± 1 et 125 ± 1 jours de gestation (gestation normale = 146 jours). L'étude a été réalisée sur des fœtus d'agneau à des termes compris entre 121 et 142 jours de gestation. Un jeûne était imposé 48 heures avant la chirurgie. L'analgésie des brebis a été obtenue par du pentobarbital/Penthotal® en injection intraveineuse directe lente à la dose de 10 mg/kg. Une rachianesthésie a ensuite été réalisée par 4 mg de bupivacaïne à 1 %. Les brebis ont été maintenues sous sédation par une perfusion continue de Penthotal®, mais elles ont respiré spontanément pendant l'intervention. Elles ont bénéficié, en outre, d'une antibiothérapie par amoxicilline-acide clavulanique/Augmentin® à la dose de 1 g à l'incision et par 80 mg de gentamicine en intramusculaire. L'antibiothérapie par Augmentin® (1 g en intraveineuse directe) a été poursuivie pendant 48 heures. L'analgésie du fœtus a été obtenue par une injection de 0,5 mg de nalbuphine/Nubain® réalisée en intramusculaire ainsi que par une injection de 1 ml de lidocaïne/Xylocaïne® (solution non adrénalinée à 1 %) en sous-cutané, au niveau des zones d'incision.

En conditions stériles, après hystérotomie, une des pattes postérieures a été extériorisée. Après incision cutanée, deux électrodes de stimulation cardiaque pédiatrique (MFP 614 Ethicon®) permettant la stimulation électrique, ont été implantées en position sous-cutanée en regard du nerf sural, au niveau de la malléole externe de la patte postérieure en respectant la polarisation suivante : cathode en proximal et anode en distal. Deux électrodes de stimulation cardiaque (6494 Medtronic®) permettant le recueil du signal EMG ont ensuite été implantées dans le muscle biceps fémoral de la patte postérieure ipsilatérale aux électrodes de stimulation. Enfin, une troisième électrode (6494 Medtronic®) correspondant à l'électrode de masse a été implantée entre la paire d'électrodes servant à la stimulation et celle permettant le recueil du signal. Nous nous sommes assurés qu'aucune partie métallique des électrodes n'était en contact avec le liquide amniotique. La patte postérieure, controlatérale aux électrodes, a ensuite été extériorisée. Après dissection, un cathéter en polyuréthane (Vygon, 20 G) a été introduit dans l'artère fémorale. La circulation placentaire a été gardée intacte et le fœtus replacé dans la cavité amniotique. Un cathéter supplémentaire (Vygon, 20 G) a été introduit dans la cavité amniotique pour mesurer la pression de référence. En fin d'intervention, les cathéters et les électrodes ont ensuite été extériorisés puis fixés au niveau du flanc latéral gauche de la brebis, à travers une tunnélisation sous-cutanée. Cinq cents milligrammes d'Augmentin® ont été injectés par voie intraveineuse au fœtus durant l'intervention et dans la cavité amniotique à la fermeture de l'hystérotomie, par l'intermédiaire du cathéter amniotique. L'antibiothérapie à la même posologie quotidienne a été poursuivie pendant les premières 48 heures postopératoires. Par ailleurs, la perméabilité des cathéters a été entretenue par l'injection quotidienne de sérum salé hépariné (solution à 20 UI d'héparine/ml).

Mesure du réflexe nociceptif

Un délai de 2 jours a été respecté entre la chirurgie et le début des stimulations. L'EMG a été obtenu grâce à un algomètre (RACIA, Bordeaux). Le stimulus électrique nociceptif employé était une salve de 5 pulses carrés de courant continu d'une durée de 1 ms et d'une durée totale de 20 ms.

La quantification du réflexe a été réalisée par la mesure de l'aire sous la courbe du signal EMG redressé dans la fenêtre de temps 140-400 ms (le réflexe ayant été observé dans cette fenêtre). Le redressement du signal, l'intégration du signal redressé puis la moyenne des surfaces ont été automatiquement calculés par l'algomètre. L'intensité a été progressivement augmentée et une courbe représentant la surface en fonction de chaque intensité (courbe intensité-réponse) a été construite par l'appareil *(Fig. 1).*

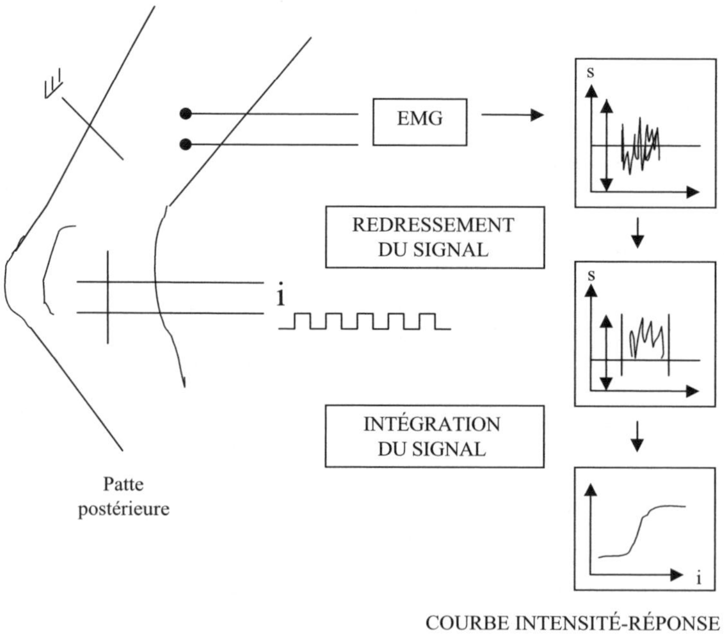

Fig. 1. – Réflexe nociceptif RIII : acquisition du signal EMG après stimulation électrique d'intensité croissante dans le territoire du nerf sural et construction de la courbe intensité-réponse.

Protocoles expérimentaux

Protocole 1 : validation du réflexe nociceptif

Obtention du réflexe nociceptif

Quatre stimulations ont été réalisées pour chaque intensité, la salve de 5 pulses étant répétée toutes les 6 secondes pour chaque intensité. L'intensité a été progressivement augmentée en débutant à 2,5 mA, pour passer à 5 mA, puis augmenter de 5 en 5 mA jusqu'à 50 mA. La moyenne des quatre surfaces pour chaque intensité a été effectuée et la courbe intensité-réponse a été réalisée.

Étude du réflexe sous sufentanil

La courbe intensité-réponse a été réalisée après injection de 3 µg de sufentanil dans le cathéter artériel fœtal, dans les mêmes conditions que celles décrites précédemment. La stimulation débutait 20 minutes après l'injection. Les caractéristiques de la courbe intensité-réponse étaient alors étudiées.

Étude du réflexe RIII après infiltration sous-cutanée de lidocaïne

Cette étude a été réalisée après extraction du fœtus par césarienne à 142 jours de gestation. La surface du signal EMG redressé du réflexe nociceptif a été mesurée, après stimulation à 50 mA, à 0, 3, 6 puis 9 minutes après l'injection de 2 ml de lidocaïne (solution à 1 %) en sous-cutané au point de stimulation. Trois mesures ont été réalisées à chaque temps.

Protocole 2 : ontogenèse du réflexe nociceptif

Les animaux ont été stimulés tous les 2 jours à partir de 120 jours. Comme précédemment décrit, la courbe intensité-réponse a été réalisée avec 4 stimulations pour chaque intensité et l'on étudiait :

le seuil d'apparition du réflexe ;

le seuil maximum du réflexe ;

la pente79

de la courbe intensité-réponse.

Les valeurs obtenues entre 120 et 125 jours (groupe 1), entre 126 et 133 jours (groupe 2) et entre 134 et 141 jours (groupe 3) ont été comparées.

Analyse statistique

Les résultats ont été exprimés en moyenne ± SEM (écart à la moyenne). L'analyse statistique a été réalisée avec le programme StatView sur PC. Un test d'ANOVA à mesures répétées a été utilisé pour comparer les pentes de la courbe intensité-réponse à différents âges gestationnels. Une valeur de $p < 0{,}05$ a été considérée comme statistiquement significative.

Résultats

Protocole 1 : validation du réflexe nociceptif

Treize brebis au total ont été opérées pour l'ensemble de l'étude. Sept d'entre elles ont été utilisées pour la mise au point du modèle et opérées au terme de 125 ± 1 jours.

Le signal est composé d'une première onde contemporaine de la stimulation correspondant à l'artefact de stimulation, puis en un deuxième signal de latence plus tardif, vers 140 ms, polyphasique, disparaissant avant 400 ms.

L'amplitude de la réponse réflexe a augmenté en fonction de l'intensité électrique de la stimulation. La courbe intensité-réponse obtenue correspondait à une courbe sigmoïde *(Fig. 2)*. Les seuils minimum et maximum du réflexe ont été déterminés à partir de cette courbe ainsi que la pente.

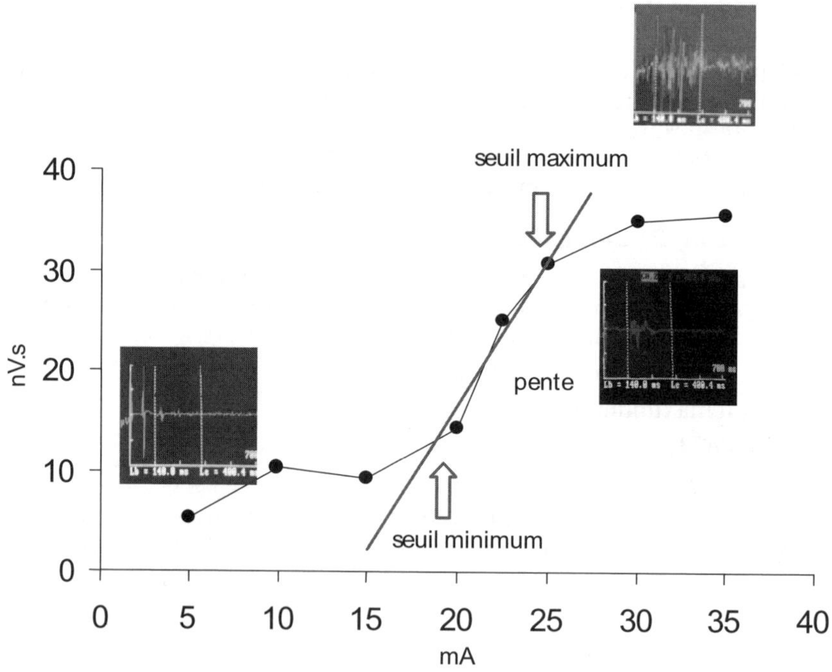

Fig. 2 – Exemple de représentation de la réponse réflexe RIII.
Construction de la courbe intensité-réponse par la mesure de l'aire sous la courbe du signal EMG redressé en fonction de l'intensité. Les seuils et la pente sont déterminés sur cette courbe. Des exemples de signaux EMG à 5, 20 et 45 mA figurent également sur ce schéma, illustrant l'augmentation de la réponse réflexe en fonction de l'intensité.

Action du sufentanil

Le dérivé morphinique a induit une dépression importante du réflexe nociceptif : la pente de la courbe a fortement diminué *(Fig. 3)*.

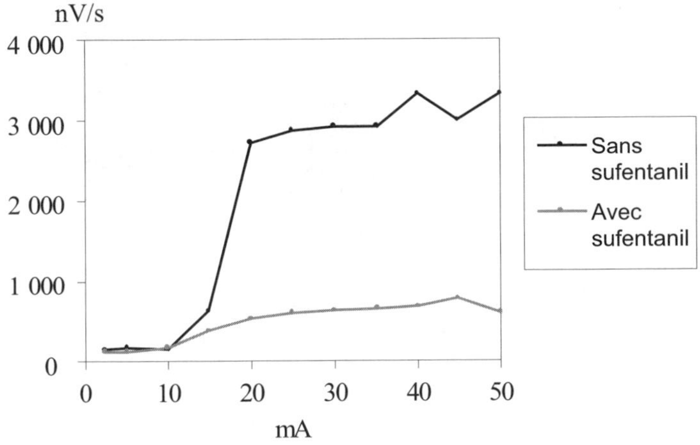

Fig. 3 – Exemple individuel d'une courbe obtenue avant puis après injection de 3 µg de sufentanil. La pente de la courbe est fortement diminuée alors que le seuil du recrutement du réflexe n'est pas affecté ici.

Effet de la lidocaïne en sous-cutané sur le réflexe nociceptif

Lors d'une stimulation *ex utero*, l'effet de l'injection sous-cutanée de 2 ml de lidocaïne au point de stimulation a induit une forte dépression du réflexe nociceptif, maximale 3 minutes après l'injection.

Protocole 2 : ontogenèse du réflexe nociceptif

L'étude a porté sur 6 fœtus de brebis. Dans 2 cas, le réflexe nociceptif a été absent entre 120 et 125 jours : il n'est apparu qu'au 127e jour de gestation. Dans ces cas, la pente a été définie comme étant égale à 0. Par contre, les moyennes de valeurs des seuils (minimum et maximum) n'ont pas pu être déterminées dans le groupe I. La moyenne de la pente de la courbe intensité-réponse a été de 40 nV. s/mA dans le groupe 120-125 jours (groupe 1), de 55 nV. s/mA dans le groupe 126-133 jours (groupe 2) et de 129 nV. s/mA dans le groupe 134-141 jours (groupe 3) *(Fig. 4)*. Il existe une augmentation significative de la pente de la courbe intensité-réponse avec l'âge gestationnel ($p < 0{,}01$).

Le seuil minimum d'apparition du réflexe nociceptif a été de 10 ± 1 mA dans le groupe 2 (126-133 j) et de 21 ± 1 mA dans le groupe 3 (134-141 j). La valeur moyenne du seuil du recrutement maximal du réflexe nociceptif observée a été de 21 mA dans le groupe 2 et de 40 mA pour le groupe 3 *(Fig. 5)*.

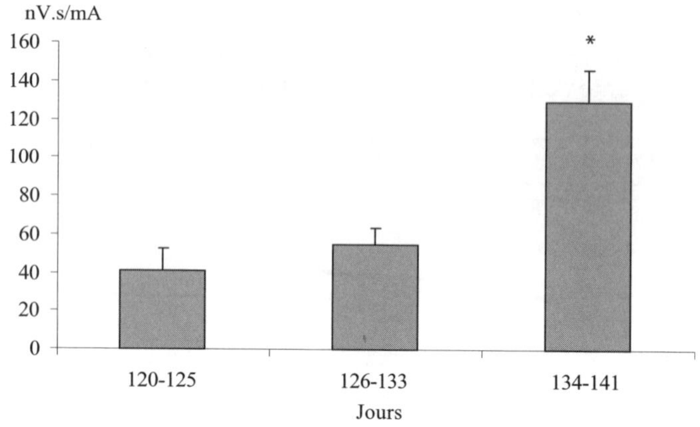

Fig. 4 – Moyenne des pentes de la courbe intensité-réponse en fonction de l'âge gestationnel.

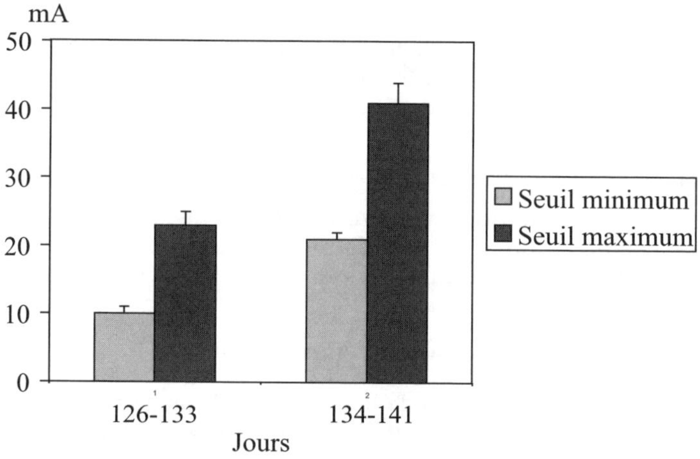

Fig. 5 – Valeurs moyennes (± sem) du seuil de recrutement minimal et maximal du réflexe nociceptif en fonction de l'âge gestationnel.

Discussion

Nous avons étudié la réponse du biceps fémoral à une stimulation électrique nociceptive du nerf sural chez le fœtus d'agneau. Nous montrons que la réponse électromyographique obtenue possède toutes les caractéristiques du réflexe nociceptif RIII décrit chez l'humain ou chez l'animal :

– la latence de la réponse EMG est de 140 ms, compatible avec la distance que doit parcourir l'influx nociceptif dans une fibre de type C (vitesse de conduction des fibres C amyéliniques = de 0,5 à 2 m/s [12] ; distance entre la patte et le rachis = 8 cm) ;

– sa durée est de 100 à 250 ms ;

– l'intensité de la réponse EMG augmente avec celle de la stimulation électrique ;

– la courbe intensité-réponse est de type sigmoïde, ce qui permet de déterminer une pente ainsi qu'un seuil minimum et maximum de la réponse ;

– enfin, la réponse est très atténuée par les morphinomimétiques et les anesthésiques locaux [13].

Ces résultats suggèrent que le réflexe nociceptif est présent et fonctionnel en période anténatale chez le fœtus d'agneau, au cours du dernier tiers de la gestation : il a été observé dès l'âge gestationnel de 120 jours et dans tous les cas après 127 jours. La pente de la courbe intensité-réponse du RIII a été plus élevée en fin de gestation.

Nos résultats sont intéressants car, à notre connaissance, le réflexe nociceptif n'avait jamais été mis en évidence *in utero*. Ce réflexe permet une approche fonctionnelle de la maturation des voies nociceptives [14], mais il ne permet que l'exploration des mécanismes spinaux en réponse à des messages afférents provenant de la peau ou des tissus sous-cutanés. Depuis les travaux très anciens de Scherrington en 1910 [15], on sait que ces activités réflexes médullaires ont une signification fonctionnelle certaine. Ce réflexe de flexion correspond à une réaction de protection de l'organisme envers un message pouvant menacer potentiellement l'intégrité de l'organisme. Il n'est déclenché que par un stimulus nociceptif. Le RIII a été démontré comme étant fiable, reproductible et bien corrélé à la sensation de douleur [11].

Dans notre étude, le seuil de recrutement minimum du réflexe nociceptif semble plus bas entre 125 et 133 jours qu'entre 135 et 141 jours, bien que les effectifs ne nous aient pas permis d'effectuer les calculs statistiques. Ce résultat suggère une plus grande sensibilité des fœtus les plus jeunes à un stimulus nociceptif. Dans leur étude chez les prématurés sur le réflexe cutané de flexion, Fitzgerald *et al.* [14] ont observé des seuils de recrutement plus bas chez les enfants les plus immatures. Ils augmentaient progressivement avec l'âge gestationnel, pour atteindre des valeurs identiques à ceux des nouveau-nés à terme, lorsque l'âge était corrigé. Ces résultats ont été observés également chez le raton [14]. Même si le réflexe cutané de flexion n'est pas l'équivalent du réflexe nociceptif car il est observé pour des stimulations tactiles, il reste un bon indicateur du développement de la fonction somato-sensorielle au niveau médullaire [16]. Cette évolution des caractéristiques du réflexe en fonction de l'âge gestationnel peut être expliquée par la maturation neurologique. En effet, l'exagération des réflexes observés chez les nouveau-nés et les ratons a été largement rapportée dans la littérature médicale [14, 16-18] : il semblerait qu'elle soit en rapport avec une hyperexcitabilité de la moelle épinière liée à l'immaturité des systèmes régulateurs inhibiteurs. Ainsi, le système inhibiteur sérotoninergique commence sa maturation au bout de 40 semaines. Cette immaturité se traduit par une amplification des signaux nociceptifs [19-21]. Par ailleurs, les voies excitatrices se développent avant les voies inhibitrices dans de nombreux systèmes sensoriels [22, 23]. Les neuromédiateurs de la douleur, dont la substance P, apparaissent très tôt dans la gestation (18 semaines) [24]. La substance P est retrouvée à la fois dans les régions présynaptiques et postsynaptiques dès 28 SA et est donc en place pour véhiculer l'information. La densité en substance P et en ses récepteurs est plus élevée chez le nouveau-né que chez l'adulte [25]. Nos résultats apportent des arguments en faveur d'une sensibilité accrue au stimulus nociceptif chez les fœtus les plus immatures.

Dans notre étude, la pente de la courbe intensité-réponse augmente avec l'âge gestationnel. Ces résultats peuvent paraître contradictoires avec ceux concernant les seuils de recrutement. Cependant, et contrairement au seuil de recrutement qui n'implique que la seule réponse nerveuse, l'amplitude de la réponse musculaire réflexe et, donc, la pente du RIII dépendent aussi de la masse musculaire. Or, les fibres musculaires subissent également un processus de maturation associé à l'accroissement de la masse musculaire liée à la croissance fœtale. L'augmentation de la pente avec l'âge gestationnel dans notre étude ne traduit donc pas obligatoirement une augmentation de la sensibilité des voies nociceptives avec l'âge gestationnel.

Les arguments anatomiques et cliniques chez le prématuré suggèrent que les voies de conduction de la nociception sont fonctionnelles vers l'âge gestationnel de 26 semaines d'aménorrhée chez le fœtus humain [3]. La démonstration que ces voies sont fonctionnelles *in utero* chez le fœtus d'agneau ajoute un argument de plus quant à la possibilité, pour le fœtus, de percevoir la douleur.

Conclusion

L'existence du réflexe nociceptif *in utero* est un argument supplémentaire en faveur de l'aptitude du fœtus à véhiculer l'information nociceptive. Cependant, cette étude ne permet pas de prouver qu'il existe une perception de la douleur en tant que « sensation douloureuse », le réflexe n'explorant que les voies médullaires. Mais ce premier relais est nécessaire à la conduction du message nociceptif vers les centres supérieurs. De plus, le seuil du recrutement du réflexe, plus bas chez les fœtus de moins de 133 jours, suggère l'existence d'une maturation neurologique qui pourrait être liée en partie au développement tardif des systèmes inhibiteurs. L'apport d'un modèle d'étude de la douleur chez le fœtus permettra, dans l'avenir, l'évaluation des pratiques de l'analgésie fœtale, la recherche d'une éventuelle mémorisation de la douleur et la détermination des conséquences à long terme d'un stimulus nociceptif durant la grossesse.

BIBLIOGRAPHIE

[1] Kitano Y, Flake AW, Crombleholme TM, Jonhson MP, Adzick NS. Open fetal surgery for life threatening fetal malformations. *Semin Perinatol* 1999 ; 23 : 448-61.

[2] Anand KJS, Hickey PR. Pain and its effects in the human neonate and fetus. *N Engl J Med* 1987 ; 317 : 1321-9.

[3] Fitzgerald M. Development of pain pathways and mechanism. In : Anand Kis, Mc Grath PJ (eds). *Pain research and clinical management.* Vol 5. *Pain in neonates.* Amsterdam : Elsevier, 1993 : 19-38.

[4] Giannakoulopoulous X, Sepulveda W, Kourtis P, Glover V, Fisk N. Fetal plasma cortisol and b-endorphine response to intrauterine needling. *Lancet* 1994 ; 344 : 77-81.

[5] Anand KJ, Coskum V, Thrivikram KV, Nemeroff CB, Plotsky PM. Long-term behavioural effects of repetitive pain in neonatal rat pups. *Physiol Behav* 1999 ; 66 : 627-37.

[6] Anand KJ. Clinical importance of pain and stress in preterm neonates. *Biol Neonate* 1998 ; 73 : 1-9.

[7] Anand KJ. Effects of perinatal pain and stress. *Prog Brain Res* 2000 ; 122 : 117-29.

[8] Anand KJ, Sippell WG, Aynsley-Green A. Randomized trial of fentanyl anaesthesia in preterm babies undergoing surgery : effects on the stress response. *Lancet* 1987 ; 1(8524) : 62-6.

[9] Anand KJ, Sippell WG, Schfield NM, Aynsley-Green A. Does halothane anaesthesia decrease the metabolic and endocrine stress responses of newborn infants undergoing operation ? *Br Med J* 1988 ; 296 : 668-72.

[10] Willer JC. Exploration clinique de la nociception par des techniques de réflexologie. *Neurophysiol Clin* 1990 ; 20 : 335-56.

[11] Willer JC. Comparative study of perceived pain and nociceptive flexion reflex in man. *Pain* 1977 ; 3 : 69-80.

[12] Gasser HS, Erlanger S. The role played by the sizes of the constituent fibres of a nerve trunk in determining the form of its action potential wave. *Am J Physiol* 1927 ; 80 : 522-47.

[13] Gasser HS, Erlanger S. The role of fiber size in the establishment of a nerve block by pressure or cocaine. *Am J Physiol* 1929 ; 88 : 581-91.

[14] Fitzgerald M, Shaw A, MacIntosh N. Postnatal development of the cutaneous flexor reflex : comparative study of preterm infants and newborn rat pups. *Dev Med Child Neurol* 1988 ; 30 : 520-6.

[15] Sherrington CS. Flexion reflex of the lim, crossed extension reflex and reflex stepping and standing. *J Physiol* 1910 ; 401 : 28-121.

[16] Andrews K, Fitzgerald M. The cutaneous withdrawal reflex in human neonates : senstization, receptive fields and effects of controlateral stimulation. *Pain* 1994 ; 56 : 95-101.

[17] Jennings E, Fitzgerald M. C-fos can be induced in the neonatal rat spinal cord by both noxious and innocuous peripheral stimulation. *Pain* 1996 ; 68 : 301-6.

[18] Jennings E, Fitzgerald M. Postnatal changes in responses of rat dorsal horn cells to afferent stimulation : a fibre-induced sensitization. *J Physiol* 1998 ; 509 : 859-68.

[19] Fitzgerald M. *Foetal pain : an update of current scientific kwoledge.* Londres : Department of Health, 1995.

[20] Fitzgerald M. The postnatal development of cutaneous afferent fibre input and receptive field organization in the rat dorsal horn. *J Physiol* 1985 ; 364 : 1-18.

[21] Fitzgerald M, Koltzenburg M. The functional development of descending inhitory pathways in the dorsal lateral funiculus of the newborn rat spinal cord. *Dev Brain Res* 1986 ; 24 : 261-70.

[22] Mair RG, Gellman RL, Gesteland RC. Postnatal proliferation and maturation of olfactory bulb neurons in the rat. *Neuroscience* 1982 ; 7 : 3105-16.

[23] Michelson HB, Lothman EW. An *in vivo* electrophysiological study of the ontogeny of excitatory and inhibitory processes in the rat hippocampus. *Dev Brain Res* 1989 ; 47 : 113-22.

[24] Manolidis L, Baloyannis S, Manolidis S. Substance P in the acoustic area of the cortex during neuronal development and maturation. *Acta Otoralyngol* 1989 ; 107 (5-6) : 375-82.

[25] Mahieu-Caputo D, Dommergues M, Muller F, Dumez Y. La douleur du fœtus. *Press Med* 2000 ; 29 (12) : 663-9.

[26] Herrero JF, Laird J, Lopez-Garcia J. Wind-up of spinal cord neurones and pain sensation : much to do about something ? *Prog Neurobiol* 2000 ; 61 (2) : 169-203.

LISTE DES
MEMBRES DE LA SOCIÉTÉ
2003

LISTE DES MEMBRES DE LA SOCIÉTÉ

Abbou Sydney, 61, avenue de Villiers, 75017 Paris **(O)**

Abdalan Fabienne, 26, rue Chamilly, 71150 Fontaines **(S)**

Abdelkadous Mohammed, 16, promenade de la Bourbince, 71600 Paray-le-Monial **(D)**

Abrard Anne-Laure, 2, rue des Coutures, 77400 Saint-Thibault-des-Vignes **(S)**

Adam Marie Hélène, 172, avenue de Ferrière, 59131 Rousies **(O)**

Adebiaye Fagbohoun Alice, 06, BP 1054, 00000 Cotonou **(D)**

Agudze Étienne, 11, rue Félibien, 28000 Chartres **(D)**

Al Hosri Joseph, 3, rue des Charmilles, 80480 Salouel **(D)**

Al Jazayri Mohamed, 11, rue Barbès, 71300 Montceau-les-Mines **(D)**

Alexander Sophie, Groeselenberg 109, 1180 Bruxelles **(C)**

Alexander Marc, Groeselenberg 109, 1180 Bruxelles **(D)**

Amar Fatme, Hôpital Serv. Pédiatrie, 3, rue Barbès, 92300 Levallois **(D)**

Amiet Monique, 5, rue du Petit-Ruisseau, 86000 Poitiers **(S)**

Andres Assion Pierrette, 27, avenue du Pavillon, 54220 Malzeville **(S)**

Andrini Édith, 22 bis, chemin de la Carronnerie, 38700 La Tronche **(S)**

Aoun Dominique, 313, rue du Chatelard, 74970 Marignier **(S)**

Arnalsteen Christian, 14, rue Corot, 21140 Semur-en-Auxois **(O)**

Arnaud Catherine, département Santé Publique, 37, allées Jules-Guesde, 31073 Toulouse cedex **(A)**

Atanowski Virginie, 20, rue de Herrenstein, 67330 Dossenheim **(S)**

Aubrin Françoise, 14, rue René-Halluard, 44600 Saint-Nazaire **(P)**

Auger Dominique, 53, impasse Althéas, Les Collines-de-Valescure, 83700 Saint-Raphaël **(S)**

Aujard Yannick, 62, boulevard Roosevelt, 78110 Le Vesinet **(D)**

Axiotis Georges, 1, rue Boileau, 42100 Saint-Étienne **(D)**

Ayass Nabil, CH La Madeleine Serv. Néonat., 1, porte Madeleine, 45032 Orléans **(D)**

Azar Zafer, CHU Serv. Réa. néonatale, 194, avenue Rubillard, 72000 Le Mans **(D)**

Babchia Habib, 80, rue de Normandie, 92400 Courbevoie **(D)**

Babel Rémy Marie Noëlle, rue de la Paillere, 26100 Romans **(S)**

M : Médecin ; **O** : Obstétricien ; **D** : Pédiatre ; **P** : Puéricultrice ; **S** : Sage-femme ; **A** : Autres.

Baby Isabelle, Maternité Centre Hospitalier, 91160 Longjumeau **(S)**

Bachelard Phongo Germaine, Mas Lllaro Route de Canet n° 2509, 66000 Perpignan **(P)**

Badinand Pierre, 2, impasse de la Besace, 71000 Sance **(D)**

Bailly Mireille, 134, rue Hemingway, 62100 Calais **(S)**

Bakhache Pierre, 15, rue du Gouvernement, 02100 Saint-Quentin **(D)**

Balara Serge, chemin du Mas-de-Provence, 13150 Tarascon **(O)**

Ballot Jean-Jacques, 47, boulevard Alsace-Lorraine, 80039 Amiens **(O)**

Barat Muriel, 5, rue Nicolas-Ledoux, 71100 Chalon-sur-Saône **(D)**

Barreteau Christian, Rés. Astrid-A., 26, boulevard des Belges, 85000 La Roche-sur-Yon **(O)**

Bauer Viviane, 29, rue Alsace-Lorraine, BP 12, 17000 La Rochelle **(O)**

Baume Sigolene, 16, rue de l'Arquette, 14000 Caen **(O)**

Beaufils François, 25, rue Henri-Barbusse, 92190 Meudon **(D)**

Beaumont Étienne, BP 1640, 00000 Papeete, Polynésie **(O)**

Becker Jean-Sébastien, 20, rue Saint-Ignace, 67100 Strasbourg **(S)**

Bellec Jean-Yves, 12, rue M.-Dorval, 56100 Lorient **(O)**

Belzic Isabelle, résidence du Moustoir, 25, rue François-le-Lere, 56100 Lorient **(D)**

Ben Abdesselam Sania, 1, lieu-dit Sous-Jouan, 39200 Saint-Claude **(D)**

Ben Ahmed Nabil, 2, rue François-Villon, 93180 Livry-Gargan **(D)**

Benabdelmalek Faouzi, 60, boulevard Pré-Plantin, 58000 Nevers **(D)**

Benchekroun Krimi Khalil, 100, rue Fontaine-Saint-Germain, 36000 Châteauroux **(D)**

Benoit Chantal, 4 bis, rue de la Pompelle, 51100 Reims **(S)**

Bensekhria Salah, 26, rue Léon-Gozlan, 13003 Marseille **(D)**

Berchoteau Martine, 107, allée du Château-d'Eau, 73000 Chambéry **(D)**

Berger Claudine, 34 bis, Grand-Rue, 57480 Waldwisse **(S)**

Berland Michel, La Peupleraie, lotissement Haut-Lory, chemin de Montlouis, 69230 Saint-Genis-Laval **(O)**

Berlivet Marc, 15, boulevard Pasteur, 44100 Nantes **(O)**

Bernard Daniel, 35, rue de la République, 95110 Sannois **(O)**

Bernard Sallerin Marie-Paule, 88, rue Henry-de-Ladonchamps, 57140 Woippy **(P)**

Berthou Michèle, 1, rue Grange, 93370 Montfermeil **(S)**

Bertolozzi Christiane, 63, boulevard Kraemer-le-Clos-des-Lilas, 13014 Marseille **(P)**

Bertrand Martine, 6, rue des Primevères, 67350 Engwiller **(S)**

Besson Christine, 268, chemin du Berlioz, 38190 Villard-Bonnot **(S)**

Beytout Michel, La Croix-de-Fer, Neuvy, 03000 Moulins **(O)**

Bijasson Myriam, Thuy, 74230 Thônes **(P)**

Billard Jean-Jacques, La Plaine-des-Vaux, 37500 Chinon **(O)**

Billaud Nicolas, CH Bon Secours Serv. Néonat., Place P.-de-Vigneulles, 57000 Metz **(D)**

Billeaud Claude, 40, rue d'Alzon, 33000 Bordeaux **(D)**

Bislinski Catherine, 1, impasse Mozart, 40000 Mont-de-Marsan **(S)**

Bizot Emmanuelle, Chemin départemental 12 A, 08160 Hannogne-Saint-Martin **(S)**

Blanc Bernard, Hôpital de la Conception, 147, boulevard Baille, 13005 Marseille **(O)**

Blanc Sylvie, 4, rue des Capucins, 77150 Lesigny **(S)**

Blanchard Marie-Chantal, 1 bis, rue Debray, 80000 Amiens **(S)**

Blanchot Isabelle, 12, rue Le Chapelier, 35000 Rennes **(D)**

Blareau Marie-Noëlle, Hôpital Tenon Serv. Néonatologie, 4, rue de la Chine, 75020 Paris **(P)**

Blond Marie-Hélène, 147, boulevard Heurteloup, 37000 Tours **(D)**

Blondel Béatrice, INSERM U 149, 16, avenue P.-V.-Couturier, 94807 Villejuif **(A)**

Boiron Marie-Joe, 4, allée des Cérisiers, La Celle, 69420 Condrieu **(A)**

Boissier Estelle, Tikao 1, Appt 104, 13960 Sausset-les-Pins **(S)**

Bolender Chantal, 9, rue Bassin-Finkwiller, 67000 Strasbourg **(D)**

Bombe Florence, chemin de Vauvoix-l'Orée Appt 11, 80000 Amiens **(P)**

Bonneau Simon Sandrine, 13, rue G.-Casten, 31700 Blagnac **(D)**

Bonnefoy Fanny, 66, avenue Albert-Sarraut, 91430 Igny **(S)**

Bonnemain Guilène, 42, avenue du Chemin-Mesly, 94000 Créteil **(P)**

Bonnerue Marie-Françoise, 301, quai Fleurs, 91000 Évry **(P)**

Bonnet Dominique, 104, ancien chemin de la Lanterne, Hts de la Lanterne, Appt 1, 06200 Nice **(S)**

Bonte Jean-Bernard, 24, rue de l'Unité, 14610 Épron **(D)**

Bony Claire, 51, route des Bambous, 97400 Saint-Denis **(D)**

Borg Anne-Marie, 35, quai de Port-Rhu, 29100 Douarnenez **(O)**

Boscher Cécile, 10, impasse des Mimosas, 44115 Haute-Goulaine **(D)**

Bossardd Delebarre Geneviève, 141, rue Roger-Salengro, 59750 Feignies **(D)**

Bouamari Hocine, 20, rue Antoine-Pericaud, 69008 Lyon **(D)**

Boubli Paul, 387, route de Saint-Simon, 31000 Toulouse **(O)**

Bouchon Nathalie, CHU Serv. néonatologie, BP 1125, 73011 Chambery cedex **(D)**

Boucly Bernard, 82, rue É.-Zola, 62530 Hersan-Coupigny **(O)**

Bouenel Nadine, 231, impasse Rose-Tremière, 30900 Nîmes **(O)**

Bouiti Bertrand, 36, rue de la Roche, 41200 Romorantin-Lanthenay **(O)**

Boulanger Perrine, 3, allée Mortreux, 59910 Bondues **(D)**

Boulanger Jean-Charles, 2, rue Peru-Lorel, 80000 Amiens **(O)**

Boulot Pierre, Serv. gyneco. CHU, 371, avenue du Doyen-G.-Giraud, 34295 Montpellier **(O)**

Bourgade Christian, 69, boulevard Claude-Lorrin, 40100 Dax **(O)**

Bourgain Aurélie, 36, rue de Gand, 59000 Lille **(O)**

Bourgeois Christine, 64, avenue Jean-Jaurès, 69007 Lyon **(P)**

Boutarin Monique, 9, rue d'Alsace, 26200 Montélimar **(S)**

Boutheiller Maryse, 23, boulevard des Arandelles, 79180 Chauray **(P)**

Boutinaud Isabelle, CHIC – Maternité, 40, avenue de Verdun, 94000 Créteil **(S)**

Boutte Patrick, Notre-Dame-des-Roses, 2509, route de Grasse, 06140 Vence **(D)**

Bouvard Michel, 36, faubourg des Ancêtres, 90000 Belfort **(O)**

Bouvier Marie-Hélène, 148, rue de Lourmel, 75015 Paris **(A)**

Brachet Béatrice, 2, chemin du Pymont, 39000 Lons-le-Saunier **(S)**

Brand Françoise, 10, rue de Chambord, 67000 Strasbourg **(O)**

Brasme Emmanuelle, Hôpital Jeanne-de-Flandre, Service de Néonatologie, 59037 Lille **(P)**

Breart Gérard, INSERM, 123, boulevard Port-Royal, 75014 Paris **(A)**

Brega Marie-Hélène, École de Sages Femmes, CHU Saint-Jacques, 25030 Besançon **(S)**

Brettes Jean-Philippe, Hôpital Civil Serv. Gynéco., 1, place de l'Hôpital, 67091 Strasbourg **(O)**

Broussine Lucas, 109, chemin de Toulven, 29000 Quimper **(D)**

Bruel Henri, 1, rue Duguesclin, 76600 Le Havre **(D)**

Brun Christiane, 14, rue de la Farigoule, 34290 Le Cres **(P)**

Buchberger Catherine, 20, chemin du Fort-de-Bregille, 25000 Besançon **(S)**

Burle Christian, lotissement Jacquet, 200, chemin de la Carraire, 83200 Toulon **(D)**

Bursi Sandrine, Route d'Albigny, 69250 Curis-au-Mont-d'Or **(S)**

Busuttil Desaubliaux Muriel, 11, allée de la Gara, 13127 Vitrolles **(S)**

Butnariu Antonela, 11, boulevard Maréchal-Leclerc, 38000 Grenoble **(O)**

Buttin Josiane, 1, rue Barthélemy-Champin, 69560 Sainte-Colombe **(P)**

Cacciatore Sylvie, 14, rue Pierre-Geoffroix, 92700 Colombes **(P)**

Calvez Christian, 66, rue de Quéré, 22950 Tregueux **(O)**

Campion Antoine, 4, rue Gabriel-Péri, 59148 Flines-les-Raches **(D)**

Caniven Nicole, Mas de Londres, 34380 Saint-Martin-de-Londres **(P)**

Cans Christine, 27, rue Pascal, 38100 Grenoble **(A)**

Carbajal Ricardo, 32, rue Pierre-Curie, 78600 Maisons-Laffitte **(D)**

Carbonne Bruno, 35, avenue du Général-de-Gaulle, 92170 Vanves **(O)**

Cardon Claudette, 46, rue Boudet, 51100 Reims **(S)**

Carles Gabriel, 16, résidence du Maroni, 97320 Saint-Laurent **(O)**

Casier Catherine, CHU, 124, rue C.-Desmoulins, 80000 Amiens **(S)**

Cassagne Brigitte, 3, rue Clérion, 13530 Trets **(D)**

Casta Michel, 58, allée des Soupris, 84200 Carpentras **(O)**

Castellon Sanarine, 14, rue Fernand-Petitjean, 90300 Valdoie **(S)**

Casterman Philippe, 15, rue de Beauregard, 57160 Rozerieulles **(D)**

Castric Romain, 75, route de Bénodet, 29000 Quimper **(O)**

Cazassus François, 107, avenue Médicis, 83000 Toulon **(D)**

Cazelles Catherine, Estampures, 65220 Trie-sur-Baise **(S)**

Ceccaldi Pierre, F 7, rue Decamps, 75116 Paris **(O)**

Ceccon Catherine, Clinique Pasteur, 15, rue de la Cordière, 69800 Saint-Priest **(P)**

Celestin Christian, route des Rochers, rue du Basalte 24, 97234 Fort-de-France **(O)**

Chabroud Jean-Pierre, 59, rue Louis-Pergaud, 39000 Lons-le-Saunier **(O)**

Chacar Rabay Hilda, Sioufi, rue E.-Lahoud, impasse Garden, Beyrouth **(D)**

Chamouilli Jean-Marc, Société Toulonnaise de pédiatrie, 77, rue G.-Mandel 83000 Toulon **(D)**

Chamouine Abdourahim, CH Mayotte, BP 4, 97600 Camoudzou **(D)**

Champion Denise, 4/1262, rue d'Alembert, 02100 Saint-Quentin **(P)**

Chappe Jean-Pierre, 31, rue Henri-Maréchal, 69800 Saint-Priest **(O)**

Charles Marie-José, 76, rue de Quesnoy, 59300 Valenciennes **(P)**

Charrier Agnès, 11, rue des Jardins, 86240 Liguge **(P)**

Chasteloux Michèle, 51, route de Mirecourt, 88390 Les Forges **(D)**

Chatelet Cheront Carla, 139, rue du 11-Novembre, 62400 Essars **(O)**

Chatonnet Minielle, La Motte, 01416 Pailly **(S)**

Chau Cécile, 39, avenue Pasteur, 13380 Plan-de-Cuques **(O)**

Cherifi Myriam, Maternité Clinique Pasteur, 15, rue de la Cordière, 69800 Saint-Priest **(S)**

Chevalier Séverine, 328, route de Bourg, 01440 Viriat **(P)**

Chevallier Bruno, Clinique du Bois-d'Amour, 19, rue du Bois-d'Amour, 93701 Drancy **(O)**

Chitrit Yvon, 16, rue Jouvenet, 75016 Paris **(O)**

Chognot Didier, 24, rue de Soultz, 68000 Colmar **(D)**

Cholley Florence, CHU Serv. Pédiatrie, 25000 Besançon **(D)**

Chriqui David, 5, rue Plumière, 90000 Belfort **(O)**

Cixous Emmanuel, 9, rue de Friedland, 59800 Lille **(D)**

Clapies Jacques, 5, impasse A.-Renoir, 34500 Béziers **(O)**

Claris Olivier, 43, rue Villon, 69008 Lyon **(D)**

Claudin Brigitte, 16, résidence de la Ferrière, 59269 Querenaing **(S)**

Clavel Catherine, CH Serv. Néonatologie, Route de Charlieu, 42328 Roanne cedex **(D)**

Clément Églantine, 10 ter, avenue Villars, 59300 Valenciennes **(S)**

Clerc Bertin F., CHU Service Gynécologie, 25030 Besançon **(S)**

Clutier Jocelyne, 102, rue Pablo-Picasso, 34130 Mauguio **(S)**

Coatantiec Yves, 11, rue de l'Avignou, 78370 Plaisir **(D)**

Codaccioni Xavier, 293, rue Nationale, 59800 Lille **(O)**

Coicaud Chantal, 54, avenue Leclerc, 69007 Lyon **(O)**

Collet Michel, 6 bis, rue de Kerrarun, 29200 Brest **(O)**

Collet Christine, 5, rue de l'Église, 57685 Augny **(S)**

Combes Bruno, 55, rue Henri-Sellier, 18000 Bourges **(D)**

Commarmond Jean-Yves, 12, rue de Soppe-le-Bas, 68780 Diefmatten **(P)**

Condominas Philippe, Maternité Centre Hospitalier, 27, rue Dr-Lettry, 56100 Lorient **(O)**

Cornet Béatrice, 14, rue du Point-du-Jour, 21000 Dijon **(D)**

Cottancin Gilles, 509, Chemin de la Vigne, 74700 Sallanches **(D)**

Couderc Sophie, 4, allée de l'Abbé-E.-Bois, 78560 Port-Marly **(D)**

Coudrat Stéphanie, Polyclinique Longues-Allées, BP 70069, 45802 Saint-Jean-de-Braye **(A)**

Coulondre Hugues, 32, rue de la Margue, 30200 Bagnols-sur-Cèze **(O)**

Courdier Nadia, 8, Grande-Rue, 25300 Granges-Narboz **(S)**

Cousson Pascale, Domaine du Parc, 51140 Chenay **(S)**

Couturier Marie-Hélène, Bât. 21, Appt 215, 230, rue G.-Flaubert, 34070 Montpellier **(P)**

Crabbe Marie-Noëlle, 191, rue des Colchiques, 74930 Reignier **(S)**

Crassous Agnès, 13, rue du Lierre, 34000 Montpellier **(D)**

Cristinelli Stéphane, 4, rue René-George, 59300 Valenciennes **(O)**

Cuillier Bernard, 38, rue de Courlancy, 51100 Reims **(O)**

D'Ercole Claude, 9, boulevard de Troyes, 13014 Marseille **(O)**

D'Ercole Carmen, 9, boulevard de Troyes, 13014 Marseille **(D)**

Daleyrac Claire, 24, rue de La Gastinaye, 35830 Betton **(D)**

Daligand Michèle, 22, allée G.-de-Villehardouin, 45160 Olivet **(S)**

Daltroff Gérard, 16, avenue Jean-Jaurès, 90000 Belfort (D)

Damis Éliane, Clos du Bergoje 11, 1160 Bruxelles (D)

Daniel Huguette, 7, rue A.-Lebris, 56270 Ploemeur (P)

Danloup Magali, 25, rue Marcelle-Loiseau, 51100 Reims (S)

David Ouarda, 8, rue de Pouilly, 51100 Reims (S)

David Isabelle, Maternité, 2, rue du Dr-Flamand, 25209 Montbéliard (S)

De Candia Valérie, 36, rue de la Gaité, 71100 Saint-Rémy (S)

De Gennes Christiane, 28, rue Alfred-de-Musset, 91120 Palaiseau (D)

De Pury Odette, 6, impasse Tarentaise, 69300 Caluire-et-Cuire (A)

De Sainte Foy Annie, 1, rue du Château, 51260 Escalloves-Lurey (S)

Debouzie Nadine, 64, rue de Lille, 62200 Boulogne-sur-Mer (S)

Debuche Valérie, Malivert, 24330 Saint-Laurent-sur-Manoire (D)

Decroisette Emmanuel, 20, place d'Aine, 87000 Limoges (O)

Defawe Guy, 4, rue Saint-Alphonse, 35000 Rennes (D)

Deffaux Michèle, Maternité, 124, rue C.-Desmoulins, 80054 Amiens (S)

Delabarre Martine, 20, rue d'Estienne-d'Orves, 92130 Issy-les-Moulineaux (P)

Delagarde, Hôpital Debrousse Serv. Néonatologie, 29, rue des Sœurs-Bouvier, 69005 Lyon (D)

Delaunay Agnès, 58, avenue de Dun, 18200 Meillant (S)

Delelis Anne, 11 bis, rue de la Bourse, 59000 Lille (O)

Dellinger Patrick, 5, rue Henri-Joly, 89000 Auxerre (O)

Dellisse Aurore, 15, lotissement le Passe-Temps, 59440 Dompierre-sur-Helpe (S)

Delmas-Latour Élisabeth, 134, avenue Jean-Jaurès, 46010 Cahors (O)

Delseny Laurence, 5, rue du Levant, 25160 Saint-Point-Lac (S)

Desbriere Raoul, 5, traverse Olympe, 13007 Marseille (O)

Desetres Marie Claude, 44, chemin de Dompierre, 59244 Petit-Fayt (O)

Destombes Colette, 57, rue Jeanne-d'Arc, 59000 Lille (A)

Diemunsch Pierre, Département d'anesthésiologie, Hôpital de Hautepierre-L., 67098 Strasbourg (A)

Dienga Tshofu Étienne, 11, rue Salvador-Allende, 60340 Saint-Leu-d'Esserent (O)

Dietsch Cardeney Jacqueline, 4 bis, rue Clemenceau, 54150 Briey (O)

Dive Fabienne, 12, square Sévigné, 02100 Omissy (P)

Dobigny Marie-Christine, 2, rue du tilleul, 68720 Flaxlanden (S)

Dobrzynski Murielle, 4, impasse du Dr-Roux, 29820 Guilers (D)

Dognin Christian, 114, rue du faubourg-d'Esquerchin, 59553 Coincy (O)

Donnard Jean-Claude, 26, rue Roesselmann, 68000 Colmar **(O)**

Dorbes Jeanine, Crèche André-Barbier, CHR Purpan, 31300 Toulouse **(P)**

Douard Philippe, 7, rue Saint-Yves-à-l'Argent, 60300 Senlis **(D)**

Douvier Serge, 11, Grande-Rue, 21380 Messigny-et-Vantoux **(O)**

Dray Yves, 44, rue Bernard, 13003 Marseille **(D)**

Dreyfus Michel, 3, allée de Lormelet, 14200 Herouville-Saint-Clair **(O)**

Drillon Philippe, 16, rue Léon-Fautrat, 60300 Senlis **(D)**

Drillon Brigitte, 16, rue Léon-Fautrat, 60300 Senlis **(P)**

Drouart Marie, 8, rue des Francs-Muriers, 80000 Amiens **(S)**

Drouhard Séverine, 189, rue Serval, Appt 57 D, 59500 Douai **(S)**

Dubois Claudine, 44, rue Gabriel-Péri, 91430 Igny **(D)**

Dubois Angélina, CH Service Néonatologie, 11, quai du Commerce, 62100 Clais **(D)**

Ducarme Guillaume, 20, rue Jean-Thomas-Bonnemain, 10190 Bucey-en-Othe **(O)**

Dufetelle Brigitte, 17, rue d'Arsonval, 87000 Limoges **(D)**

Dufour Philippe, 31, rue Patou, 59000 Lille **(O)**

Dujardin Pascal, Les Fingères-d'En-Bas, 74700 Cordon **(O)**

Dulucq Philippe, route de Bellefontaine, 88200 Remiremont **(D)**

Dulys Laquitaine Line, 8, lotissement les Hauts-de-Monteran, 97120 Saint-Claude **(O)**

Dumas Anne-Marie, 49, rue Denfert-Rochereau, 69004 Lyon **(O)**

Dupuis Olivier, 62, rue Claude-Ferrere, 69003 Lyon **(O)**

Durand Catherine, 60, chemin des Granges, 74160 Saint-Julien **(D)**

Durif Sylvie, CH Service Pédiatrie, 2, rue du Dr-Flamand, 25209 Montbéliard **(D)**

Duval Arnould Marc, 7, square du Gué-du-Pont, 60300 Senlis **(D)**

Eboue François, 21, rue Guy-Mocquet, 94130 Nogent-sur-Marne **(O)**

Edriss Marc, 65, faubourg de Besançon, 25200 Montbéliard **(D)**

Egoroff Catherine, Clinique des Vallées, 6, rue des Vallées, 92290 Châtenay-Malabry **(O)**

Einaudi Marie-Ange, rue de la Grave, 83470 Saint-Maximin **(D)**

Elleau Christophe, 63, allée des Pins, 33000 Bordeaux **(D)**

Eme Lydia, 4, rue Jacques-de-Molay, 21200 Beaune **(S)**

Enjolras Andrée, Serv. Pédiatrie Centre Hospitalier, 13695 Martigues **(P)**

Ernoult Pascale, 89, avenue Marx-Dormoy, 59000 Lille **(O)**

Eyraud Jean-Luc, 7, rue du Dr-Esquirol, 87000 Limoges **(O)**

Fadous Khalife Marie-Claude, Mr Anis Abdallah American Univ., phys. plant. dept., 110236 Beyrouth **(D)**

Fara Jean-François, 52, cours Mirabeau, 13100 Aix-en-Provence **(O)**

Fatz-Marie Hélène, 6, rue des Capucins, Résidence Navarre, 59400 Cambrai **(S)**

Favre Anne, 111, jardins de la Madeleine, 97300 Cayenne **(D)**

Favreau Jean-Jacques, 6, place de l'Université, 67000 Strasbourg **(O)**

Feldmann Marc, 18, rue de Puilly, 57000 Metz **(D)**

Feltain Pierre, 3, rue Pasteur, 92290 Châtenay-Malabry **(O)**

Festoc Marie-Christine, 28, rue François-le-Mer, 56600 Lanester **(S)**

Feugeas Jean-Louis, Service manelli hop conception, 147, boulevard Baille, 13385 Marseille **(A)**

Feurgard Patrick, Village Sud n° 3, 13380 Plan-de-Cuques **(D)**

Feutrie Colette, Agence DSD, BP 20125, 34302 Agde **(S)**

Filippi Jacqueline, 74, rue Guillaume-Puy, 84000 Avignon **(O)**

Filleul Eddie, Serv. Local UTASS de Lens 1, BP 14, 62300 Lens **(S)**

Flan Fabienne, 5, rue des Carrières, 08090 Saint-Laurent **(S)**

Fleury Marie-Anne, 22, allée des Campagnols, 74600 Vieugy **(D)**

Fluchere Bernard, 5, place Cauvière, 83000 Toulon **(D)**

Forget Marie-Odile, 3, rue Paul-Langevin, 10600 Barberey **(S)**

Forget Chantal, Route d'Auppegard, 76730 Thil-Manneville **(D)**

Foumou Anne-Marie, 24, rue du 8-Mai-1945, 59920 Quiévrechain **(P)**

Fourciangue Carinne, Maternité CH, BP 125, 91161 Longjumeau **(S)**

Fournier Jean-Claude, Sartelon, 19000 Tulle **(D)**

Francannet Christine, 7, rue Edgar-Degas, 63400 Chamalières **(A)**

Francillette Marie-Louise, 13, rue Barbès, 97110 Pointe-à-Pitre **(O)**

Francoise Michel, 2, chemin du Jeu-de-l'Arc, 71530 Crissey **(D)**

Frenillot Marie, 52, avenue du 8-Mai-45, 58660 Coulanges-les-Nevers **(S)**

Froute Marie-Françoise, 8, rue Édison, 33700 Mérignac **(D)**

Fruneau Frédérique, L'Atrium, 3, boulevard Waldeck-Rousseau, 22000 Saint-Brieuc **(O)**

Frydman René, Hôpital Beclère Serv. Gyneco., 157, rue Porte-de-Trivaux, 92141 Clamart **(O)**

Gabriel René, 143, rue de Courlancy, 51100 Reims **(O)**

Galeja Laurence, 72 bis, rue Robert-Schuman, Appt F 13, 59200 Tourcoing **(S)**

Galley Fabienne, CH Maternité, 2, rue d'Anthouard, 55100 Verdun **(S)**

Gamerre Marc, 7, traverse de la Serre, 13007 Marseille **(O)**

Ganzhorn Christine, 2, place Schweitzer-Malissol, 38200 Vienne **(P)**

Garcia Foltz Évelyne, 9, rue Jean-Canavese, 06100 Nice **(D)**

Garcia Meric Patricia, 38, rue Vallon-Montebello, 13006 Marseille **(D)**

Gardot Catherine, 8, rue des Martyrs, 90400 Danjoutin **(S)**

Garrec Marie-Christine, Kervaveon, 29130 Redene **(S)**

Gary Sandra, 6, rue de la Croix-Boissée, 91580 Étréchy **(S)**

Gaubert Graziella, 20, avenue des Poètes, 35300 Fougères **(P)**

Gaucherand Pascal, 5, rue de l'Abbé-Papon, 69005 Lyon **(O)**

Gaudu Sophie, 41, rue de Lappe, 75011 Paris **(O)**

Gaugler Christophe, 24 bis, rue Charles-Grad, 68000 Colmar **(D)**

Gausset Pierre, 24, avenue Mazarin, 91380 Chilly-Mazarin **(D)**

Gavelle Sandrine, Centre Hospitalier, BP 479, 59322 Valenciennes **(P)**

Gentil Jeanne, 279, avenue Roger-Guichard, 95610 Éragny-sur-Oise **(S)**

Geny Marie-Paule, 11, rue de Gonzague, 08000 Charleville-Mézières **(S)**

Georges Élisabeth, 5, avenue Achille-Archambault, 95110 Sannois **(P)**

Geraudel André, 28, Grand-Rue-Hohmann, 67500 Haguenau **(D)**

Gerber Patrick, 7, rue Micette, 57000 Metz **(O)**

Ghazouani Jamal, 3, impasse des Vignes-Blanches, 10320 Saint-Jean-dc-Bonneval **(D)**

Ghez Stéphane, 305, avenue du Prado, 13008 Marseille **(D)**

Ghodbane Djahid, 15, rue René-Cassin, 13200 Arles **(D)**

Gigos Fanny, 1, rue des Mésanges, 68990 Neimsbrunn **(P)**

Gillet Jean-Yves, 261, avenue de Pessicart-le-Manoir, 06100 Nice **(O)**

Gillot Nicole, 32, boulevard Hérault, 22000 Saint-Brieuc **(S)**

Gilmert Géraldine, 71, rue Monte-Cristo, 13004 Marseille **(D)**

Girard Michèle, 15, rue de Vittel, 25000 Besançon **(O)**

Girault Chantal, 25, rue des Cordeliers, 79200 Parthenay **(O)**

Gire Catherine, 7, allée des Églantiers-les-Hauts-du-Jas, 13620 Carry-le-Rouet **(D)**

Giuli Solange, 67, impasse des Fleurs, 83700 Saint-Raphaël **(D)**

Godard Jacques, 30, rue d'Alsace, 78200 Mantes **(O)**

Godde Francis, 70, avenue R.-Poincaré, Resistencia le Stadium, 21000 Dijon **(D)**

Godinat Marie-Claude, 28, rue de Chenonceaux, 37150 La Croix-en-Touraine **(S)**

Goeusse Patrice, Maternité, 65, rue Joël-Braems, 59700 Marcq-en-Barœul **(O)**

Gohin Isabelle, 18, chemin des Grèves, 50300 Marcey-les-Grèves **(D)**

Gondry Jean, 327, rue Saint-Fuscien, 80000 Amiens **(O)**

Gonnet Claude, Clinique du Val d'Ouest, 39, chemin de la Vernique, 69130 Écully **(O)**

Gormond Martine, Ferme de Bel-Air, 21330 Channay **(S)**

Gourrier Élisabeth, Résidence de l'Esplanade, 11, place Valmy, 77100 Meaux **(D)**

Graeff Catherine, 56, route de Bischwiller, 67800 Bischheim **(S)**

Grall J.-Y., 23, rue Baudelaire, 35700 Rennes **(O)**

Grandjean Hélène, INSERM, U 558 Fac Purpan, 37, allées J.-Guesde, 31073 Toulouse **(O)**

Granier Michèle, CH Sud Francilien Service Néonatologie, 91000 Évry **(D)**

Grech Michèle, 2, avenue de Gaulle, 71200 Le Creusot **(S)**

Gremillet Corinne, 115, boulevard Général-de-Gaulle, 59100 Roubaix **(D)**

Gremillet Isabelle, 30, avenue du Champ-Paveau, 51430 Tinqueux **(S)**

Gremmo Feger Gisèle, Serv. gynéco. obst., CHU Morvan, 29609 Brest **(D)**

Guerre Philippe, Route des Cimes-Jatxou, 64480 Ustaritz **(O)**

Guillaume Yveline, CHI Maternité, rue Armagis, 78100 Saint-Germain **(S)**

Guillaume Baudet Catherine, 19, rue de la Proie, 39100 Dole **(D)**

Guillemain Brigitte, Maternité A.-Pinard, BP 4213, 54042 Nancy cedex **(S)**

Guillois Bernard, 40 bis, Venelle-aux-Loups, 14000 Caen **(D)**

Guillot Francois, 4, rue du Fer-à-Moulin, 75005 Paris **(D)**

Guinebretiere Sandrine, 224, rue de la Résistance, 63110 Beaumont **(O)**

Guinot Sylvie, 1, rue de la Fontaine, 86600 Celle-l'Evescault **(S)**

Guionnet Brigitte, 11, rue Jacques-Perdrix, 59300 Valenciennes **(O)**

Guy Brigitte, 11, rue Saint-Hippolyte, 69008 Lyon **(A)**

Guyard Rebecca, 90, rue de Tivoli, 57070 Metz **(S)**

Haberstich Renaud, 4, rue des Corroyeurs, 67200 Strasbourg **(O)**

Haghiri Naghmeh, 1 bis, avenue Foch, 89000 Auxerre **(D)**

Hamdo Abir, 239, rue de Fayet, Appt 5, 02100 Saint-Quentin **(D)**

Harvey Ducamp Béatrice, 48, rue de Sèvres, 92100 Boulogne **(D)**

Havard Florence, 19, rue Louis-Ulbach, 92400 Courbevoie **(P)**

Havet Marie-Dominique, 16, rue d'Alembert, 59000 Lille **(D)**

Haziza Nathalie, 4, avenue des Violettes, 95230 Soisy-sur-Montmorency **(P)**

Heim Laurence, 2, chemin sous Badon, 88400 Gerardmer **(S)**

Heinrich Fischer Anne, 19, rue des Vigneaux, 63270 Busseol **(O)**

Heitz Sophie, 171, Grande-Rue, 67330 Dossenheim **(A)**

Helou Myrna, 20, rue Benjamin-Raspail, 60100 Creil **(D)**

Henoque Marie-Claire, CHU, 124, rue C.-Desmoulins, 80000 Amiens **(P)**

Henry Annick, 72, rue Jacquart, 51100 Reims **(S)**

Heraut Marie-Pierre, Clinique Saint-Ame, rue Clemenceau, 59552 Lambres-lez-Douai **(S)**

Hernandorena Xavier, chemin de Camieta, 64122 Urrugne **(D)**

Herve François, 3, rue Hamelin, 75016 Paris **(D)**

Heuze Danielle, 45, rue Saint-Lambert, 75015 Paris **(O)**

Hoppeler Jean-Marc, La Vigne, chemin des Plats-Bouscarot, 32550 Lasseube-Propre **(O)**

Hornez Gérard, 3, allée du Bois, 94160 Saint-Mande **(D)**

Horovitz Jacques, Serv. gynéco. B Hôp. Pellegrin, Place Amélie-Raba-Léon, 33076 Bordeaux cedex **(O)**

Horteur Boisson Dominique, 15, avenue de la République, 71200 Le Creusot **(O)**

Hrovat Maurice, 6, rue des Anges, 57500 Saint-Avold **(D)**

Hubert Armelle, 27 ter, quai Maubec, 17000 La Rochelle **(D)**

Huin Nicole, 24, grande rue Jean-Jaurès, 26300 Bourg-de-Péage **(D)**

Huysentruyt Michel, 14, allée de Pins, 57157 Marly **(O)**

Inizan-Perdrix Paule, 26, rue Vendôme, 69006 Lyon **(S)**

Isnard Monica, 5, rue de la République, 90000 Belfort **(O)**

Jacot Brigitte, 8, rue Sire-Firmin-Leroux, 80000 Amiens **(S)**

Jacqmin Yvette, 86, domaine du Pako, 97122 Baie-Mahault **(S)**

Jacquat Corinne, 12, nant. de Créve-Cœur, 1290 Versoix **(P)**

Jacques Fabienne, 31, rue Vatable, 80090 Amiens **(S)**

Janot Nadine, 35, rue Boileau, 78140 Vélizy **(S)**

Jauffred Camille, 18, avenue de France, 74000 Annecy **(P)**

Jean Odile, La Grande-Chevalerie, 72460 Sille-le-Philippe **(S)**

Jonnier Corinne, 8, impasse Chezal, 39260 Martigna **(S)**

Joosten Wilke Susanne, 28, rue du Tir, 68000 Colmar **(S)**

Josset Joseph, 19, rue de Beauvais, 56100 Lorient **(O)**

Jouan Isabelle, 231, rue H.-de-Toulouse-Lautrec, 45470 Loury **(A)**

Joui Martine, Bât. B résidence Le Flore, 4, plan Me-Merle, 34080 Montpellier **(P)**

Jourdan Sophie, 48, rue Danielle-Casanova, 38420 Le Versoud **(S)**

Jouvencel Philippe, 16 bis, rue Boutin, 33000 Bordeaux **(D)**

Jysch Vanessa, rue Jordils 51 c, 1400 Yverdon **(S)**

Kabissi Myriam, 542, avenue de Trevoux, 01000 Saint-Denis-les-Bourg **(D)**

Kaminski Monique, 16, avenue P.-Vaillant-Couturier, INSERM Unité 149, 94807 Villejuif cedex **(A)**

Kern Bernard, 27, Grand-Rue, 67700 Saverne **(O)**

Khaida José, 54, boulevard Victor-Hugo, 06000 Nice **(D)**

Kienlen Solange, 6, rue du Cimetière, 68124 Logelbach **(S)**

Kirstetter Louis, 43, route de Colmar, 68920 Wintzenheim **(O)**

Kirupatrick Christine, rue Engeland 451, 1180 Bruxelles **(O)**

Klein Liliane, 9, rue de Bitche, 57370 Phalsbourg **(S)**

Klosowski Serge, 52, rue Gambetta, 62160 Bully-les-Mines **(D)**

Kmmel Dominique, 11, rue de Bellevue, 67170 Rottelsheim **(S)**

Kneib Marie-Thérèse, 20, rue Christian-Moench, 54000 Nancy **(D)**

Knittel Dominique, 33, rue du Maréchal-Foch, 67000 Strasbourg **(P)**

Krim Gérard, 45, rue Jacques-Prévert, 80480 Salouel **(D)**

Kuhn Pierre, 14, rue Le Corbusier, 67270 Dingsheim **(D)**

Kuo Philippe, BP 5658, 98716 Pirae **(D)**

Kutnahorsky Richard, 44 a, rue du Maréchal-Joffre, 68920 Wintzenheim **(O)**

La Selve Philippe, 15, rue Kerfraval, 29210 Morlaix **(D)**

Labat Karine, 996, avenue du Maréchal-Foch, 40990 Saint-Paul-de-Dax **(S)**

Lachassinne Éric, CH Service Néonatologie, Avenue du 14-Juillet, 93140 Bondy **(D)**

Lacroute Karine, Gendarmerie Nationale, 61, rue de l'Europe, 60149 Saint-Crépin-Ibouvilliers **(S)**

Lacroze Valérie, 187, rue Breteuil 13006 Marseille **(D)**

Ladrosse Marie-Laure, 1, place de la Victoire, 57500 Saint-Avold **(A)**

Lafrance Nathalie, 59, rue Roussel, 95260 Beaumont-sur-Oise **(S)**

Laidet Nicole, 62, route de Toulouse, 33800 Bordeaux **(S)**

Lajarrige Claude, 23, rue J.-P.-Timbaud, 02000 Laon **(D)**

Lakhdari Mustapha, 26, allée des Bleuets, 60260 Lamorlaye **(D)**

Lalene Habib, 14, rue des Prés, 21400 Châtillon-sur-Seine **(O)**

Laleye Habib, 25 bis, avenue Maréchal-Joffre, 21400 Châtillon-sur-Seine **(O)**

Laloum Denis, CHU Clemenceau Serv. Néonat., avenue G.-Clemenceau, 14033 Caen **(D)**

Lamboeuf Delphine, Maternité, 2, rue du Dr-Flamand, 25209 Montbéliard **(S)**

Lamouroux Michelle, 9, rue Roger-le-Bloa, 56100 Lorient **(P)**

Langer Bruno, 9, route de Pfulgriesheim, 67370 Griesheim-sur-Souffel **(O)**

Langlet Claire, 16, rue des Jardins, 67201 Eckbolsheim **(D)**

Lapeyre Fabrice, CH Service Néonatologie, avenue Desandrouins, 59300 Valenciennes **(D)**

Lascar, 1, rue Croisette, 07103 Annonay **(D)**

Lassus Dominique, CHU Service Gynécologie, 25030 Besançon **(P)**

Latif Alain, 10, promenade Champs-Plaisant, 89100 Sens **(D)**

Lausecker Marie-Pierre, 6, chemin de Miselle, 88400 Gérardmer **(S)**

Lazarus Schmitt Joëlle, 4, rue des Mésanges, 68990 Heinsbrunn **(O)**

Le Bourbouach Pierre, 20, rue Jacques-de-Molay, 21200 Beaune **(O)**

Le Grand Hélène, 143, avenue Jean-Perrot, 38100 Grenoble **(S)**

Le Guennec Anne, 5, rue Jules-Ferry, 56500 Locmine **(S)**

Le Hir Béatrice, 6 b, rue Luis-Bunuel, 77100 Meaux **(P)**

Le Menestrel Séverine, Maternité Étoile, Route départementale, 13540 Puyricard **(D)**

Le Romanser Françoise, 10 bis, rue des Renards, 71380 Oslon **(S)**

Le Roussel Martine, La Closerie, 76290 Saint-Martin-du-Manoir **(P)**

Le Terhondat Brigitte, 28, avenue P.-de-Coubertin, 44600 Saint-Nazaire **(P)**

Lebdiri Béatrice, Bloc Maternité Hop. Sud, boulevard de Bulgarie, 35203 Rennes cedex 2 **(S)**

Leclaire Michèle, Maternité hôpital de la Conception, 147, boulevard Baille, 13005 Marseille **(D)**

Leclercq Anne-Marie, cité Charles-Gabriel, 97115 Sainte-Rose **(S)**

Leclercq Christelle, 24, rue Martin, 80370 Bernaville **(S)**

Lecornier Sylvie, 27, rue du 11-Novembre, 91600 Savigny **(S)**

Lefebvre Chantal, Résidence Vauban, 11, rue Abbé-Halluin, Appt 12, 62000 Arras **(D)**

Lefevre Philippe, 17, rue Brizeux, 35300 Fougères **(O)**

Legagneur Michel, CH Serv. Néonatologie, 2, rue Thérèse, 57600 Forbach **(D)**

Lehmann Michèle, 16, rue de l'Aqueduc, 67500 Haguenau **(O)**

Lejeune Claude, 3, square de Tocqueville, 75017 Paris **(D)**

Lemarchand Laureine, 2, rue du Lac, 91250 Tigery **(S)**

Lemarie Philippe, 11, rue Ambroise-Paré, 57000 Metz **(O)**

Lemery Didier, 51, rue Blatin, 63000 Clermont-Ferrand **(O)**

Lemoine Jean-Paul, La Bucherie, Le Clos-Chapitre, 76420 Bihorel **(O)**

Lepetit Christine, 1, rue de l'Hôpital, 21140 Semur-en-Auxois **(S)**

Lequien Pierre, Service de Médecine Néonatale, Hôpital Jeanne-de-Flandre, 59037 Lille cedex **(D)**

Leraillez Jacques, 32, rue d'Oraison, 95310 Saint-Ouen-l'Aumône **(D)**

Lerouge Micheline, 172, avenue Jean-Lorrain, 76400 Fécamp **(P)**

Leroy Isabelle, 4, rue des Mésanges, 59243 Quarouble **(P)**

Lescanne Sabine, CHU, place Victor-Pauchet, 80000 Amiens **(P)**

Lesniak Dominique, 13, rue Léon-Malard, 59990 Maresches **(P)**

Leticee Nadia, 33, boulevard Albert-Buisson, 63500 Issoire **(O)**

Leven Jacqueline, Maternité Clinique du Ter, 56270 Ploemeur **(S)**

Levy Gilles, 36, faubourg des Ancêtres, 90000 Belfort **(O)**

Linclau Daniel, Hôpital M.-Madeleine, BP 80229, 57600 Forbach **(O)**

Loisel Jean-Claude, Résidence Debussy C 34, 77100 Meaux-Beauval **(O)**

Longin Bernard, 47, boulevard Alsace-Lorraine, 80039 Amiens **(O)**

Lorin Lydie, 1 bis, esplanade R.-Wagner, 51100 Reims **(S)**

Lucidarme-Rossi Sophie, 61, rue Raoul-Briquet, 62223 Saint-Nicolas-les-Arras **(D)**

Mac Daniel Marie-Joëlle, 27, route de San-Martino, 20200 Pietranera **(P)**

Maccagnan Sandra, 88, avenue Corniche-Fleurie, 06200 Nice **(S)**

Magnin Guillaume, 1, rue Alsace-Lorraine, 86000 Poitiers **(O)**

Maguer Daniel, 34, rue de Verdun, 76600 Le Havre **(D)**

Maillard Selinge Laurence, Clinique Sarrus-Teinturiers, 49, allées Charles-de-Fitte, 31300 Toulouse **(D)**

Maillet Robert, 11 b, rue T.-Bernard, 25000 Besançon **(O)**

Maillet Marie-Noëlle, 118, rue Tristan-Bernard, 25000 Besançon **(S)**

Maillotte Anne-Marie, 702, avenue du Col.-de-l'Ange-Villa-Millepierre, 83300 Draguignan **(D)**

Maingueneau Catherine, 3, rue des Sapins, 44880 Sautron **(D)**

Maisonneuve Jacques, Clinique de l'Espérance, 49044 Angers **(D)**

Malafosse Lucien, 7, rue de la Bière, 39100 Dole **(D)**

Malbec Lise, 1, place du Rosoir, 21000 Dijon **(S)**

Mamelle Nicole, 75 ter, rue Chazière, 69004 Lyon **(A)**

Maquet Virginie, Résidence Tempo E, 14, rue Jean-Jaurès, 80800 Fouilloy **(S)**

Maraval Dominique, 66, rue des Pargaminières, 31000 Toulouse **(O)**

Marcault Ghislaine, Hôpital de la Miletrie Serv. gynéco., BP 577, 86021 Poitiers cedex **(S)**

Marchal Florence, 25, Grande-Rue, 90130 Bretagne **(S)**

Marchalot André, 5, rue du Valherel, 14500 Vire **(D)**

Marcuzzi Brigitte, 61, route de Binche, 59600 Elesmes **(S)**

Marey Catherine, 250, allée Fantin-Latour, 38330 Montbonnot **(D)**

Margossian Hratch, Centre Hospitalier Service Gynécologie, 70000 Vesoul **(O)**

Maria Bernard, Centre hospitalier serv. gynécologie, 94195 Villeneuve-Saint-G. cedex **(O)**

Marion Roselyne, 11, impasse des Roses, 42100 Saint-Étienne **(S)**

Marpeau Loïc, Serv. gynéco. hôp. C.-Nicolle, 1, rue de Germont, 76031 Rouen **(O)**

Marret Stéphane, 121, rue de Bihorel, 76000 Rouen **(D)**

Martin Alain, Maternité CHRU, Avenue du 8-Mai, 25030 Besançon **(O)**

Martin Bénédicte, Le Canadel, 84570 Mormoiron **(S)**

Martinengo Michèle, 61, avenue de la République, 71210 Montchanin **(S)**

Masset Nathalie, 3, rue Haute, 55000 Savonnières-devant-Bar **(S)**

Masson Alain, 286, rue Garibaldi, 69003 Lyon **(O)**

Masson Stéphanie, 5, rue Joseph-Morel, 35133 Javene **(A)**

Mathieux Pierre, 5, avenue du Général-de-Gaulle, 74200 Thonon **(O)**

Mattei Sébastien, 10, rue Jaubert, 13005 Marseille **(O)**

Mavel Alain, 3, allée Près-de-la-Croix, 21490 Brognon **(O)**

Maxaud Antoine, 25, boulevard Lamartine, 72000 Le Mans **(D)**

Mazurier Évelyne, 32, boulevard Benjamin-Michaud, Bât. 1, 34000 Montpellier **(D)**

Mehl Jean-Louis, 30 b, rue du Moulin, 67202 Wolfisheim **(A)**

Mellier Georges, Pavillon K, Hôp. É.-Herriot, place d'Arsonval, 69374 Lyon cedex 3 **(O)**

Menais Martine, 3, allée des Églantines, 62219 Longuenesse **(O)**

Mercier Oger Marie-Odile, 4, rue des Lycéens-Martyrs, 22000 Saint-Brieuc **(D)**

Merian Roselyne, Kerlebert, 56620 Cleguer **(S)**

Mermet Martine, 24, avenue de la Gare, 39200 Saint-Claude **(S)**

Mesnil Gasparovic Nicole, 20, rue Gambetta, 94400 Vitry-sur-Seine **(S)**

Messer Jean, Serv. Pédiatrie Hôp. Hautepierre, avenue Molière, 67098 Strasbourg **(D)**

Messioux-Prouvost Marie-Agnès, 11, avenue Carnot, 63000 Clermont-Ferrand **(O)**

Metz-Martin Sylvie, Les Éterlous, La Freissinouse, 05000 Gap **(S)**

Meunier Marc, chemin des Amoureux, 76111 Criquebeuf-en-Caux **(D)**

Meunier Françoise, 2, route de Strasbourg, 67117 Furdenheim **(P)**

Michaut Claire, 157, avenue du Mont-Paccard, Les Chamois, 74170 Saint-Gervais **(S)**

Mignon Isabelle, 65, rue du Maréchal-Lyautey, 78100 Saint-Germain-en-Laye **(S)**

Moeglin Chantal, Maternité CH, 13, avenue des Broussailles, 06401 Cannes **(S)**

Moizan Élisabeth, 66, rue des Vieilles-Postes, 51000 Chalons **(O)**

Molenat Françoise, 4, rue Auguste-Comte, 34000 Montpellier **(A)**

Mollet Patricia, 34, rue Gagnée, 94400 Vitry-sur-Seine **(P)**

Monnier Pia, Centre Hospitalier Pédiatrie, 68051 Mulhouse **(P)**

Mons Cécile, 15, impasse du Muletier, 01500 Ambutrix **(A)**

Montoya Françoise, 530, rue Georges-Cuvier, 34059 Montpellier **(D)**

Morice Chrystelle, 8 quai, d'Avesnières, 53000 Laval **(D)**

Morizot Daniel, 9, rue Parmentier, 59264 Onnaing **(O)**

Morizot Claire, 1, rue Maurice-Ruffin, Résidence Fernand-Lary, 59300 Valenciennes **(S)**

Mougas Armelle, 11, rue Charles-Gounod, 79000 Niort **(S)**

Mouna Hussein, Centre hospitalier Mail-P.-Charcot, 41016 Blois **(D)**

Moustey Bénédicte, 164, avenue de Buros, 64000 Pau **(D)**

Moxhon Éric, 2 bis, rue A.-d'Hendecourt, 59600 Gognies-Chaussée **(O)**

Moy Florence, 4, placette de la Farrigoule, 91440 Bures-sur-Yvette **(S)**

Mozer Marie-José, 18 b, rue Fontaine-Écu, 25000 Besançon **(S)**

Mucignat Valérie, CH Serv. Néonatologie, 26, avenue du Dr-A.-Netter, 75571 Paris cedex 12 **(D)**

Muller Matthieu, 1, rue René-Clair, 29200 Brest **(O)**

Muller Michèle, 6, rue de la Zinsel, 67330 Ernolsheim **(P)**

N Ganzali Okondza Flore, 4, allée Édouard-Manet, 95460 Ézanville **(D)**

Nadalle Anne-Marie, 3, Hameau de la Sevenne, 38540 Saint-Just-Chaleyssin **(P)**

Nader Rami, Serv. de pédiatrie centre hospitalier, 34207 Sète **(D)**

Neveu Brigitte, 6 bis, place de la République, 92220 Bagneux **(S)**

Nguyen Tan Lung Rose, 11, rue José-Maria-de-Heredia, 78150 Le Chesnay **(O)**

Nicli Isabelle, 8, rue Prosper-Mérimée, 67170 Brumath **(S)**

Nicolas Sylvie, 13, rue Raymond-Poincaré, 51100 Reims **(S)**

Normand Marie, 13, boulevard Poincaré, 55000 Bar-le-Duc **(S)**

Noyelle Jean-Marie, Illeau, 79270 Frontenay-Rohan-Rohan **(O)**

Ntuyahaga Barnabé, 209, avenue du Maréchal-Joffre, 95100 Argenteuil **(D)**

Nyssens Alice, 10, rue du Tour-de-Ville, 60120 Hardivillers **(S)**

Obeji Charles, Clinique du Tonkin, Serv. Pédiatrie, 69603 Villeurbanne **(D)**

Oertel Wagner Nathalie, 19, rue de l'Ail, 67000 Strasbourg **(S)**

Oger Catherine, 50, rue Cyprien-Quinet, 62820 Libercourt **(P)**

Oriot Denis, CHU de Poitiers, Service de pédiatrie, 86021 Poitiers **(D)**

Ouchtati Mourad, 20, rue Delon-Soubeyrand, 30900 Nîmes **(D)**

Oummal Mohamed, 17, place Carnot, 35300 Fougères **(D)**

Pannequin Laurent, 2 ter, rue Victor-Schleiter, 55107 Verdun **(O)**

Parant Olivier, 20, boulevard de Strasbourg, 31000 Toulouse **(O)**

Paris Fabienne, 82, rue des Templiers, 51400 Dampierre-au-Temple **(S)**

Paris Pascale, 14, rue Pavée, 51300 Vitry-le-François **(S)**

Partouche Élie, 122, rue Anatole-France, 92300 Levallois **(O)**

Pasqualini-Adamo Joseph, montée la Garenne, 26750 Genissieux **(O)**

Patient Ghislain, 7, lotissement les Ibis, 97300 Cayenne **(O)**

Paul Chantal, Saint-Just, 42740 Doizieux **(S)**

Paupe Alain, 6, place de la République, 78300 Poissy **(D)**

Pelletier Christine, Maternité CHU, 21079 Dijon **(S)**

Perard Nathalie, 15, rue Arthur-Rimbaud, 08330 Vrigne-aux-Bois **(S)**

Perez Noémie, 14, rue Lépine, 90000 Belfort **(D)**

Perot Martine, Résidence la Rosière 2 B, 2153, route de Mende, 34090 Montpellier **(P)**

Perrin Danièle, 219, résidence le Corbusier, 54150 Briey **(O)**

Perrotin Franck, 24, rue de Metz, 37000 Tours **(O)**

Petit Vachon Jacqueline, Agence DSD, BP 20125, 34302 Agde **(P)**

Petitjean Joël, 1, impasse des Peupliers, 13008 Marseille **(O)**

Peyrat Christian, Clinique, 20, route de Revel, 31400 Toulouse **(D)**

Pfeiffer Frédérique, 49, rue Bizet, 94800 Villejuif **(O)**

Phan Florence, 15, rue Saint-Julien, Bât. F, 28000 Chartres **(D)**

Picaud Jean-Claude, Service Pédiatrie CH, avenue Pasteur, 98012 Monaco cedex **(D)**

Picaud Alain, Centre hospitalier, BP 124, 22603 Loudéac cedex **(O)**

Picon Marianne, 9 bis, rue du Congrès, 06000 Nice **(D)**

Pillet Stéphanie, 96, rue Ledru-Rollin, 51100 Reims **(S)**

Pillet Noella, La Massonais, 35133 Laignelet **(A)**

Pinard Agnès, 48, rue Karl-Marx, 93170 Bagnolet **(D)**

Pinquier Didier, CHU Serv. réanimation, 1, rue de Germont, 76031 Rouen **(D)**

Planson Henri, Clinique Sainte-Marthe, rue de la Préfecture, 21000 Dijon **(D)**

Plantefeve Édith, 304, rue Kennedy, 02100 Saint-Quentin **(P)**

Plennevaux Jean-Louis, 15, rue Ferdinand-Buisson, 62000 Arras **(O)**

Pleuveraux Chantal, 7, les Bruyères-Sebault, 58390 Dornes **(S)**

Plocoste Anyla Véronique, 14, rue Bebian, 97110 Pointe-à-Pitre **(O)**

Poinsot Jacques, Centre hospitalier serv. néonat., 55 bis, rue G.-Flaubert, 76600 Le Havre **(D)**

Poirot Isabelle, 8, rue Balzac, 67170 Brumath **(S)**

Popelard Françoise, 122, rue du Coteau, 88000 Dogneville **(D)**

Portejoie Liliane, 11, quai Paul-Doumer, 92400 Courbevoie **(S)**

Potin Jérôme, 41, rue des Érables, 37300 Joué-lès-Tours **(O)**

Poulain Lebleu Marie-Agnès, École de sages femmes, CHR, 80054 Amiens **(S)**

Poulen Scarlett, 128, rue du Haut-Perey, 27310 Bourg-Achard **(S)**

Prady Odile, 10, rue Lantoine, 62160 Aix-Noulette **(O)**

Prido Françoise, 8, rue Marcel-Langer, 31320 Castanet **(S)**

Prime Géraldine, 24, rue du Dr-Rouques, 95100 Argenteuil **(P)**

Puech Francis, 215, avenue de Brigode, 59650 Villeneuve-d'Ascq **(O)**

Putet Guy, Hôpital Debrousse, 29, rue Sœur-Bouvier, 69322 Lyon cedex 05 **(D)**

Quenum Guillaume, BP 230, CIDEX 3, Abdijan Riviera **(O)**

Quereux Christian, 45, rue Cognacq-Jay, Hôpital Maison-Blanche, 51092 Reims cedex **(O)**

Quintin Marie-José, Service Pédiatrie Centre Hospitalier, 55107 Verdun **(D)**

Rabhi Souila, 63, allée des Pins, 33000 Bordeaux **(S)**

Racinet Claude, Le Clos-Brie-et-Angonnes, 38320 Eybens **(O)**

Ragazzoni Françoise, 18, avenue de Grande-Bretagne, 98000 Monaco **(O)**

Raison Boulley Anne-Marie, 9, rue Fournier, 92110 Clichy **(D)**

Ramos Anna, Maternité A Hôpital Pellegrin, 33076 Bordeaux cedex **(O)**

Raqbi Mohamed, 11, rue du Luxembourg, 60300 Senlis **(D)**

Rasoarimalala Sophie, 120, avenue de Fontainebleau, 94270 Kremlin-Bicêtre **(S)**

Razafimahefa Hasinirina, 15, rue Wolume-Saint-Lambert, 92360 Meudon **(D)**

Reeb Amandine, 16 a rue Félix-Masle, 77860 Quincy-Voisins **(S)**

Regaieg Ridha, CHU Hedi Chaker, 3029 Sfax **(D)**

Regeard Annie, 1, rue des Cailloys, 78700 Conflans-Saint-Honorine **(S)**

Regis Claudia, 22, rue du Pont-Neuf, 59800 Lille **(O)**

Relle Christine, 45, rue de la Montée, 68720 Flaxlanden **(P)**

Renglewicz Jean-Marc, 11, rue Paul-Verlaine, 68000 Colmar **(O)**

Renson Pierre, 31, avenue Denis-Semaria, Les Jardins de Semeranis, 06300 Nice **(O)**

Richard Céline, Polyclinique, Longues-Allées, BP 70069, 45802 Saint-Jean-de-Braye **(S)**

Rimet Yves, Serv. pédiatrie CHPA, avenue des Tamaris, 13616 Aix-en-Provence **(D)**

Rive Christine, Clinique de l'Espérance, Serv. gynéco., 49000 Angers **(O)**

Rivoire Cécile, Maternité Hôtel-Dieu, 63000 Clermont-Ferrand **(O)**

Robert Yvette, 34, rue Berthollet, 94110 Arcueil **(S)**

Roca Didier, 16, rue de la Justice, 95300 Pontoise **(D)**

Rognon Michel, 6, avenue des Grands-Bois, 25200 Charmont **(O)**

Roland Monique, 12, rue de Brest, 35000 Rennes **(S)**

Rollet Monique, 98, rue de la Libération, 38304 Bourgoin-Jallieu **(D)**

Romeo Lydie, CHU, Place Victor-Pauchet, 80000 Amiens **(A)**

Romieu Josselyne, 16, boulevard de la Leve, 34280 Servian **(P)**

Ronayette Dominique, 3, rue Montplaisir, 87170 Isle **(D)**

Ronner Anne, 79, rue de Verdun, 68100 Mulhouse **(P)**

Rosenthal Claude, 12, boulevard Painlevé, Clinique Saint-Germain, 19100 Brive **(O)**

Rossi Marie-France, Le Joug, 42170 Saint-Just-Saint-Rambert **(S)**

Roth Philippe, 1, rue A.-Regardot, 25660 Montfaucon **(O)**

Rouard Sandrine, Les Guettières, 38440 Moidieu-Detourbe **(P)**

Rouha Mahfoud, 752, allée Roamin-Rolland, 93390 Clichy **(D)**

Rousseau Alain, 12, rue de l'Albodière, 41200 Villefranche **(O)**

Rousseau Marie-Françoise, 7, rue Bellevue-le-Breuil, 71670 Le Breuil **(S)**

Rousseau Anne, 15, allée L.-C.-Faller, 91400 Orsay **(S)**

Roussel Gravade Hélène, 35, rue Maréchal-de-Lattre, 21400 Châtillon-sur-Seine **(S)**

Rousset André, Hôpital Service Réanimation, 56, boulevard de la Boissière, 93100 Montreuil **(D)**

Rozan Marc-Alain, 32 bis, boulevard du Château, 92200 Neuilly **(O)**

Roze Jean-Christhophe, Hôpital Mère-enfant serv. C. néonat. CHU, BP 1005, 44035 Nantes cedex **(D)**

Ruat Valérie, 193, rue de Claye, Bât. A1, 77400 Thorigny **(S)**

Rudigoz René-Charles, 7, place d'Helvetie, 69006 Lyon **(O)**

Rumeau Rouquette Claude, 8, square Poussin, 78150 Le Chesnay **(A)**

Ruzie Philippe, 6, boulevard Gambetta, 08000 Charleville-Mézières **(O)**

Ryser Nathalie, Le Bocage, 2028 Vaumarcus **(S)**

Sagot Paul, Maternité du Bocage, CHRU, BP 1542, 21034 Dijon **(O)**

Sahyouni Adel, 27, rue des Côteaux, 95270 Chaumontel **(D)**

Saint Léger Stéphane, CHIA Grégoire, 56, boulevard de la Boissière, 93105 Montreuil **(O)**

Salhi Driss, 9, rue Robert-Schumann, 95600 Eaubonne **(D)**

Saliou Anne-Hélène, 8, rue F.-Le-Guyader, 29200 Brest **(O)**

Salomon Bernard ; La Mare aux Fées, 42530 Saint-Genest-Lerdt **(O)**

Samake Massaoule, 30, avenue Paul-Lacave, 97130 Capesterre **(O)**

Samouelian Vanessa, 19 bis, rue de l'Hôpital Militaire, 59800 Lille **(O)**

Sanyas Paul, 67, avenue du 11-Novembre, 17000 La Rochelle **(D)**

Sarfati Geneviève, Utass Arras Sud, 55, rue Jules-Michelet, 62000 Arras **(S)**

Sarlangue Jean, 195, avenue du Pdt-Schuman, 33110 Le Bouscat **(D)**

Saumureau Simone, 23, rue Grande-Vallée, 50100 Cherbourg **(D)**

Saura Raymond, 264, vieille-Route-d'Anduze, 30100 Ales **(D)**

Sautarel Michel, BP 199, rue de la Marne, 33500 Libourne **(D)**

Sauvageon Élisabeth, 38, cours d'Herbouville, 69004 Lyon **(S)**

Savagner Christophe, CHU, 4, rue Larrey, 49033 Angers **(D)**

Scal Sabine, 47, Voyeul-Saint-Sulpice, 80600 Doullens **(S)**

Scheye Thierry, 12, rue Volney, 63000 Clermont-Ferrand **(A)**

Schieffer Franz, 24, route de Colmar, 68280 Andolsheim **(D)**

Schirrer Jacques, 1, rue Rodin, 25000 Besançon **(D)**

Schnebelen Albert, 9, rue du 10e-Chasseurs, 67700 Saverne **(D)**

Schneider Thierry, 8, rue Sainte-Barbe, 67700 Saverne **(O)**

Schneider Leblanc Sabine, 43, avenue J.-F.-Millet, 50460 Urville Nacqueville **(D)**

Schumacher Jean-Claude, 57, rue de la Forge, 68440 Landser **(O)**

Schweitzer Michel, 25, rue des Goncourt, 54000 Nancy **(O)**

Seaune Hervé, Hôpital serv. pédiatrie, 159, rue Mitterrand, 91000 Longjumeau **(D)**

Sentilhes Loïc, 24, rue Guillaume-le-Conquérant, 76000 Rouen **(O)**

Serrano Élise, 70, rue Maréchal-Gallieni, 76600 Le Havre **(P)**

Sibil Julien, 21, rue des Jardins, 57430 Willerwald **(O)**

Sibout Monique, 18, rue des Cytises, 97476 Saint-Denis-Réunion **(D)**

Simeray Thérèse, 39800 Picarreau **(D)**

Simon Spennel Sylvie, 11, rue des Acacias, 57570 Cattenom **(S)**

Siouala Boualem, 2, impasse Fayolle, 57400 Sarrebourg **(D)**

Six Anne, Centre Hospitalier, BP 479, 59322 Valenciennes **(S)**

Sohn Caroline, 19, rue Oberdorf, 68380 Muhlbach **(S)**

Sonnick Sylvie, 15, rue des Vosges, 57410 Rohrbach-lès-Bitche **(S)**

Souchon Françoise, 17, rue de la Cordière, 69800 Saint-Priest **(P)**

Soupre Dominique, 12, rue Blaise-Pascal, 56000 Vannes **(D)**

Spellat A.-M., CHU service gynécologie, 25030 Besançon **(S)**

Stephant Anne, 100, rue Bugeaud, 69006 Lyon **(D)**

Stiegler Michèle, 20, avenue Jean-Jaurès, 67100 Strasbourg **(S)**

Stock Geneviève, CH Maternité, 2, rue d'Anthouard, 55100 Verdun **(S)**

Storme Laurent, Serv. Méd. Néonatale, Hôpital Jeanne-de-Flandre, 59037 Lille **(D)**

Suc Annie-Laure, 111, avenue Jules-Charpenter, 37000 Tours **(D)**

Sureau Claude, 16, rue Daubigny, 75017 Paris **(O)**

Taghian Moheb, CH Service Pédiatrie, 41, rue A.-Briand, 70000 Vesoul **(D)**

Tahraoui Linda, 3 c avenue de Joinville, Résidence le Morny, 60500 Chantilly **(D)**

Taimi Abdelilah, 229, rue Jean-Monnet, 42153 Riorges **(D)**

Tardif Marie-C., 32, rue Émile-Bernard, 35700 Rennes **(S)**

Tazarourte Marie-F., 3, allée de la Butte-aux-Berger, 77170 Servon **(D)**

Telliez Philippe, CH, 99, route de la Bassée, 62300 Lens **(D)**

Terribile Alain, 11, rue Pierre-Semard, 26000 Valence **(O)**

Terzibachian Agnès, 2, place d'Armes, 90000 Belfort **(S)**

Thomas Sandrine, 9, rue G.-Clemenceau, 77124 Villenoy **(P)**

Thoulon Jean-Marie, 14, rue Duviard, 69004 Lyon **(O)**

Tillouche Nadia, 35, rue Hamoir, 59800 Saint-Saulve **(O)**

Tine Stéphanie, 5, ancienne route de Marquefave, 31390 Carbonne **(S)**

Tizeggaghine Abdalah, 29, allées Gambetta, 13001 Marseille **(D)**

Tosin Céline, 5, rue du Stade, 68600 Algolsheim **(P)**

Tournaire Michel, 33, avenue Jean-Jaurès, 92290 Châtenay-Malabry **(O)**

Treisser Alain, CH Princesse-Grace, Serv. Gynécologie, avenue Pasteur, 98000 Monaco **(O)**

Trouche Odile, 1435, chemin du Golf, 30900 Nîmes **(P)**

Truffet Cécile, Les Symphorines, 27, rue Savin, 26200 Montélimar **(P)**

Tscherter Katherine, Le Montmeterme, 69170 Affoux **(S)**

Turcry Carine, 3/5, square Dutilleul, 59800 Lille **(P)**

Turpin Maud, chemin des Grand-Champ, 39570 Courbouzon **(S)**

Vaast Pascal, 116, rue d'Isly, 59000 Lille **(O)**

Vaast Isabelle, 116 rue d'Isly, 59000 Lille **(S)**

Valat Rigot Anne-Sylvie, 20, rue Racine, 59700 Marcq-en-Barœul **(O)**

Valdes Valérie, Maternité A.-Pinard Néonat., 10, rue du Dr-Heydenreich, 54000 Nancy **(D)**

Valentin Jean-Pierre, 12, rue Paul-Bouchard, 21200 Beaune **(O)**

Vallette Jacques, CH Plateau-d'Ouilly-Gleize, 69400 Villefranche **(O)**

Vallier Nathalie, Centre hospitalier, 02100 Saint-Quentin **(P)**

Van Egroo Louis-Dominique, Guigoz, BP 900, Noisiel, 77446 Marne-la-Vallée **(A)**

Vandenbussche Aurélie, Centre hospitalier, BP 479, 59322 Valenciennes **(S)**

Vanlieferinghen Philippe, Pav. Tixier, Hôtel-Dieu, 63003 Clermont-Ferrand cedex **(D)**

Varnier Christian, 54, La Coupée, 71850 Charnay-Mâcon **(O)**

Vaudrey Valérie, 7, rue Sainte-Clotilde, 69001 Lyon **(P)**

Vautier Vanessa, 12, rue de Cheminade, 33000 Bordeaux **(A)**

Vautrin Céline, 46, rue du Maroc, 25420 Voujeaucourt **(S)**

Velten Anne, 37, rue Oberlin, 67000 Strasbourg **(P)**

Vendittelli Françoise, 18, rue Blaise-Pascal, 38700 La Tronche **(O)**

Verhaeghe Yves, Les Cascades, 327, rue Verte, 59170 Croix **(O)**

Verhoest Patrick, 234, rue Gaulthier-de-Rumilly, 80000 Amiens **(O)**

Vermeulin Catherine, 28, rue des Sablons, 91310 Linas **(D)**

Vervust Michèle, 6, allée de Bafoulabe, 59810 Lesquin **(P)**

Vial Courmont Michèle, Maternité hôp. A.-Béclère, 157, rue Porte-de-Trivaux, 92141 Clamart **(D)**

Vidonne Anne-Marie, 21 bis, chemin des Ragots, 25000 Besançon **(O)**

Ville Yves, 4, rue de Saint-Pétersbourg, 75008 Paris **(O)**

Virollet Catherine, 2, devant-Joigny, 08700 Oigny-sur-Meuse **(S)**

Vittecoq Catherine, 10, rue de la Brosse-Hameau-des-Souches, 27310 Saint-Ouen-de-Thouberville **(D)**

Vodovar Michel, Inst. de Puériculture réa néon, 26, boulevard Brune, 75014 Paris **(D)**

Voglozin Jacob, 18, rue du Gué, 77700 Magny-le-Hondre **(A)**

Wassouf Nabil, CHU service néonatologie, 57, avenue Winston-Churchill, 62000 Arras **(D)**

Wavrant Sandrine, 93, rue Montgolfier, 69006 Lyon **(O)**

Wery Venturini Évelyne, 5, chemin sous les Roches, 08000 Charleville **(S)**

Weygandt Jean-Marc, 14, rue du Berstein, 67600 Selestat **(O)**

Weyl Bernard, 15, rue de Verdun, 35400 Saint-Malo **(O)**

Winisdoerffer Gérard, Centre hospitalier, 64, avenue du Prof-Leriche, BP 252, 67504 Haguenau **(O)**

Ygouf Brigitte, 7 bis, rue Porte-Millet, Bât. A, 14000 Caen **(P)**

Yvenou Chantal, 12, contour du Sillon, 35113 Domagne **(D)**

Zanchi Marie-Hélène, 4, rue Henri-Cazalé, 09000 Foix **(S)**

Zaoui Catherine, 15, rue Alfred-de-Musset, 59000 Lille **(D)**

Zeitlin Jennifer, 6, rue Adolphe-Focillon, 75014 Paris **(A)**

Zlowodzki Jean-Antoine, 163, 165, route de Corbeil, 91700 Sainte-Geneviève-des-Bois **(O)**

Zouari Morched, 6 bis, rue de la Platrerie, 91150 Étampes **(D)**

Zoz Christelle, 15, rue Champ-Saint-Pierre, 39170 Saint-Lupicin **(S)**

LISTE DES
TABLES RONDES
DES CONGRÈS ANTÉRIEURS

SOCIÉTÉ FRANÇAISE DE MÉDECINE PÉRINATALE

Liste des tables rondes des congrès antérieurs

1971

Premières Journées nationales (PARIS)

Tables rondes

1 — L'omnipraticien et la médecine périnatale.
2 — L'oxygénothérapie en médecine périnatale.
3 — Le transport du nouveau-né.

1972

Deuxièmes Journées nationales (NANCY)

Rapports

1 — La maladie hémolytique périnatale.
2 — Liquide amniotique et poumon fœtal.

Tables rondes

1 — Utilisation des ultrasons en obstétrique.
2 — Paramètres physiologiques et biologiques de l'accouchement.
3 — La mère et l'enfant dans l'hôpital général.

1973

Troisièmes Journées nationales (MONACO)

1 — Problèmes génétiques en médecine périnatale.
2 — Tests biochimiques dans le diagnostic de la souffrance fœtale chronique.
3 — Effets nocifs des médicaments sur l'adaptation néonatale.
4 — Dépistage et traitement des urgences chirurgicales néonatales.

1974

Quatrièmes Journées nationales (TOURS)

1 — L'examen du placenta.
2 — Hémostase chez le nouveau-né.
3 — Médicaments - Malformations.
4 — Utilisation des bêta-mimétiques en obstétrique.
5 — De quelques constantes biologiques du nouveau-né au cours des dernières 24 heures.
6 — De la médication sauvage à l'inflation thérapeutique ; tentative critique d'organisation du traitement des femmes enceintes.

1975

Cinquièmes Journées nationales (Le Touquet)

Rapports

1 — Problèmes d'alimentation de la femme enceinte.
2 — Comment concevoir la surveillance prénatale en France ?
3 — Infection amniotique après rupture prématurée des membranes : les conséquences néonatales.

1976

Sixièmes Journées nationales (Biarritz)

Rapports

1 — La maturité fœtale.
2 — Quelques aspects du développement à la période néonatale.
3 — Le rythme cardiaque fœtal et néonatal.

1977

Septièmes Journées nationales (Aix-les-Bains)

Rapports

1 — L'hydramnios.
2 — Infections virales de la femme enceinte et infections virales néonatales.
3 — L'allaitement maternel.

1978

Huitièmes Journées nationales (La Baule)

Rapports

1 — L'avenir des grossesses stimulées par les inducteurs d'ovulation.
2 — Le juge et le fait périnatal.
3 — Les anomalies du tube neural (dysraphie nerveuse).
4 — Les troubles de la résorption du liquide pulmonaire.

1979

Neuvièmes Journées nationales (Perpignan)

Rapports

1 — Les problèmes périnatals de la prématurité : progrès ou stagnation ?
2 — Les problèmes périnatals des grossesses multiples.
3 — La grossesse et le nouveau-né de la femme de 40 ans.

1980

Dixièmes Journées nationales (Deauville)

Rapports

1 — L'analgésie obstétricale. Pourquoi ? À quel prix ?
2 — Diagnostic prénatal, le présent et le futur.
3 — Alcool, tabac et grossesse.

1981

Onzièmes Journées nationales (Marseille)

Rapports

1 — L'endocrinologie périnatale.
2 — Conséquence périnatale des hypertensions gravidiques.
3 — L'entérocolite ulcéro-nécrosante du nouveau-né.

1982

Douzièmes Journées nationales (Bordeaux)

Rapports

1 — Équilibre acido-basique périnatal et acide lactique.
2 — L'avenir des prématurés de moins de 32 semaines.
3 — La photothérapie de l'ictère néonatal.

1983

Treizièmes Journées nationales (Fort-de-France — Martinique)

Rapports

1 — Infections néonatales hospitalières.
2 — Pathologie tropicale et périnatologie.
3 — Problèmes périnatals chez les adolescentes.

1984

Quatorzièmes Journées nationales (Angers)

Rapports — Tables rondes

1 — Élévation de la température au cours du travail.
2 — Diabète et grossesse.
3 — Bien naître en milieu rural.

1985

Quinzièmes Journées nationales (Nice)

Rapports — Tables rondes

1 — Problèmes périnatals de la césarienne.
2 — Alimentation du nouveau-né.
3 — Problèmes périnatals des malformations.

1986

Seizièmes Journées nationales (Strasbourg)

Rapports — Tables rondes

1 — Audition et autres compétences sensorielles du fœtus et du nouveau-né.
2 — Cancérologie et périnatologie.
3 — Aspects actuels des MST (autres que syphilis et gonococcie) au cours de la périnatalité.

1987

Dix-septièmes Journées nationales (Lyon)

Rapports — Tables rondes

1 — Apport de l'analgésie obstétricale en médecine périnatale.
2 — Les facteurs périnatals et la mort subite inexpliquée du nourrisson.
3 — Moyens d'évaluation du bien-être au cours de la grossesse.

1988

Dix-huitièmes Journées nationales (Toulouse)

Rapports

1 — Les encéphalopathies fœtales d'origine circulatoire.
2 — Le retour du nouveau-né à la maison.
3 — Prédiction, prévention et analyse des facteurs décisionnels dans le retard de croissance intra-utérin.

1989

Dix-neuvièmes Journées nationales (Saint-Malo)

Rapports

1 — Retentissement périnatal des infections maternelles à VIH.
2 — Épilepsie et médecine périnatale.
3 — Vélocimétrie Doppler maternelle, fœtale et néonatale.

1990

Vingtièmes Journées nationales (Lyon)

Rapports

1 — Techniques actuelles de prise en charge des détresses respiratoires.
2 — Les nouvelles techniques de surveillance à domicile en médecine périnatale.

1991

Vingt-et-unièmes Journées nationales (Montpellier)

Rapports

1 — Les anti-inflammatoires non stéroïdiens (AINS) en médecine périnatale (aspirine exclue).
2 — Macrosomie fœtale et néonatale.
3 — Grossesse après FIV.

1992

Vingt-deuxièmes Journées nationales (Grenoble)

Rapports

1 — CEE et périnatalité.
2 — Hypoplasie du cœur gauche et malformations frontières.
3 — Trisomie 21.

1993

Vingt-troisièmes Journées nationales (Poitiers)

Rapports

1 — Médicaments, grossesse et allaitement.
2 — Quelle information périnatale ? Pour qui ? Pourquoi ?
3 — Thrombopénie et grossesse.

1994

Vingt-quatrièmes Journées nationales (Vittel)

Rapports

1 — Grossesses gémellaires.
2 — Thérapeutiques fœtales.

1995

Vingt-cinquièmes Journées nationales (Paris)

Rapports

1 — La pré-éclampsie.
2 — Les marqueurs de la souffrance fœtale aiguë.
3 — Droit éthique et médecine périnatale.

1996

Vingt-sixièmes Journées nationales (Brest)

Rapports

1 — Prévention pharmacologique des complications de la prématurité.
2 — La régionalisation des soins périnatals.
3 — Le retard de croissance intra-utérin avant 37 semaines.

1997

Vingt-septièmes Journées nationales (Vichy)

Rapports

1 — Aspects multidisciplinaires de la médecine fœtale.
2 — Les limites de la viabilité.
3 — Prévention de l'infection nosocomiale en périnatalogie.

1998

Vingt-huitièmes Journées nationales (Guadeloupe)

Rapports

1 — Prévention des retards de croissance.
2 — Faut-il et peut-on diminuer le taux de césariennes en France ?
3 — La naissance en maternité et son environnement.
4 — Allaitement maternel et nutrition du nouveau-né.

1999

Vingt-neuvièmes Journées nationales (Monaco)

1 — Quelle politique périnatale ? Pour quels objectifs ?
2 — Les nouvelles parentalités au cœur des sociétés modernes.
3 — Rupture des membranes entre 24 et 34 SA.

2000

Trentièmes Journées nationales (Reims)

1 — Asphyxie périnatale à terme.
2 — Escalade/désescalade en médecine périnatale.
3 — Les interruptions médicales de la grossesse au 3e trimestre.

2001

Trente-et-unièmes Journées nationales (Lille)

1 — Handicap d'origine périnatale.
2 — Grossesse et toxicomanie.
3 — La prématurité avant 33 semaines : premiers résultats d'EPIPAGE.

2002

Trente-deuxièmes Journées nationales (Besançon)

1 — Douleur en médecine périnatale.
2 — Accident médical en périnatologie.
3 — Réanimation du nouveau-né en salle de naissance.

Table des matières

PREMIÈRE TABLE RONDE

SORTIE PRÉCOCE DE MATERNITÉ

Coordonnateurs : G. MELLIER, É. BRUNET

DEUXIÈME TABLE RONDE

CHIRURGIE ET MALFORMATIONS DÉPISTÉES *IN UTERO*

Coordonnateur : T. SCHEYE

Discutant : G. BOOG

TROISIÈME TABLE RONDE

L'ACCOUCHEMENT DU SIÈGE À TERME

Coordonnateurs : G. MAGNIN, S. MARRET

CONTROVERSE

POUR OU CONTRE L'OXYMÉTRIE PER-PARTUM

Modérateur : G. BRÉART

EXPOSÉS DIDACTIQUES

Achevé d'imprimer
en octobre 2003 par
SAGIM CANALE, France
Dépôt légal : octobre 2003
N° d'impression : 6766